폭식 다이어트

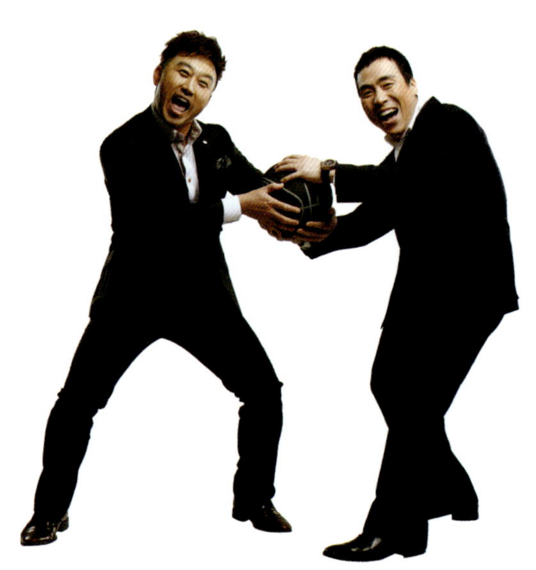

폭탄주 마시며 식스팩 만들기

폭식 다이어트

김현욱 임종필 지음

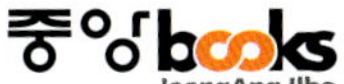
중앙books
JoongAng Ilbo

현실적으로 지속 가능한
실전 문제집 같은 운동 프로그램

현욱이와 JP는 재미있는 동생들이다. 이들과의 만남 중에 심심했거나 적적했던 기억은 한 번도 없다. 운동을 하면 죽기 살기로 했고, 술을 마셔도 끝을 보고서야 일어났다. 항상 자신의 몸을 던져 사람들을 즐겁고 풍요롭게 해주는, 재능과 열정으로 가득 찬 두 사람이 책을 만든다기에 시중에 널려 있는 붕어빵 같은 다이어트 책은 아니리라 예상했었다. 아니나 다를까. '폭식 다이어트', 제목부터 역설적인 예사롭지 않은 책을 보내 왔다.

다이어트 실패의 결정적인 원인은 무리한 목표 설정이다. 비현실적인 스케줄을 잡아 놓고 처절한 노력을 하다가 결국 제풀에 무너지고 자책감에 시달리는, 어리석은 일을 수없이 반복하는 것이다. 더구나 직장인들이라면 운동을 위해 낼 수 있는 개인 시간이 많지 않고 여러 가지 유혹에 빠질 수밖에 없다. 그렇다 보니 근거를 알 수 없는 편법 다이어트나 속성 프로그램이 판을 치고 잘못된 다이어트로 건강을 잃는 경우도 허다하다.

다이어트의 목표가 진정한 평생 건강이라면 현실적으로 실행 및 지속 가능한 목표와 스케줄을 따르는 것이 맞다. 이 책에서 저자들은 회식을 일부러 만들지도, 피하지도 말라고 한다. 폭탄주 돌리는 자리라도 일단 마시고 거기에 맞춰

은 승 표
의학박사
스포츠의학 전문의
코리아 정형외과
코리아 스포츠메디슨 센터 원장

운동하라 한다. 우리가 실제 생활에서 겪고 있는 일들이기 때문에 더욱 와 닿는, 실전 문제집과 같은 내용이라 할 수 있겠다.

내가 보아 온 JP는 전형적인 행동대장이다. 항상 겸손하고 수줍어 보이기까지 하는 이 젊은이는 체육관에만 들어서면 피트니스란 목표를 위해 수단과 방법을 가리지 않고 무자비하게 밀어붙이는 행동대장으로 돌변한다. 1초의 낭비도 없이 훈련에 집중시켜 짧은 시간 내에 최대한의 운동 효과를 끌어낸다. 혼자 느슨하게 3시간 운동하는 것보다 JP와 30분을 집중적으로 운동하는 것이 훨씬 더 효과적이다. 힘들지만 JP와 운동하는 것이 즐거운 이유는 이처럼 방법이 현실적이고 직설적이기 때문이다.

모두가 이들과 같이 운동을 했으면 좋겠지만 그건 불가능하다. 대신 이 책을 통해서라면 누구라도 이들의 운동법과 식이요법을 익힐 수 있다. 멋있는 몸매를 만들고자 하는 소망 때문에 골치 아픈 이론과 실행 불가능한 고통을 감수해야 할 필요는 없다. 다 집어치우고 이 책에 몸을 맡겨 건강하고 멋있는 몸매를 만들어 보자.

잠자고 있는 운동에 대한 열망을 지펴라!

소위 말하는 몸짱 열풍이 국내에 상륙한 지 꽤 오랜 시간이 흘렀다. 하지만 이를 제대로 지키며 노력하는 사람은 찾아보기 힘들다. 오히려 최근에는 무리한 다이어트 방법들이 알려지면서 현대인들의 건강을 해치는 주된 원인으로 작용하고 있다.

몸을 건강하게 만들고자 하는 마음은 대부분의 사람이 갖고 있는 욕망 중 하나다. 그런데 도대체 왜 이를 실천하기가 어려운 것일까? 첫째로 익숙한 생활 습관 때문이다. 수십여 년간 살아오며 자연스럽게 습득한 생활 패턴을 단번에 바꾸기란 그리 쉽지만은 않은 일이다.

어느 날 운동을 해야겠다고 마음먹었음에도 불구하고 그 의지는 대부분 삼일천하로 끝나게 된다. 둘째로 확실한 동기 부여가 되지 않는다는 점이다. 즉, 의무감 상실에 따른 운동 필요성의 인식 부족이다. 일부 사람은 이를 극복하고자 친분 있는 사람과 짝 지어 피트니스클럽을 찾기도 하나 서로가 운동에 대한 상식이 풍부하지 못하다는 전제 아래에서 생각해 본다면 이 방법 또한 그리 효율

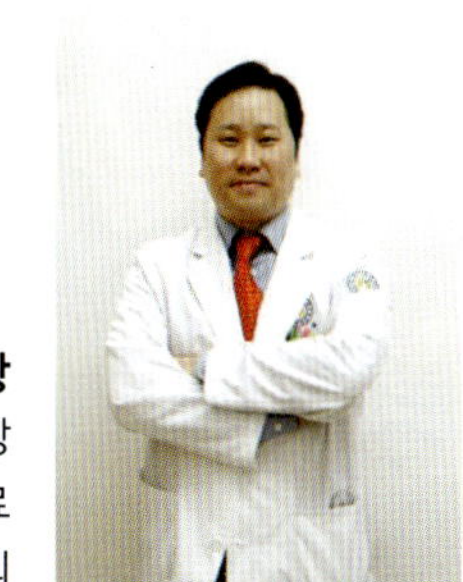

최유왕
연세사랑병원 관절센터 부원장
연세대학교 세브란스병원 정형외과 전문의 수료
이화여자대학교 인공관절센터 전임의

적이진 못 하다. 그렇다고 해서 비용이 만만치 않은 헬스트레이너 전담 교육을 받기도 부담스럽다. 이 책은 이러한 이들의 운동 의지를 복돋워 줄 수 있는 길잡이 역할을 충분히 수행해낸다.

책 속에는 일명 운동 '왕초보자'부터 시작해 운동 숙련자에 이르기까지 다양한 운동 프로그램 방법들을 제시하고 있다. 아울러 직장인들을 대상으로 한 스트레칭 운동 강좌도 수록되어 있어 쉽고 재미있게 따라 해 볼 수 있다. 필자는 책 속에 수록되어 있는 글래디에이터 서킷 프로그램을 규칙적으로 시행한 결과 체중 감량 및 체력 상승 효과를 톡톡히 볼 수 있었다.

위에서 언급했듯 운동에서 가장 중요한 것은 바로 의지다. 이 책을 통해 여러 사람 마음속에 내재되어 있는 운동에 대한 열망을 다시금 지필 수 있길 바란다.

당신의 복근은
어떤 모양입니까?

오랜 기간 동안 한 직장을 다닌 직장인들이 무기력해지고 매너리즘에 빠지면 나타나는 증상들이 몇 가지 있다. 그중 하나가 그저 그런 틀에 박힌 일상 속에서 활력을 찾지 못하고 마치 다람쥐 쳇바퀴 돌 듯 형식적으로 출퇴근만 하는 생활을 반복하는 것이다. 마흔이 넘어가면서 주변에 가장이라는 굴레에 버거워하며 자신을 돌보지 않고 방치하는 경우도 종종 보게 된다. 그러다 보면 자연스럽게 건강도 잃고 외모도 망가지면서 이내 자포자기 상태에 빠진다. 아마도 대한민국 직장인들이라면 이런 과정을 대부분 겪어 봤거나 가까이서 지켜봤을 것이다.

나 또한 조금 특이하긴 하지만 아나운서라는 직업으로 KBS에 근무하면서 13년 동안 매일 출퇴근을 했다. 처음 방송을 시작할 때는 매일매일이 설레었지만 이내 방송에 익숙해지면서 좋게는 방송의 편안함을 느꼈고 안 좋게는 그저 주어진 일이기에 자동적으로 임하게 되는 매너리즘에 빠지게 되었다. 여느 직장인들처럼 점심때가 되면 뭘 먹을까 고민하고 퇴근 후엔 많은 술자리가 만들어

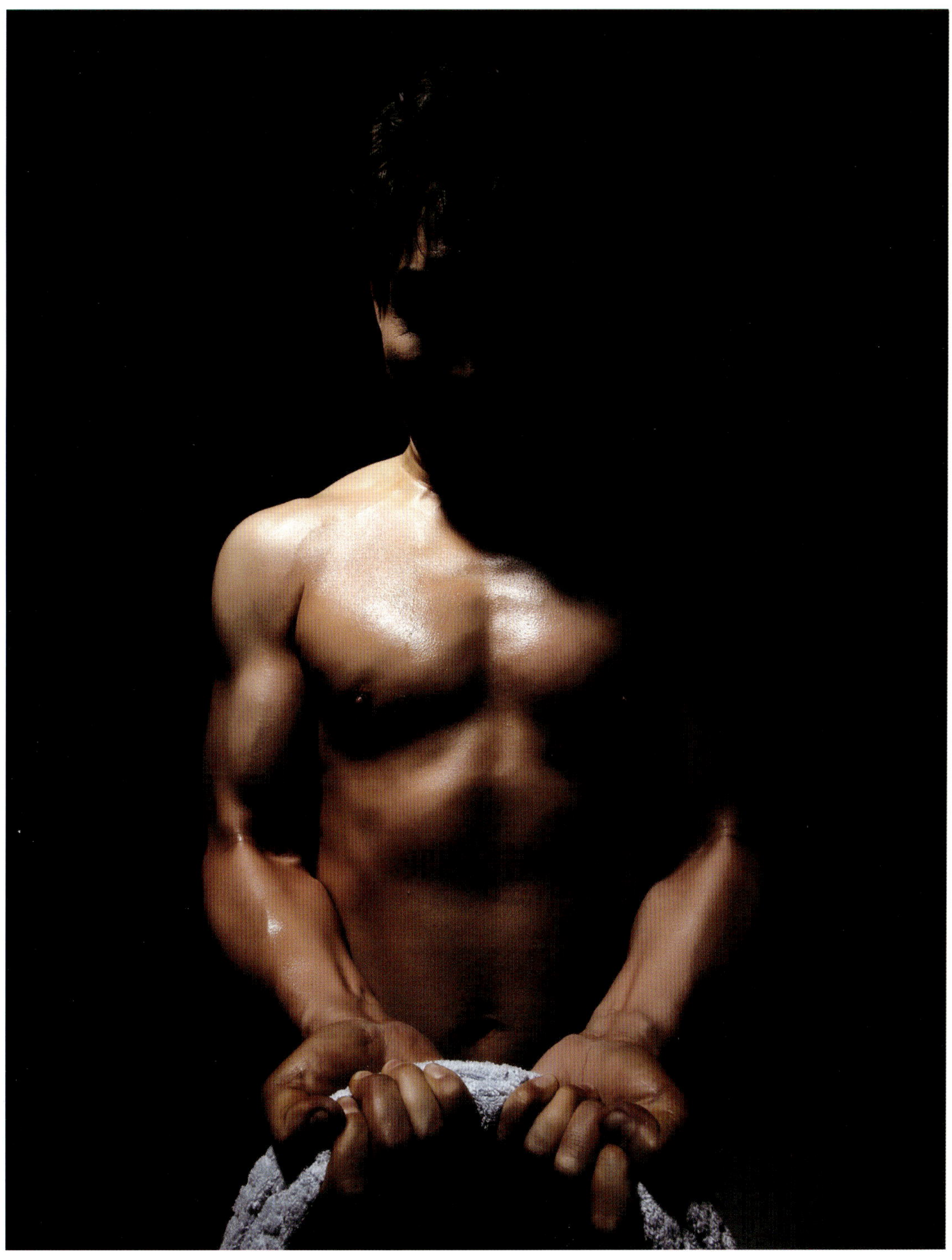

졌다. 어쩌면 매일 반복되는 일상에서 조금의 특별함이나 변화를 추구하다 보니 술자리를 더 찾았는지도 모르겠다. 내 몸에 오는 변화는 불 보듯 뻔했다. 처음 KBS에 입사했을 때 70Kg 정도였던 몸무게가 12년 만에 83Kg까지 늘어났던 것이다. 다들 잘 알겠지만 살이 찌게 되면 단순히 몸의 외형만 변하는 게 아니다. 건강도 나빠질 뿐만 아니라 자신감도 없어진다.

난 오랫동안 슈퍼스타즈라는 연예인 축구단에서 활동해 왔는데 매주 한 번 주말에 모일 때마다 "갈수록 뚱뚱해지는 것 같다"는 말을 듣곤 했다. 그 말을 들을 땐 정말 창피해서 꼭 살을 빼야지 마음을 먹었지만 또 일상으로 돌아오면 그때뿐이었다. 마치 외국에 나가 있을 때는 영어의 필요성을 강하게 느껴서 '반드시 영어학원을 다녀야지'라고 결심했다가 한국에 돌아와 모국어를 사용하면서는 그 결심을 잊는 것처럼 말이다.

이번 다이어트 역시 일시적인 결심으로 그칠 수 있었지만 12주 동안 마음을 다잡을 수 있었던 데는 JP의 한마디가 큰 역할을 했다. "사람은 누구나 유전적으로 다른 모양의 복근을 갖고 있는데 그 복근이 어떤 모양인지 한 번도 확인하지 못하고 인생을 마감하는 사람이 대부분이에요." 그 말을 듣고 보니 나도 내 복근이 어떤 모양인지 몹시 궁금했다. 역시 사람은 막연한 목표보다는 확실한 목표를 설정하는 것이 중요하다. 일단 살을 빼고 근력이 붙은 미래의 내 몸을 볼 때의 행복감을 떠올리면서 운동을 시작했던 것 같다. 그리고 서서히 드러나는 복근의 형태!!! 그걸 바라보는 건 단순한 기쁨 이상이었다.

복근의 라인이 어느 정도 보이자 소심하게 감추어왔던 몸을 자꾸 보여주고 싶다는 생각이 들어 웃옷을 벗고 운동하기 시작했다. 물론 여자 분들이 계실 때는 조심했지만…. 내 몸을 본 주변 사람들의 긍정적인 반응을 듣다보면 이 또

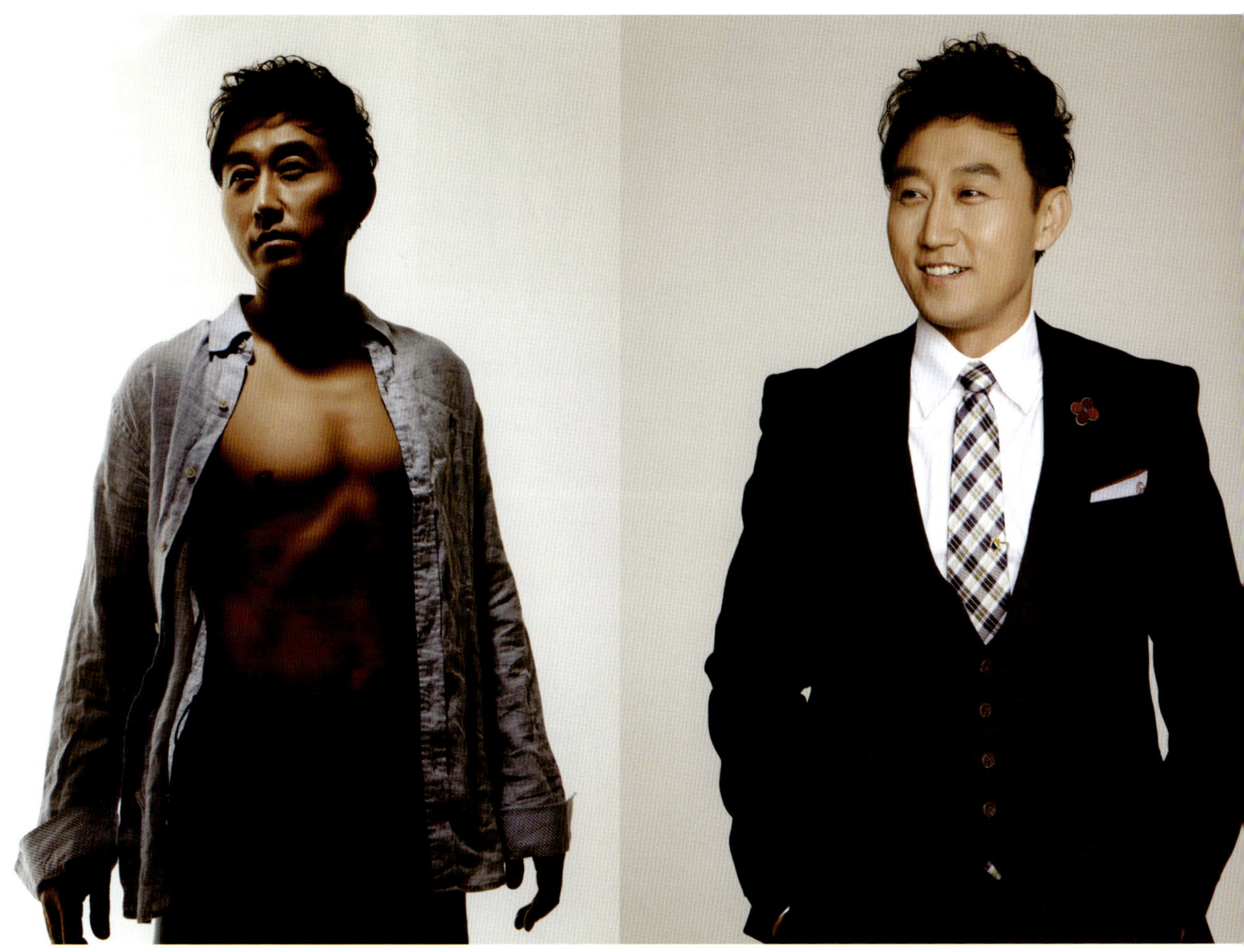

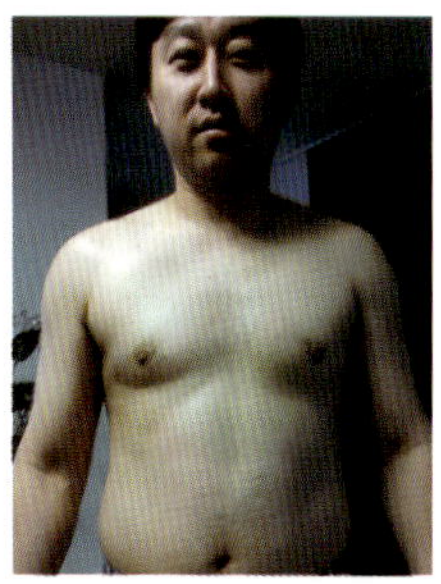
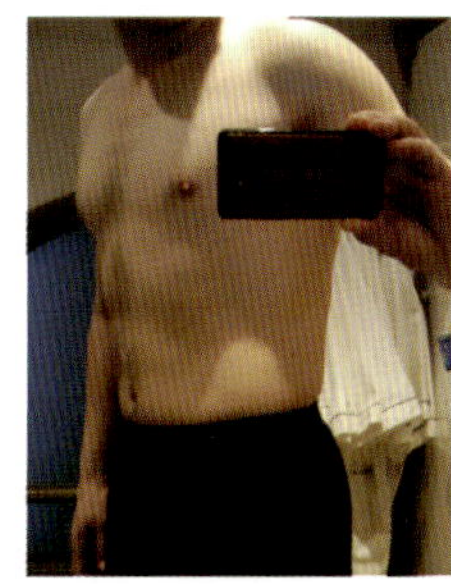
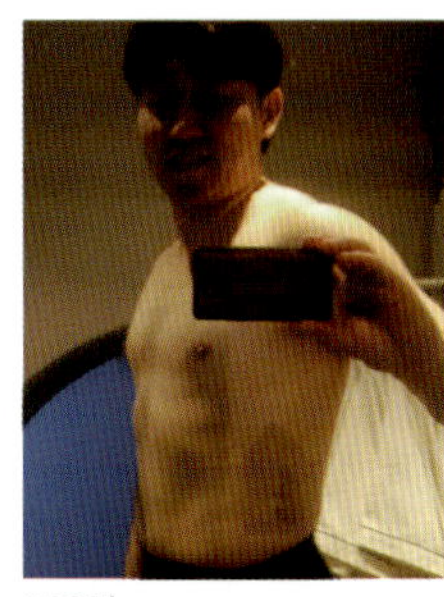

다이어트 전   4주차   6주차

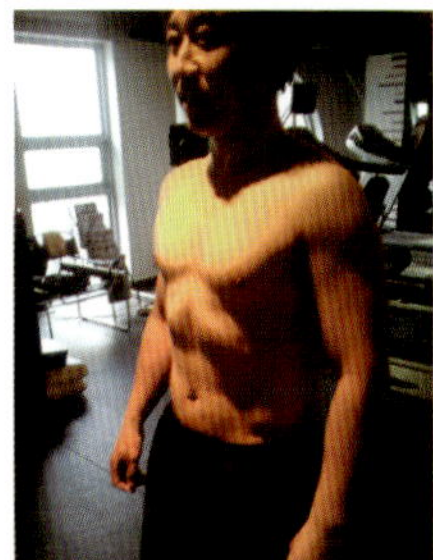
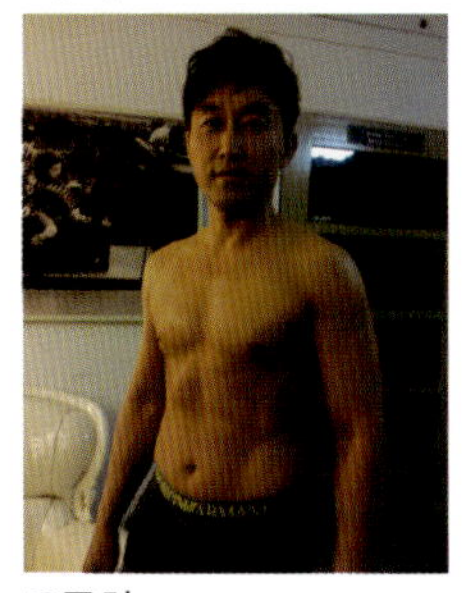
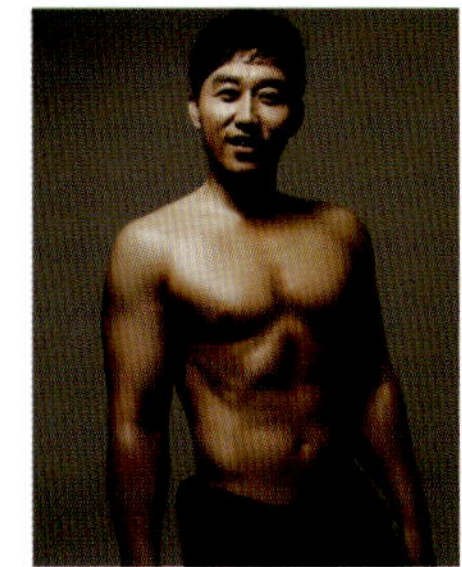

8주차   10주차   12주차

한 자극이 되어 좀 더 멋지게 만들어야겠다는 욕심으로 그날 운동에 더 박차를 가했다. 결과적으로 매일 운동의 동기부여가 되는 선순환이 이어졌다.

마침내 12주간의 프로그램을 완수하고 사진 촬영을 끝마쳤을 땐 세상을 다 얻은 것 같은 뿌듯함을 느꼈다. 그동안 그냥 그렇게 흘러가는 대로 나를 맡겼던 생활에서 다시금 인생의 새로운 동기를 부여받은 것 같았다. 나를 더 사랑하고 관리해야겠다는 생각도 들었다. 그리고 일에도 더욱 적극적이 되었다.

이후 방송에 출연할 땐 전보다 얼굴이 더욱 젊어졌다는 얘기도 듣게 됐고 댄스 스포츠라는 전혀 다른 세계에 도전할 용기를 얻어 실행에 옮기기도 했다. 대회에 나가 자이브 부문 우승까지 차지하는 쾌거도 올렸으니 내 몸에 투자한다는 것은 단순히 피지컬적인 변화만을 꾀한다는 것은 결코 아니라는 생각이 다시금 든다. 몸은 정직하다. 내가 노력한 만큼 반드시 결과를 보여주기 때문에 보람과 성취감도 그만큼 크고 어떤 일이든 해낼 수 있다는 자신감과 자기 확신을 준다.

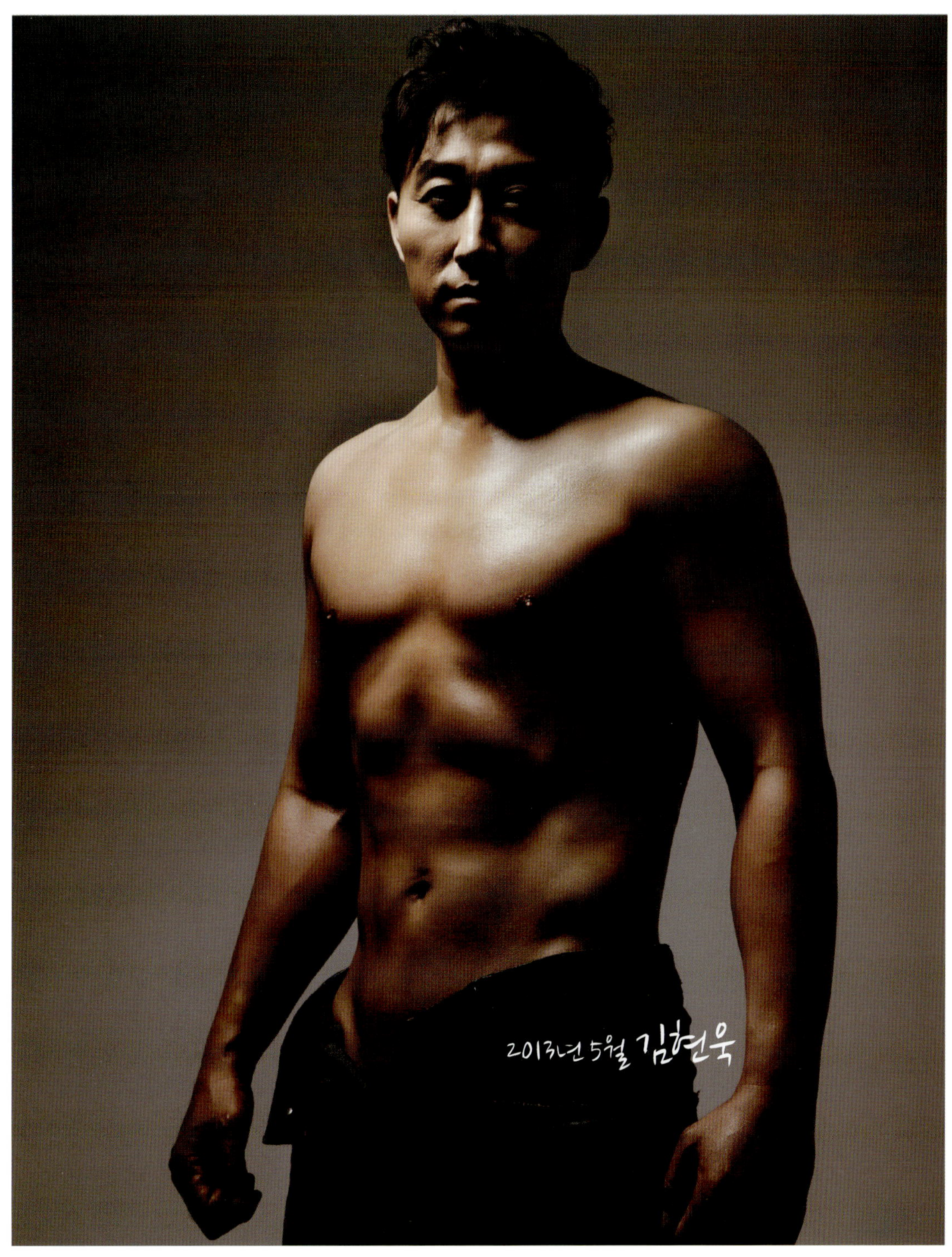
2013년 5월 김현욱

새로운 다이어트 패러다임으로
중년 남성의 희망이 될 수 있기를

14세 때 아버지 손에 이끌려 체육관 문을 두드린 것이 시작이 되어 보디빌딩 선수로, 트레이너로의 삶을 현재까지 이어가고 있다. 운칠기삼. 부족한 부분이 많지만 운이 따라줘 화려한 스포트라이트를 받았고 대학 강의, 출판, 국가고시 심사위원이란 분에 넘치는 경험을 통해 많은 사람들과 소통할 수 있었다. 지난 10년 많은 한류스타 및 회원들의 몸을 디자인하고 있지만 아직도 시행착오를 극복하고 매순간 최상의 서비스를 제공하고자 오늘도 쇠질(운동)과 정보 습득에 매진한다. 우물안 개구리가 되지 않기 위해 국내는 물론 외국 세미나도 찾아다니며 국내외 프로 보디빌더들과 꾸준히 교류하고 있다.

과거 닭 가슴살, 연예인 전문트레이너, 퍼스널 트레이너(PT) 등의 단어가 일반인에게 생소했을 당시 '배용준 몸 만들기 프로젝트'가 국내외로 큰 화제가 되었다. 이후 몸짱 열풍이 거세게 불면서 수많은 몸만들기 관련 책이 쏟아져 나오고 미디어의 관련 보도도 뜨거웠다. PT 1세대로서 가장 큰 보람이었지만 반면 아쉬움이 남는 부분도 있다. 본래 의도와는 상관없이 가십거리만 확대 해석

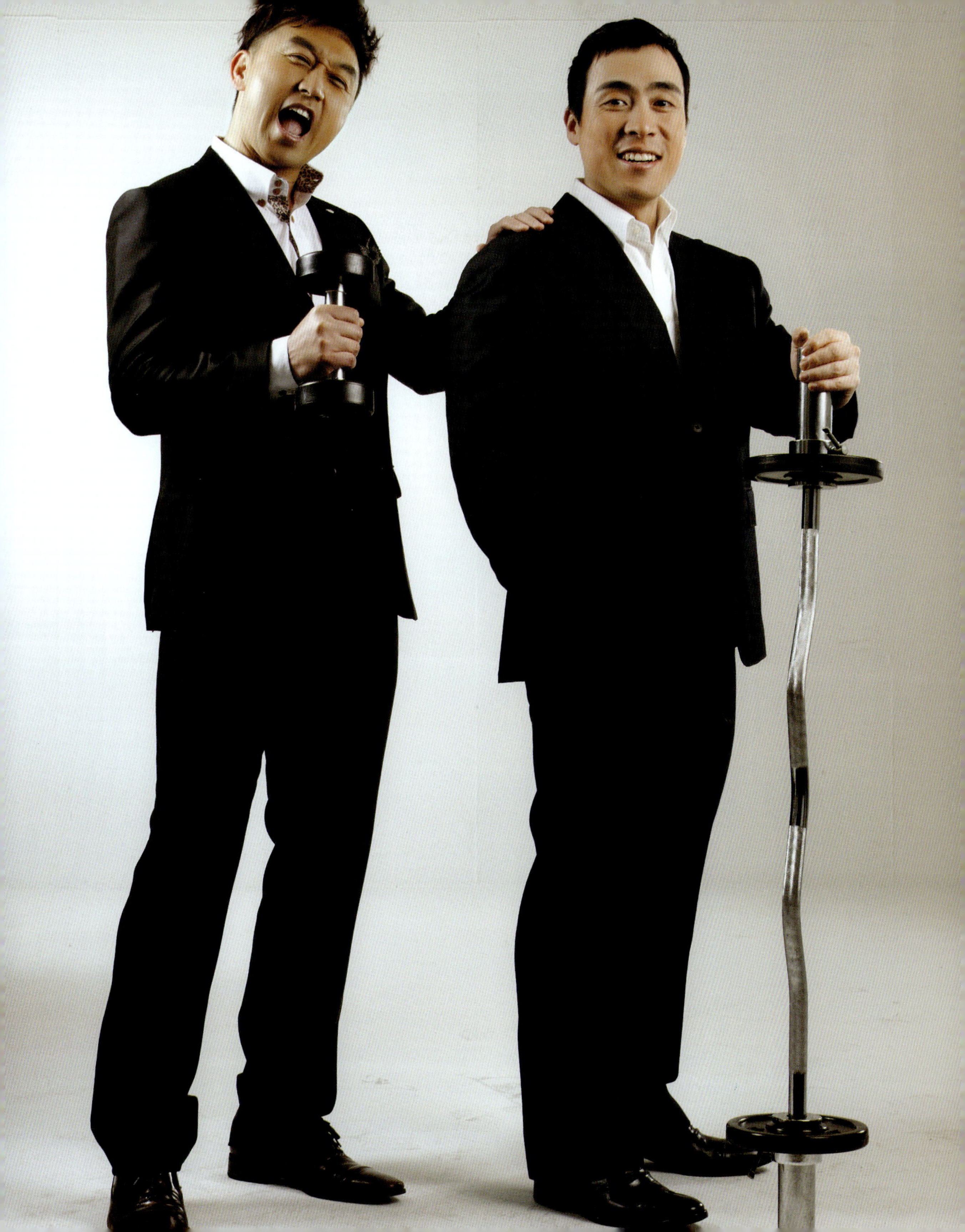

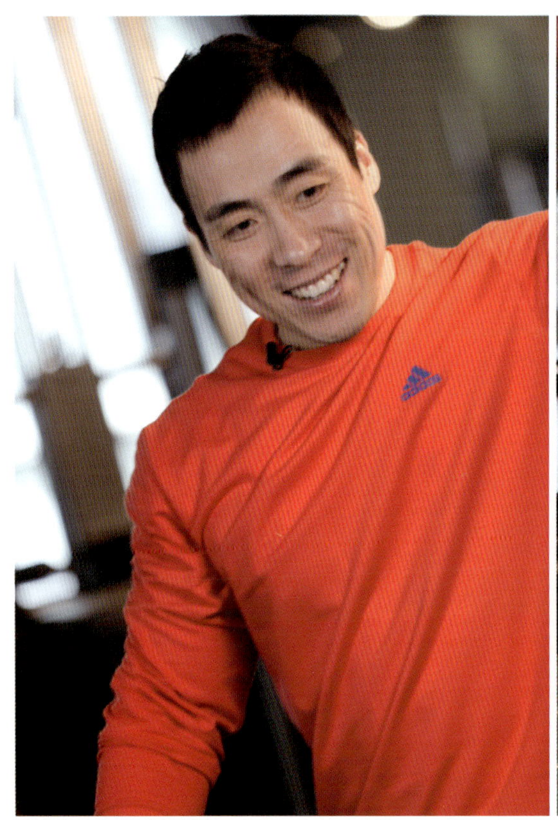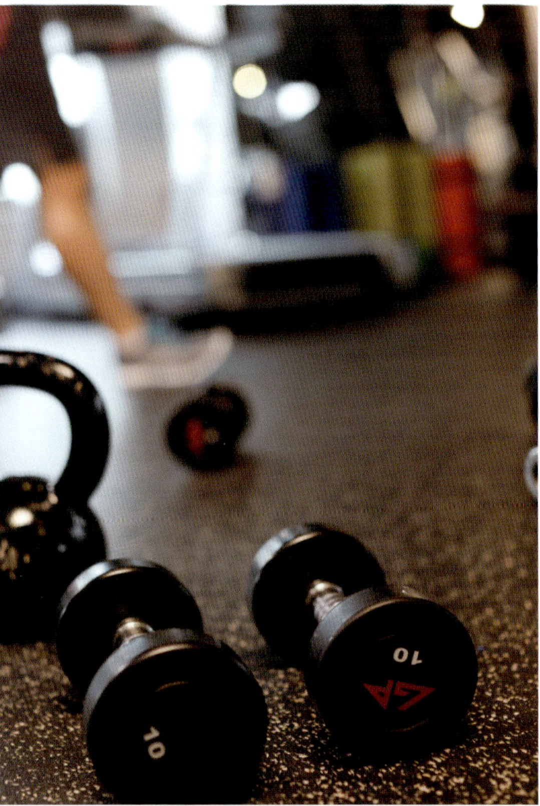

되고 비상식적인 방법이나 진부한 내용이 무분별하게 일반인들에게 노출될 위험이 있기 때문이다.

객관성이 필요한 내용을 검증 없이 개인의 경험만을 바탕으로 책을 내고 방송에서도 과장되게 연출하다 보니 기이한 다이어트 방법이 넘쳐난다. 상황이 이렇다 보니 채식 다이어트가 유행하면 정육점이 문을 닫고, 황제 다이어트가 화제가 되면 채소값이 떨어지는 해프닝이 생기기도 한다. 본질은 빼버리고 껍데기만을 확대 해석한 대표적인 사례라 할 수 있다.

방송이나 미디어에서는 하루가 멀다 하고 새로운 수퍼푸드나 식습관 이슈가 등장해 뭘 먹으면 좋고 뭘 먹으면 암에 걸린다는 등 겁을 준다. 그리고 살 빼고 싶고 오래 살려면 운동하란다. 불안한 마음에 좋다는 것 찾아 먹고 하라는 운동을 시작한다. TV에선 쉽고 재미있게 할 수 있다는데 막상 해보니 운동인지 노동을 하는 건지 모르겠다. 성급하게 다이어트를 하다가 몸이 상하기도 한다. 이 모두 듣고 싶은 내용만 듣거나 잘못된 해석을 한 데서 비롯된 것이다. 교장선생님 훈화 말씀처럼 구구절절 옳은 말이야 누구나 할 수 있겠지만 중요한 것은 현실 가능성이고 실천이다. 100가지를 알고 실천하지 않는 사람보다 딱 하나만 알아도 제대로 실천하는 사람이 낫다는 것이다. 다이어트에 대한 너무 많은 정보와 너무 많은 요구가 기대치를 높이고 결국 사람들을 건강한 식습관과 운동습관으로부터 더 멀어지게 만들었다는 생각이 든다.

PT 1세대로서 운동의 본질을 제대로 알려주고자 기회를 기다리던 중에 우연히 방송인 김태훈씨로부터 김현욱 아나운서를 소개받았다. 그의 첫인상은 전형적인 40~50대 라이프스타일을 가진 아저씨 그 자체였다. 직장 생활을 하면서 불가피한 술자리로 인해 비만이 되었다고 한다. 물론 운동 시도는 여러 번

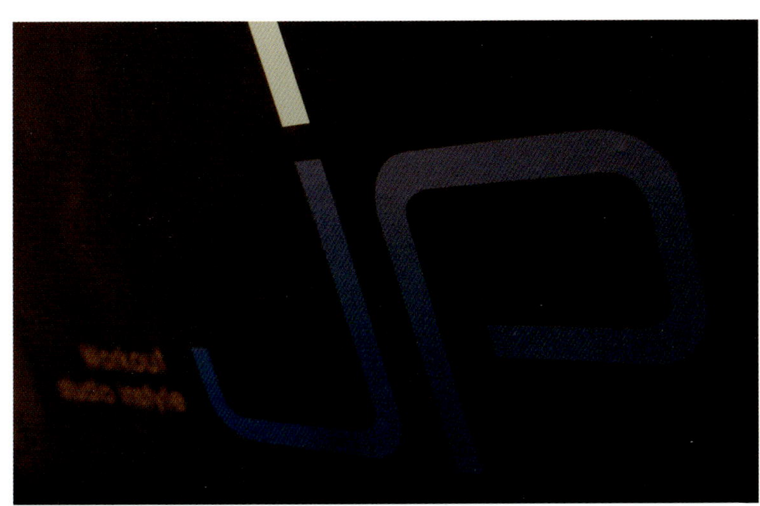

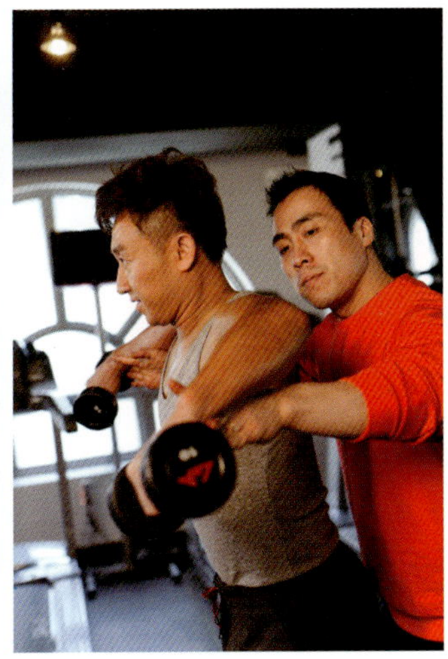

했다고 한다. 매시간 규칙적인 운동, 닭 가슴살 도시락, 저녁엔 금주, 금식이란 방법으로 몇 일을 견뎌봤지만 역시 불규칙한 스케줄로 인해 포기한 경험도 털어놓았다. 운동에 대한 필요성은 느꼈으나 현실적인 부담 또한 만만치 않았을 것이다.

많은 사람들이 운동을 하다가 하루라도 과식을 하거나 몇 일 운동을 못하는 상황이 되면 지금까지 운동한 것이 말짱 도루묵이라는 식으로 생가하는 경향이 있다. 이런 식의 사고는 운동에 대한 의욕을 떨어트리고 될 대로 되라는 심정으로 이어져 결국 다이어트를 포기하게 만든다. 하지만 운동으로 만든 근육은 통장의 잔고와 마찬가지다. 하루 일당 10만 원 벌었다. 술자리에서 흥청망청

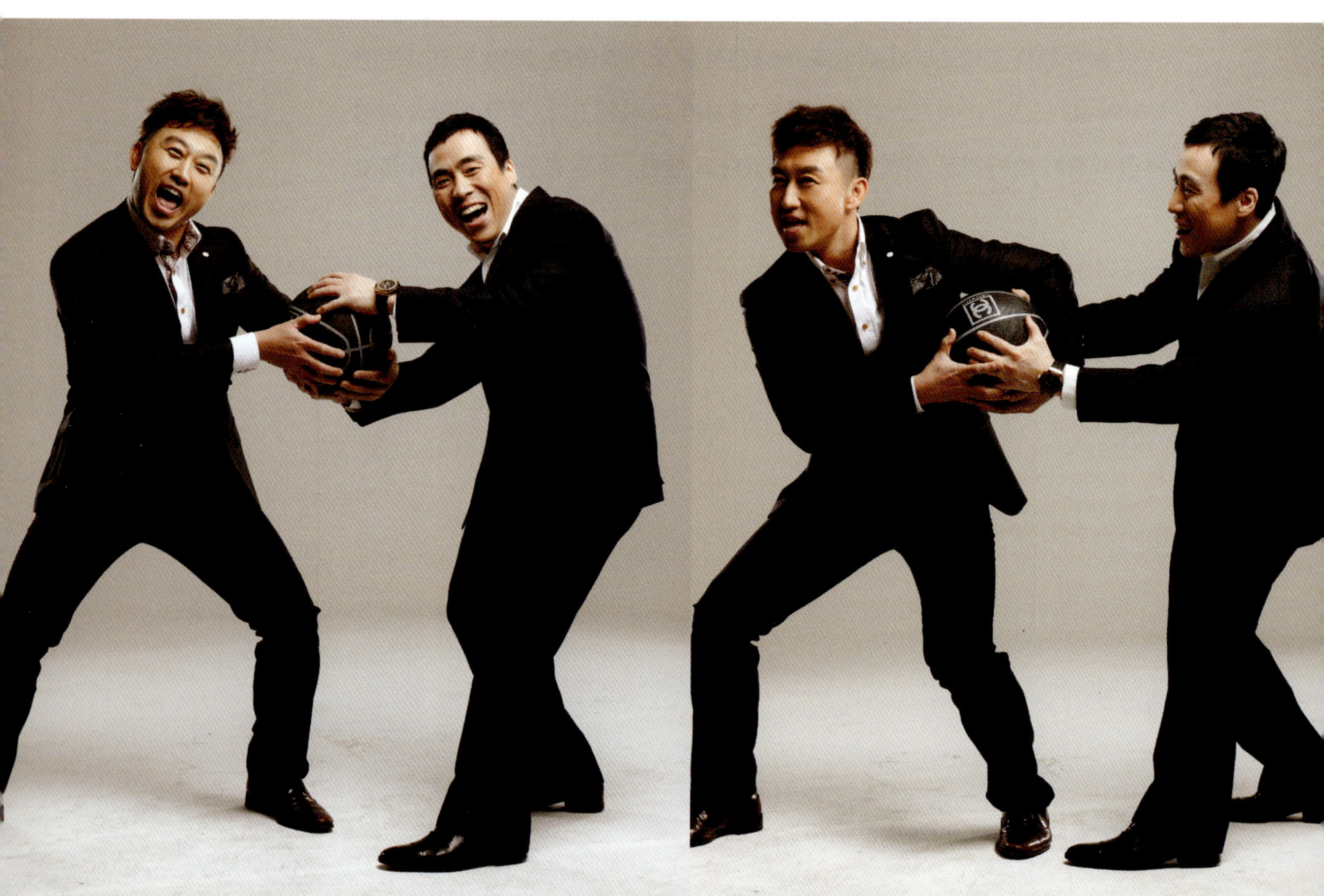

10만 원 이상을 더 썼다. 다음날 피곤해서 쉬고 저녁에 한잔 한다. 이런 일이 자주 있다 보니 마이너스 통장이다. 운동으로 재해석해보자

① 하루 일당 10만 원(일정 기간 운동)

② 음주로 10만 원 지출(잦은 회식)

③ 피곤해서 쉬고 해장(컨디션 난조로 운동 미루고 과식)

④ 마이너스 통장(비만)

많은 중년 남성들과 마찬가지로 김현욱 아나운서도 매번 이런 사이클 속에서 실패를 반복하였다. 이런 악순환에서 해법을 찾기 위해 우리는 뒤집어 생각하기로 했다. 먹자!! 그리고 운동하자!! 우선순위만 바꿔 의미를 재해석했더니 결과는 달랐다. 피할 수 없는 술자리라면 확실하게 후회 없이 즐기고 다음날 그만큼 운동하자!!! 물론 술 먹은 다음날 무리한 운동은 이론적으론 건강에 해롭다. 하지만 '피곤한 상태에선 운동보단 휴식'이란 자기 합리화에 빠져 사우나에서 땀을 빼고 해장한답시고 고열량 음식을 먹는 것이 독이고 악순환의 시작이다.

다음날 스스로에게 비겁한 변명을 하지 말고 운동을 하자는 것이다. 그것도 아주 빡세게!!! 10만 원 지출했으면 10만 원만큼 더 벌어 채워넣으면 된다. 운동으로 땀을 흘리면 사우나에서 땀 빼는 것보다 훨씬 몸이 개운해지고 자신에 대한 믿음도 생길 것이다. 어제 운동했는데 오늘 술 마셔서 다 망쳤다라는 생각에 자포자기하지 말고 오늘 술 마신 만큼 내일 운동으로 다 뽑아내자!라고 생각해보자. 음주하는 마음가짐 자체가 달라질 것이다.

지금껏 외부 환경이나 일 때문에 운동을 못한다고 생각했겠지만 열쇠는 본인에게 있다. 의지가 문제인 것이다. 일하지 않으면 먹지도 말라 했듯이 운동하지 않을 거면 술 먹지 말라. 책임 없는 자유는 방종이다. 사회 조직에서 방종은 법으로 규제된다. 스스

로 책임을 만들어 운동을 실천하는 것이 회식 앞의 자유가 아닐까 생각한다.

그간 김현욱 아나운서는 이러한 자유와 책임 아래 편안한 술자리와 식사자리를 즐기며 운동을 꾸준히 했다. 조각 같은 몸은 아닐지 몰라도 누구나 실천 가능한 프로그램 아래 모범적인 몸을 디자인하였다. 나 역시 보디빌더로서 트레이너로서 쌓아온 모든 경험과 지식을 총동원해 최대의 효과를 이끌어낼 수 있는 프로그램을 만들기 위해 애썼다. 이 책을 읽고 "이 정도면 나도 할 수 있다"는 용기를 찾을 수 있기를 바라며 우리 사회를 이끌어 오신 위대한 40~50대 아저씨에게 이 희망서를 바친다!

낮에는 아령을 밤에는 술잔을! 열심히 들고 마셔준 김현욱 형님. 부족한 지식을 아낌없이 채워주신 코리아정형외과 은승표 원장 형님, 삼 시 세 끼 먹여주시는 JP Gym 회원님, 늙은(?) 트레이너를 어여쁘게 봐주신 중앙북스 관계자님들, 이 모든 분들께 진심을 담아 감사의 말씀 드린다. 끝으로 컴맹인 필자를 위해 원고 작업에 고생한 예쁜 내 색시. 고마운 마음과 영원한 사랑을 전한다.

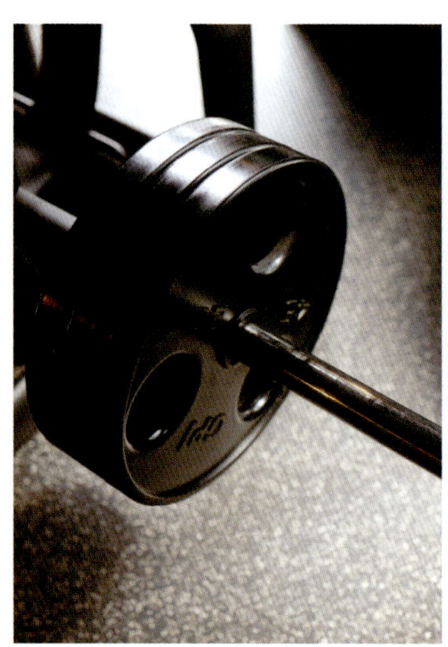
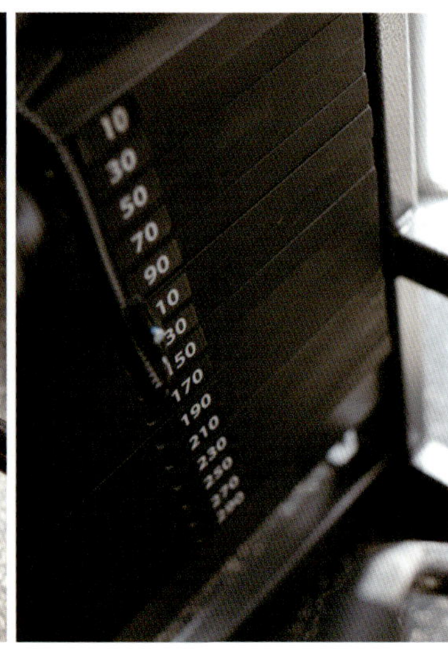
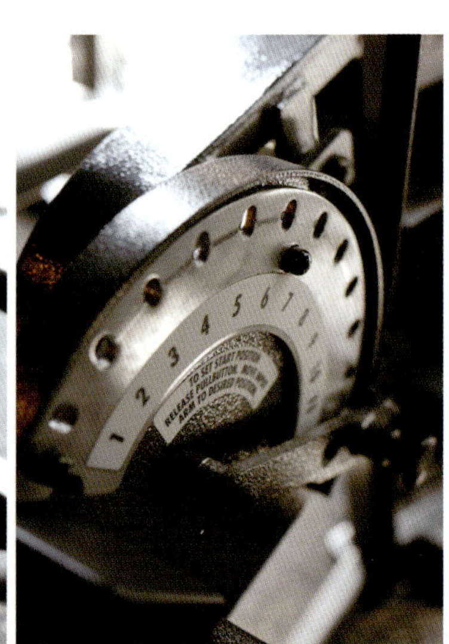

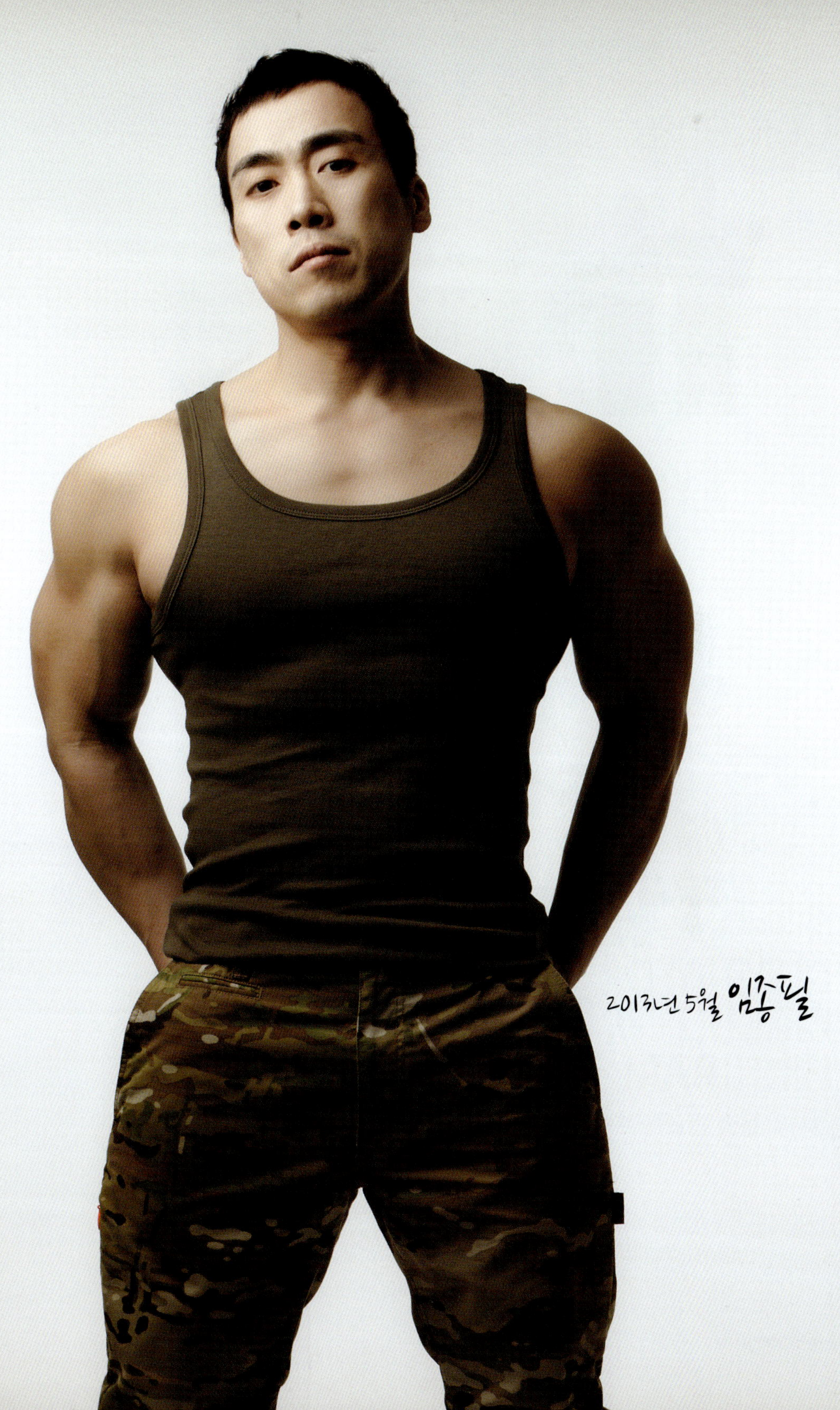
2013년 5월 임종필

Contents

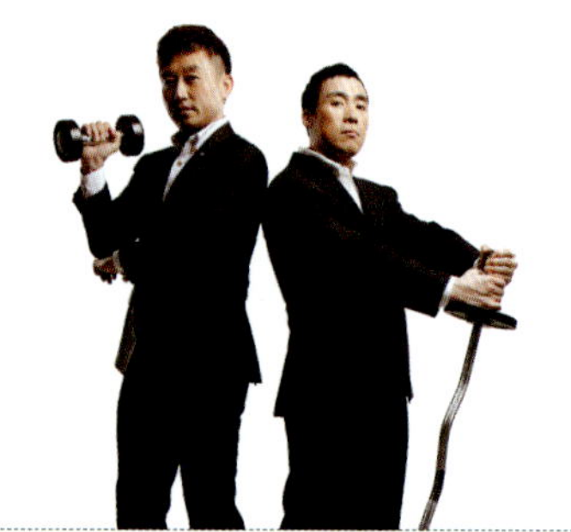

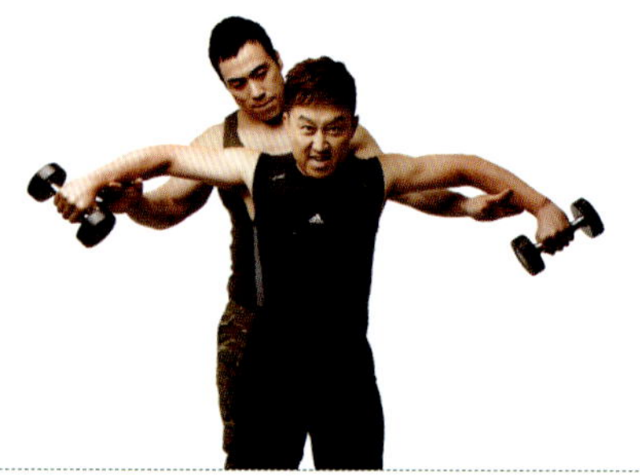

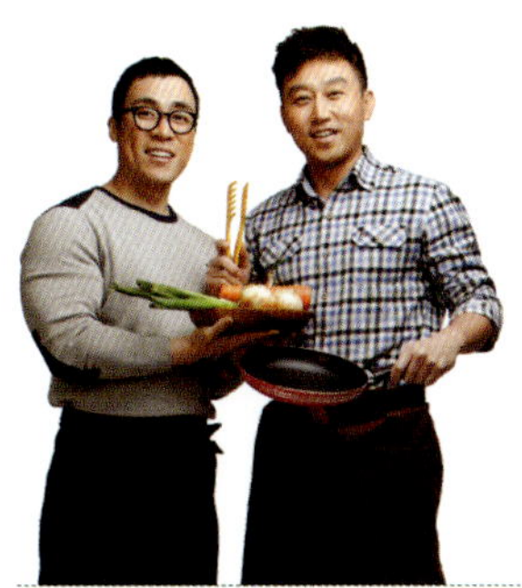

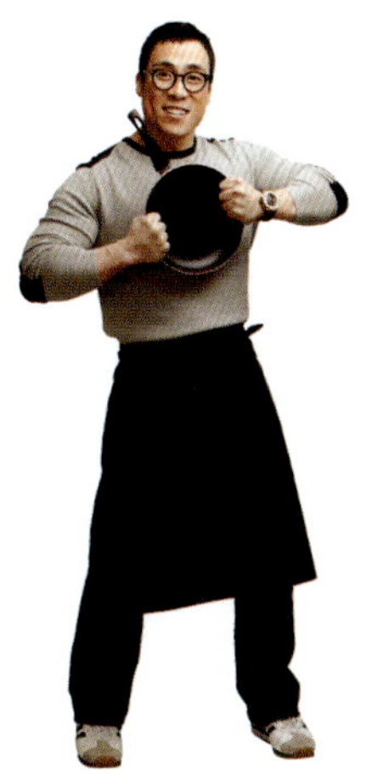

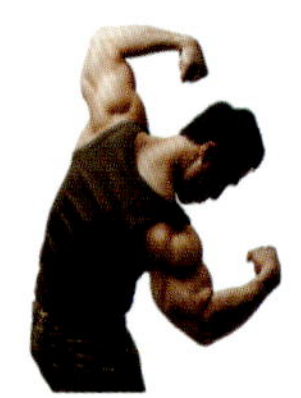

한눈에 보는 운동 리스트

※글래디에이터 서킷은 A~E까지 총 5개의 동영상을 QR 코드로 만나볼 수 있다.

※각 동영상은 동작 소개와 실제 한 세트 시연으로 구성되어 있다. 영상으로 정확한 자세를 익힌 후 함께 따라해 볼 수 있다.

폭식 다이어트 12주 프로그램

초급 1~5주

기초 체력 강화 & 분할 운동 마스터 하기

운동을 처음 시작하는 경우에는 총 12주 프로그램으로 초급 단계부터 차근차근 실시하자. 몸의 주요 근육들을 부분적으로 강화하는 분할 운동이 몸에 익을 때까지 하나씩 마스터하는 것이 기본이다. 근육 사용하는 방법을 이해하고 내 몸에서 근력이 많이 떨어져 있는 부분을 집중적으로 단련해 글래디에이터 서킷을 위한 기초 체력을 만들자. 꾸준히 운동을 해왔거나 웨이트 트레이닝을 일정 기간 해본 경험이 있다면 초급 단계를 1~2주 정도만 실시해 감각을 살리고 바로 중급 단계로 들어가면 된다.

중급 6~10주

글래디에이터 서킷 마스터하기

분할 운동에 익숙해지고 기초 체력이 마련되었다면 본격적으로 글래디에이터 서킷에 돌입하자. 글래디에이터 서킷 프로그램은 A부터 E코스까지 총 5가지 코스가 있다. A에서 D로 가면서 점점 운동의 강도가 강해지고 마지막 E 코스는 짐볼을 이용해 몸의 균형 감각을 키워준다. 6주차에는 A코스, 7주차에는 B코스, 이런 식으로 1주일에 한 코스씩 차례로 실시하여 총 5코스를 몸에 완전히 익히도록 한다. 책과 동영상을 참고하여 정확한 자세와 자극 지점, 주의사항을 숙지한다.

고급 11~12주

폭풍 글래디에이터 서킷으로 전사의 몸을 만들자!

글래디에이터 서킷을 마스터했다면 A~E코스까지 한 세트씩 연결해서 실시한다(각 코스당 5개의 운동으로 총 25가지 운동을 연결해서 실시). 하나의 코스만 반복해서 실시하는 것보다 더 힘들지만 전신 근력을 단련하는 데 큰 효과를 볼 수 있다. 한 코스의 5가지 운동을 모두 실시할 때까지 쉬지 않고 세트와 세트 사이에는 30~60초 정도 휴식을 취하면서 서킷을 반복한다.

운동 페이지 미리보기

글래디에이터 서킷을 실시하기 전 QR 코드를 찍어 동영상으로 정확한 동작을 확인한다.

운동명과 자극 부위·난이도·반복 횟수를 확인한다.

운동 시 주의할 점과 포인트를 체크한다.

5개의 운동을 모두 실시하면 한 세트이다.

RESET YOUR LIFE

001 H

남자, 마흔에 리셋 버튼을 누르다

치열하게 일하는 중년 남성에게 금주하고 닭 가슴살만 먹으며 운동에 전념하라고 한다면 몇 명이나 실천할 수 있을까. 하지만 40대와 50대야말로 운동이 꼭 필요한 세대이며 이들을 위한 현실적인 다이어트 프로그램이 필요하다. 100세 시대가 열렸는데 돈만 모은다고 되는 것이 아니다. 남은 삶을 더욱 건강하고 행복하게 살아가기 위해 JP가 제안하는 중년 다이어트 프로그램을 하나씩 실천에 옮겨보자!

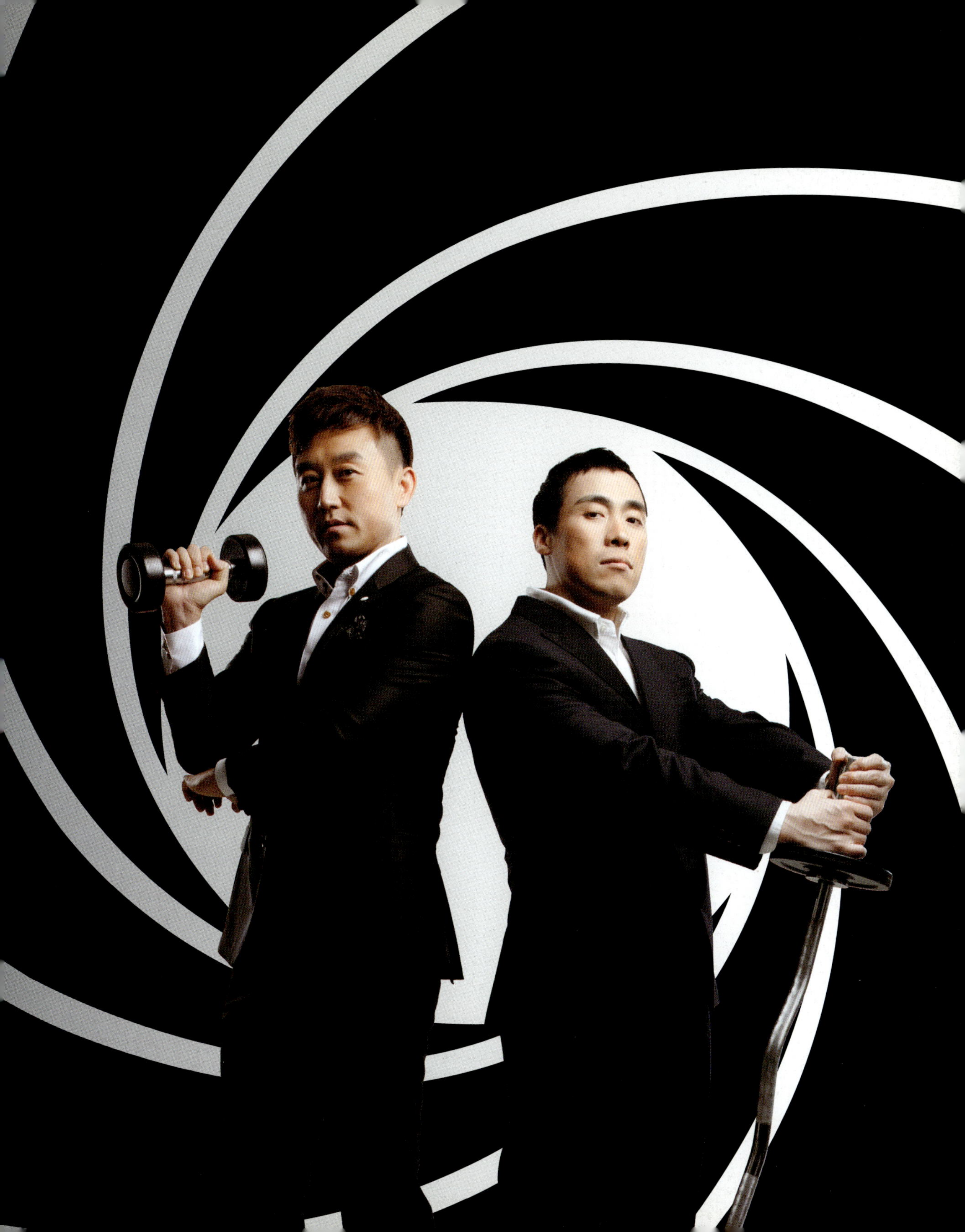

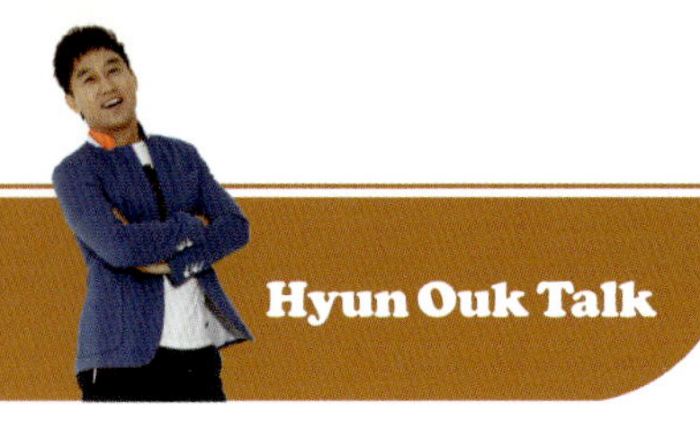

남자의
버킷리스트!

2012년 나름대로의 계획 아래 12년간 몸담았던 KBS를 떠나 프리 선언을 하기로 결심했을 때 내 나이는 마흔에 접어들고 있었다. 20대 후반부터 하루도 쉬지 않고 MC로 활동하며 정신 없이 달려오다 보니 어느새 찾아온 마흔. 커리어의 큰 변화를 앞두고 상징적인 나이를 맞이하니 심란한 마음 반, 설렘 반으로 싱숭생숭한 기분이 들었다. 하루하루 관성적으로 살아가며 잊고 살았던 꿈들이 새록새록 떠오르고 내 인생을 되돌아보는 시간도 많아졌다. 착실히 커리어를 쌓으며 성실한 삶을 살아왔다 자부하지만 아직도 내게는 해보고 싶은 일들이 너무도 많았다. 이런 바람들을 좀 더 구체화하기 위해 나는 죽기 전에 꼭 해야 할 일들을 하나하나 곱씹으며 버킷리스트를 작성해보기로 했다.

꼭 이루고 싶은 소망들을 적어 내려가다 보니 리스트는 끝도 없이 이어졌다. 그중에는 평소 방송 활동을 하면서도 항상 생각했지만 시간이 없다는 핑계로 이루지 못했던 '몸짱 되기'도 포함되었다.

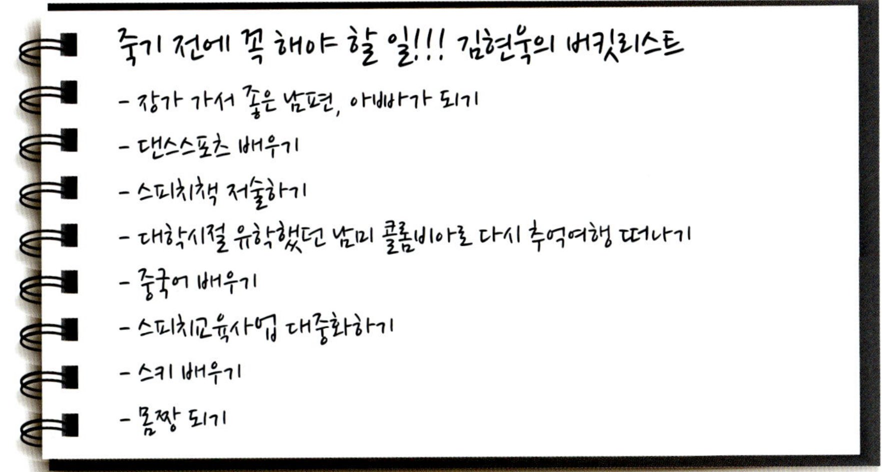

사실 방송 일의 특성상 공석과 사석에서 탄탄한 몸매를 가진 남자 연예인들과 마주칠 일이 많았고 항상 그들을 보며 부러운 마음이 들었다. 하지만 치열한 방송 일에 시달리는 데다 사람들과 어울리는 것을 좋아해 밤마다 술자리에 출근 도장을 찍다 보니 몸 관리에는 소홀해지고 말았다.

KBS에 입사한 2000년만 해도 70kg대 초반이던 몸무게는 무려 83kg까지 육박했다. 충격 그 자체였지만 나도 어쩔 수 없는 직장인이라는 생각으로 위안을 삼고 있던 터. 하지만 마흔에 접어들며 확실히 체력이 뚝 떨어지는 것을 느꼈다. 40대에 20대 체력을 유지한다면 인생에 못할 것이 없다지 않던가. 나의 버킷리스트를 모두 실현하기 위해서라도 건강한 몸은 필수불가결한 전제조건이란 생각이 들었다. '그래! 몸짱은 못되더라도 일단 건강한 몸을 만들자!'라는 생각으로 바로 실천에 옮기기로 했다.

본격적으로 다이어트를 시작해야겠다는 생각을 갖고 괜찮은 트레이너를 수소

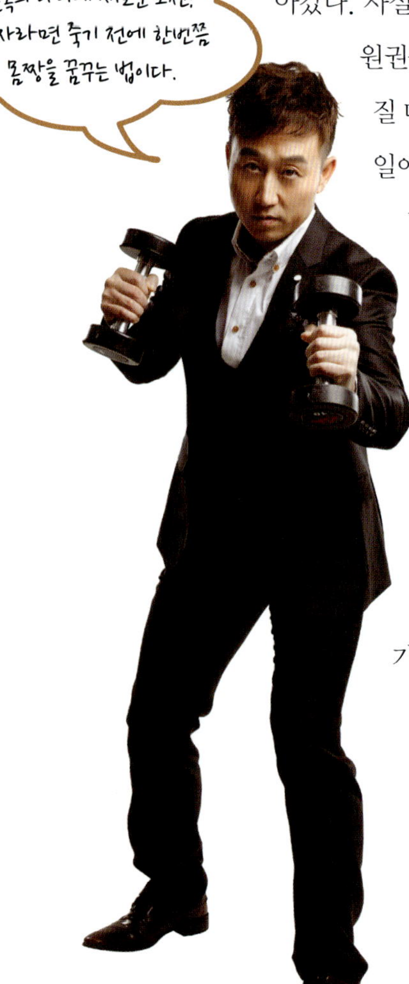

문을 하던 중 평소 친하게 지내던 칼럼니스트 김태훈씨가 JP 임종필 트레이너를 추천했다. 마침 JP와는 출발 드림팀이라는 프로그램에 함께 출연해 안면이 있는 사이였다. 연예계에서도 수많은 스타들을 몸짱으로 탈바꿈시킨 주인공인 데다 나이 차이도 많지 않아 아무래도 편할 거라는 생각에 그의 짐을 찾아갔다. 사실 나름대로 자기 관리 차원에서 여기저기 피트니스클럽 회원권을 가지고 있었고 새해가 되거나 너무 살이 붙었다고 느껴질 때 탄력을 받아 반짝 운동을 다니기도 했던 터였다. 하지만 일에 치이다 보면 또 금세 열정이 사그라들었다. 전담 트레이너의 도움을 받으면 운동을 꾸준히 하는 데 도움이 될까 싶었지만 갑작스럽게 야근을 하게 되기도 하고 술 약속이 생기기도 하는 유동적인 스케줄이 부담으로 다가왔다. 이렇게 차일피일 미루다 보니 40 평생 퍼스널 트레이닝을 받는 것은 처음이었다. JP를 만나 살을 빼고 체력을 키우기 위해 트레이닝을 부탁한다고 했을 때 JP가 의외의 제안을 해왔다. 3개월 동안 자신의 프로그램을 따라주면 다이어트 효과뿐 아니라 남자로서의 매력이 물씬 풍기는 멋진 몸을 만들 수 있다는 것이었다.

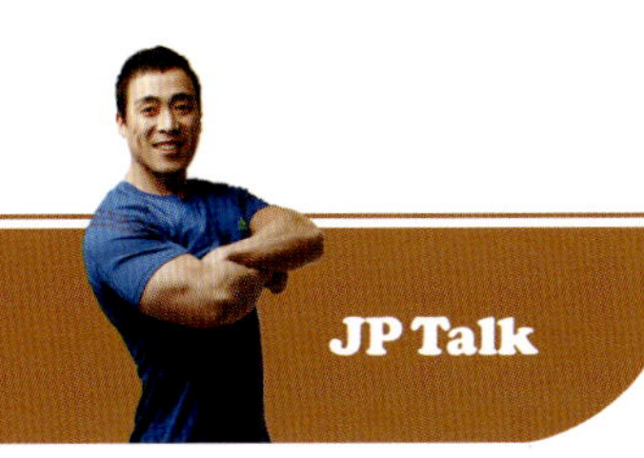

아나운서계의
슈렉을
만나다

다이어트를 시작할 때 본인의 몸 상태를 측정하고 목표를 세우는 것은 첫 단추를 끼우는 중요한 일이다. 보통 신장과 체중, 체성분 분석을 통해 고객의 몸 상태를 체크하는 것이 상식이겠지만, 그것 외에 나는 좀 다른 각도에서 접근을 한다. 이를테면, 속옷 한 장만 입게하고 전신 거울 앞에 세운다(물론 여자는 제외다). 가장 편한 자세로 서 거울에 비친 스스로의 모습을 직접 관찰하고 상태를 점검하게 한다.

속옷만 입은 채 거울 앞에선 김현욱 아나운서는 풍성한 몸에 위태롭게 매달린 앙상한 두 팔의 모양새가 슈렉을 떠올리게 했다. 아나운서라는 말이 무색하게도 술 좋아하는 전형적인 40대 아저씨의 몸이었다. 하얀 러닝셔츠에 체크 반바지, 양말에 슬리퍼를 신고 볼록한 배를 자랑이나 하듯 돌아다니시는 친근한 우리 동네 아저씨. 상담 내내 와이셔츠 단추와 단추 사이가 터질 듯한 상태에서 위태로이 소파에 비스듬히 몸을 기대어 다리를 꼬고 상담 받는 모습이 지금도 눈에 선하다. 그

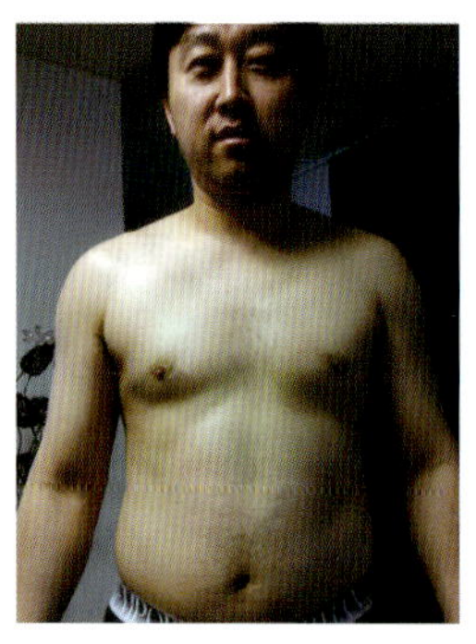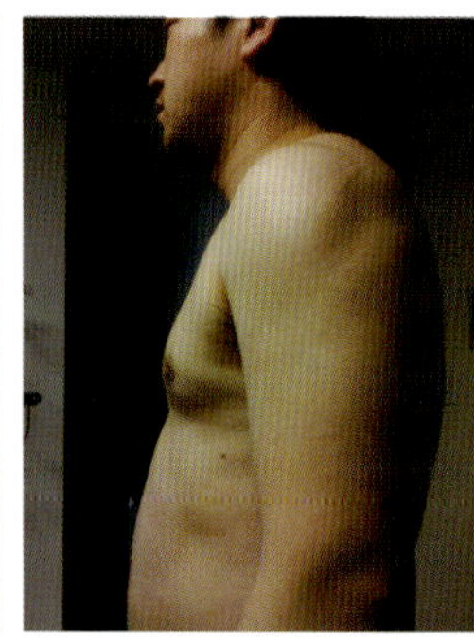

첫 만남 때 슈렉을
연상시키던 풍만한 배와
탄력 없는 팔을 자랑하던
김현욱 아나운서.

간에 심적으로나 육체적으로 많이 힘들었음을 연상케 하였다. 그런 몸에도 불구하고 하고자 하는 눈빛은 이유가 분명해 보였고, 자신감과 기대감이 충만하였다.

김현욱 아나운서는 의욕은 충만했지만 잦은 술자리와 야근, 불규칙한 식사, 부족한 시간 등 현실적인 여건이 다이어트에 좋지 않은 상황이었다. 방송업계에 몸을 담고 있지만 김현욱 아나운서의 라이프스타일은 회사원들과 비슷한 사이클을 보였다. 그래서 기존에 연예인들을 트레이닝할 때와는 완전히 다른 방식으로 접근하기로 했다.

사실 연예인들의 스케줄은 일상적으로 직장을 다니며 사회 구성원들과 부딪히면서 살아가는 평범한 회사원들과는 다르다. 보통 연예인들은 새로운 작품이나 앨범 발표 등을 앞두고 이미지 변신을 위해 몸을 만드는 경우가 많다. 드라마틱한 효과를 노리기 때문에 계획을 잡고 나면 으레 잠수를 타고 3~4개월 동안 트레이너와 함께 합숙 아닌 합숙에 들어간다. 이렇게 극단적인 식단 조절과 강도 높은 운동으로 목표를 달성하고 난 후 짠 하고 나타나 멋진 몸을 공개하는 것이 일반적인 방법이다.

물론 이렇게 모든 생활을 몸 만들기에 초점을 맞춘다고 해도 철저하게 절제하며 단기간에 몸을 만드는 것은 쉬운 일이 아니며 힘겨운 자기와의 싸움임이 분명하다. 자기가 정한 목표를 위해 최선을 다하고 거기에 모든 걸 거는 연예인들의 모습은 많은 이에게 동기부여가 된다. 하지만 이런 연예인들의 식이요법이나 운동 프로그램은 현실적으로 사회생활 하는 사람들 입장에서는 불가능한 방법이다.

우리는 현실을 직시하고 현재 상황에서 3개월이라는 시간 동안 만들 수 있는 최선의 몸 상태를 그려봤다. 김현욱 아나운서 역시 기초 체력이 많이 떨어져 있는 데다 매일 출근해서 업무를 해야 하는 상황이었기 때문에 이런 조건들을 고려하면서도 가장 효과적인 다이어트를 제안하기로 했다.

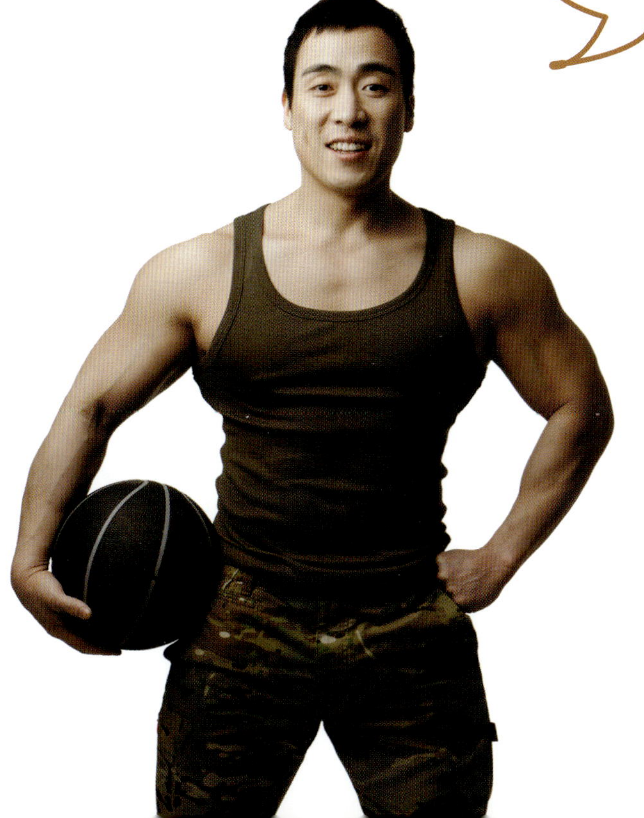

연예인 몸 만들기의 진실

스타들의 웨이트 트레이닝이나 다이어트 식단 등은 항상 뜨거운 이슈가 된다. 그만큼 대중의 눈에 비친 스타들은 누구나 갖고 싶은 이상적인 몸매의 소유자이기 때문이다. 나 역시 연예인들의 퍼스널 트레이너로 지난 10년을 일해 본 경험이 있다. 이들로 인해 우리나라에 몸짱 열풍이 불고 좀 더 건강한 몸을 만들기 위해 노력하는 이들이 많아진다는 것은 긍정적인 현상이다. 하지만 객관적인 내용보단 다소 주관적이며 드라마틱한 내용만 확대 해석되어 자칫 일반인들이 이를 맹목적으로 따라 할 수 있겠구나 하는 우려가 생긴다. 공부나 일은 바로잡으면 되지만 잘못된 운동은 몸을 상하게 할 수 있기 때문에 유의해야 한다.

연예인들의 프로필을 보면 키 170cm, 몸무게 45kg의 여배우 같은 정말 현실 가능한 것인지 의문인 숫자들을 많이 볼 수 있다. 이 숫자가 과연 진실일까? 반은 맞고 반은 틀리다. 선수들에게 시즌과 비시즌이 있듯이 연예인들도 마찬가지다.

오디션 · 광고 · 영화 등의 스케줄이 생기면 그 기간에 맞춰 전문가들이 협심하여 몸을 만들어낸다. 이렇게 패스트하게 만든 몸이기에 패스트하게 요요현상도 온다. 하지만 목적을 달성한 연예인에겐 이는 별문제가 되지 않는다. 필요에 따라 전문가들의 도움을 다시 받으면 되기 때문이다.

그런데 과연 이들의 속은 어떨까? 다는 아니겠지만 상당수 연예인은 실제로 건강 상태가 그리 좋은 편에 들지 못한다. 내적인 건강보단 상품 가치를 높이기 위해 다소 무리하게 운동을 하기 때문이다. 연예인 화보를 보면 항상 그렇게 유지할 거라 많은 이들이 오해를 한다. 그들도 연예인 이전에 사람인데 어떻게 365일 닭 가슴살에 고구마만 먹고 살 수 있겠나. 피트니스클럽에 가두다시피 해서 정해진 일정 아래 식사와 운동만 하고 일상생활을 일체 포기한다면 모 프로그램에서 나오는 100일간의 변화를 여러분도 느껴볼 수 있을 것이다. 100% 장담한다. 하지만 이렇게 사육 당하듯이 일상을 다 포기하고 다이어트에만 집중할 수 있는 사람이 현실에 얼마나 될까. 단기간에 몸 만들어서 연예인처럼 몇십억, 몇백억 벌어들일 것이 아니라면 몸을 좀 더 소중하게 아껴가며 운동을 했으면 하는 바람이다. 또한 이 과정에서 스스로가 즐기며 보람을 찾을 수 있다면 평생 건강한 삶과 습관을 만드는 데 도움이 될 것이다.

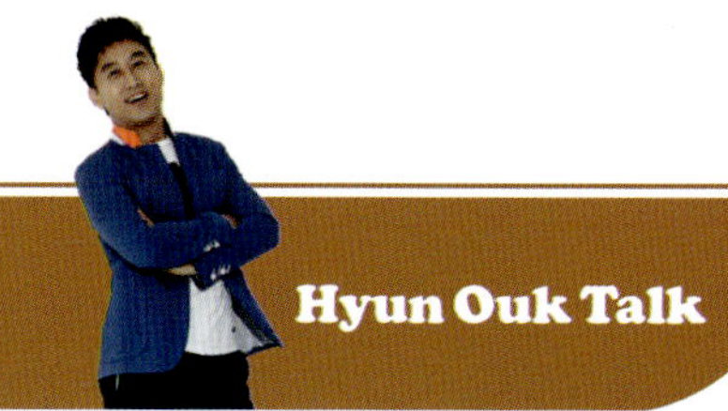

지속 가능한
다이어트를
위하여!

남자의 인생에는 멋진 몸 이상으로 지키고 싶은 것이 많다. 힘겹게 쌓아온 커리어와 통장 잔고, 가족과 친구, 소중한 사람들과 보내는 시간을 모두 포기하고 몸 만들기에 목을 맬 수는 없는 노릇이다. 사실 처음 피트니스클럽을 찾을 때는 체중을 좀 줄이고 체력을 키우자는 차원이었다. 방송 일과 각종 모임으로 바쁜 나날들을 보내고 있었기에 JP가 '중년 몸짱 만들기 프로젝트'를 제안했을 때 자신이 없었다. 하지만 JP의 원칙과 커리큘럼을 따르기만 한다면 멋진 몸을 만들 수 있다니 달콤한 유혹이 아닐 수 없었다.

○ 세상 어디에도 없는 착한 다이어트

직장인들의 고충을 잘 알고 있는 JP는 망설이는 나에게 몇 가지 원칙을 지켜준다면 일상에 무리가 가지 않으면서도 원하는 몸을 만들 수 있을 거라고 제안했다. JP가 이야기하는 원칙은 정말 의외였다.

첫째, 매일 출근해 일을 해야 하기 때문에 아침은 크게 구애

받지 말고 반드시 평소 먹고 싶었던 것으로 꼭 챙겨 먹을 것. 사실 무리하게 식단 조절을 해가며 다이어트를 할 경우 에너지원의 부족으로 사회생활에 지장을 주는 경우가 있기 때문에 먹고 싶었던 것은 기억하고 있다가 아침에 챙겨 먹기로 했다.

둘째, 사회 조직원들과의 유기적인 화합을 위해 꼭 필요한 회식엔 참가할 수 있다. 단 회식 다음날에는 무조건 운동하겠다는 마음가짐으로 회식에 참석한다.

셋째, 무슨 일이 있어도 일주일에 꼭 4일 이상은 운동한다. 이 조건만 보더라도 무조건 3개월 동안 닭 가슴살로 식단 조절을 해야 하고 사람들과의 만남은 피해야 했던 과거의 일반적인 몸 만들기 프로젝트와는 그 시작부터가 다르다는 것을 알 수 있다. 사실 처음부터 나에게 극단적인 다이어트를 3개월 동안 하자고 제안했더라면 아마도 받아들이지 못했을 것이고 성공하지도 못했을 것이다. 하지만 JP의 제안은 방송과 미팅을 소화하면서도 불가능하지는 않을 것이라는 생각이 들었다. 물론 먹고 싶은 것을 먹을 수 있고 회식에도 참석할 수 있다니 좋긴 하지만 정말 다이어트가 될까라는 의구심이 들긴 했다. 이런 다이어트는 아직까지 듣지도 보지도 못했기 때문이다.

결론적으론 이 3개월은 일종의 놀라운 실험이었고 만족스러운 변화를 이끌어냈다. 이제 나의 이 소중한 경험을 대한민국의 모든 직장인들과 나누고자 한다.

○ 누구나 시작은 비장하다

누구나 그렇겠지만 시작할 때의 마음은 너무나도 비장하다. 나 또한 운동을 처음 시작하던 날 JP의 방식은 현실적이라고 얘길 들었음에도 빨리 뭔가를 해보

겠다는 의지가 정말 굳건했다. 한 주 최소 4회 운동을 하기로 했지만 첫 주에는
의욕이 넘쳐 6회 출근 도장을 찍었다. 하지만 이 마음가짐은 1주일밖에 가지
못했다.

가열차게 시작한 개인 PT는 지난 세월 동안 내가 피트니스클럽에서 해오던 운
동과는 확실히 달랐다. 일단 해보지 않던 자세들이 많았고 그 강도 역시 차원
이 달랐기 때문에 몸이 거부하기 시작했다. 몸의 이런 곳에도 근육이 있었나
놀랄 정도로 평상시 안 쓰던 근육들을 쓰다 보니 운동 다음날에는 일어나기도
힘들고 온몸이 쑤셨다. 이렇게 새로운 패턴에 몸이 어느 정도 적응하기까지 약
2주 정도의 시간이 필요했다.

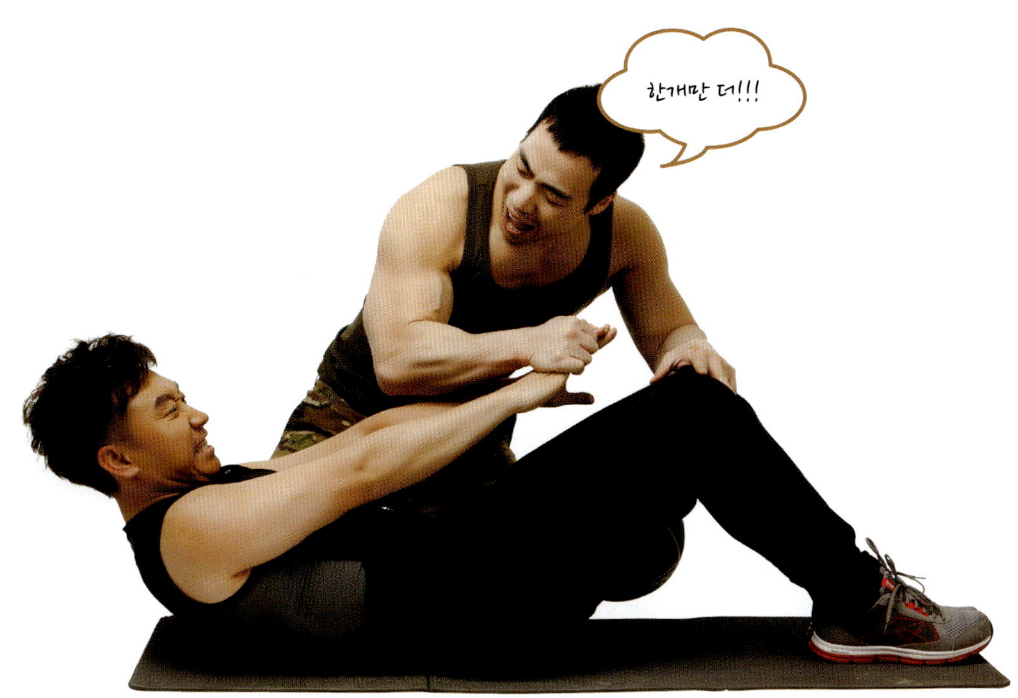

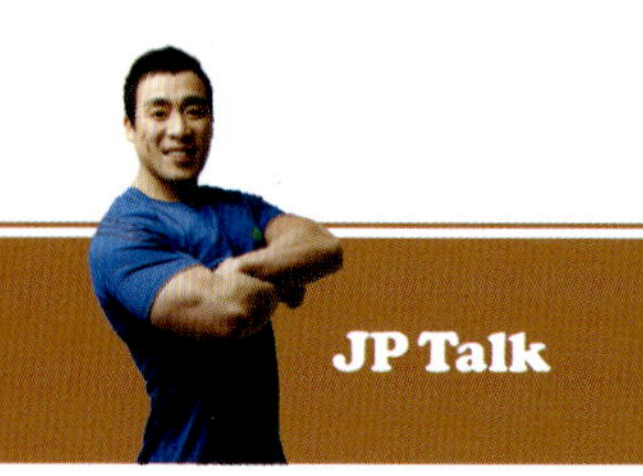

중년의 다이어트,
목표 설정부터
달라야 한다

목표 설정은 운동 프로그램을 짤 때 중요한 부분이다. 종종 퍼스널 트레이닝을 받기 위해 피트니스클럽을 찾는 고객 중에는 1~2개월 안에 권상우 같은 몸짱이 되고 싶은데 어떻게 하면 될지 상담해 오는 분들이 있다. 이런 분들 중에는 특히 젊은 시절 남부럽지 않은 몸매를 자랑했던 분들이 많다.

"내가 왕년에 군대에서 김일성 때려잡으러 월남 스키부대에 지원해 작전을 펼쳤지."

남자들끼리 술자리에서 가장 신명 나게 이야기하는 안줏거리가 바로 이런 옛 시절의 무용담이다. 저마다 과거의 자신을 회상하며 운동의 시작을 알린다. 현재 본인은 잠시 잊어버리고 본능대로 아령을 집고 들어본다. 생각대로 잘 들리지 않는다. 쇳덩이를 억지로 들어올리다 무릎이며 허리를 다치는 경우도 다반사다. 세월의 야속함을 느끼는 순간이다. 어디 힘만 그렇겠는가. 과거에는 며칠 좀 굶고 뛰면 쑥쑥 내려갔던 체중이 이젠 좀처럼 내려가질 않는다. 체력과 의지도 계속 하한가인 것이다. 영어 학원에 처음 가면 누구도 피해갈 수 없는 레벨 테스트가 있다. 자신의 실력을 제대로 파악하고 적절한 클래스의 교육을 받아야 하기 때문이다. 남을 의식하고 스스로를 속여가며 초급이 고급반에 들어가 봤자 시간만 허비하는 꼴이 된다.

○근육은 거짓말을 하지않는다

과거에 힘 좀 써봤다는 중년들이여! 거울 앞에서 자신을 바라보자. 야위어진 팔다리, 볼록한 배, 희끗희끗 보이는 흰머리, 이게 현실이다. 먼저 현실을 받아들이는 것이 우선이다. 다행히도 근육이란 놈은 거짓말을 못한다. 과거에

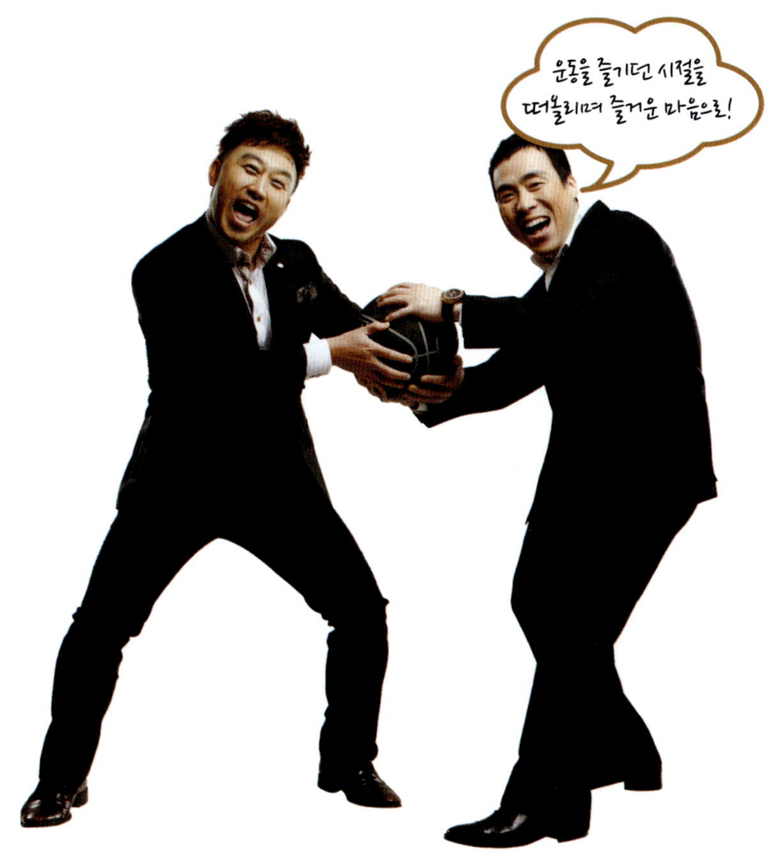

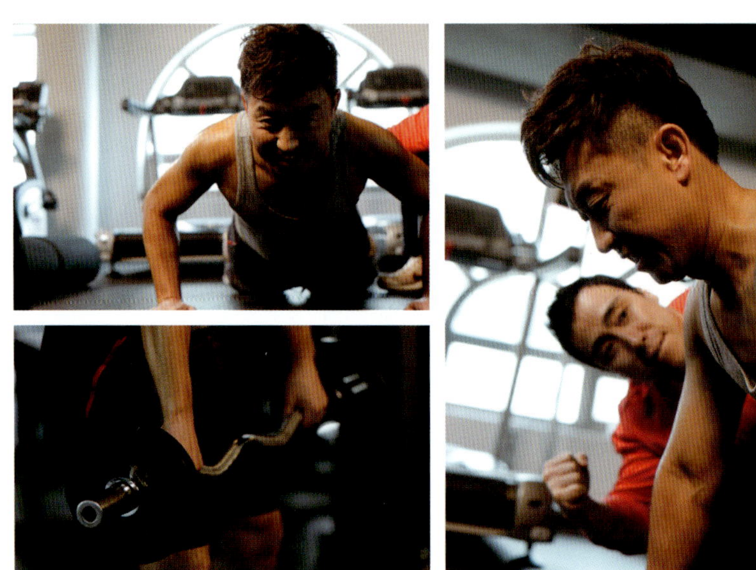

정말 운동 좀 했던 경험이 있다면 신기하게도 근육 발달이 그렇지 않은 사람보다 빠르게 나타난다. 근육세포는 지방세포와 마찬가지로 크기가 줄어들긴 하지만 없어지는 게 아니기 때문이다. 고로 운동을 다시 시작한다면 금방 최상의 컨디션을 찾을 수 있을 것이다. 물론 운동이 처음인 사람은 그만큼 시간이 걸린다. 충분한 기초훈련을 토대로 꾸준히만 한다면 누구나 훌륭한 근육을 만들 수 있다.

실제로 60세가 넘어 웨이트를 시작해 70대에 미스터코리아에 출전하신 분들이 계시다. 근육운동은 나이와는 큰 상관이 없다. 세계적인 탑 보디빌더들은 주로 나이대가 35세에서 45세 사이다. 다시 말하면 30, 40, 50대가 최고의 근육을 만들 수 있는 시기라고 볼 수도 있다.

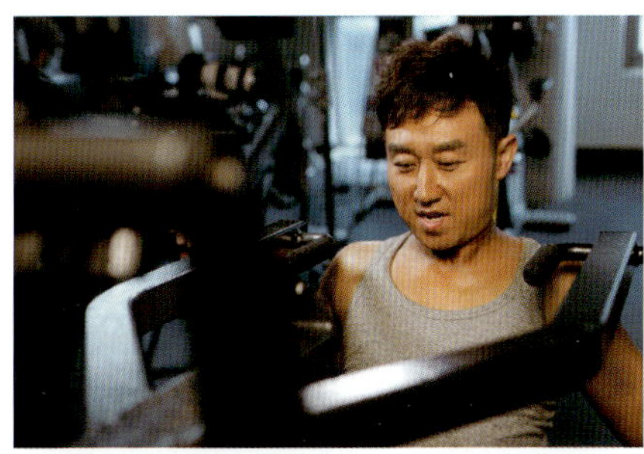

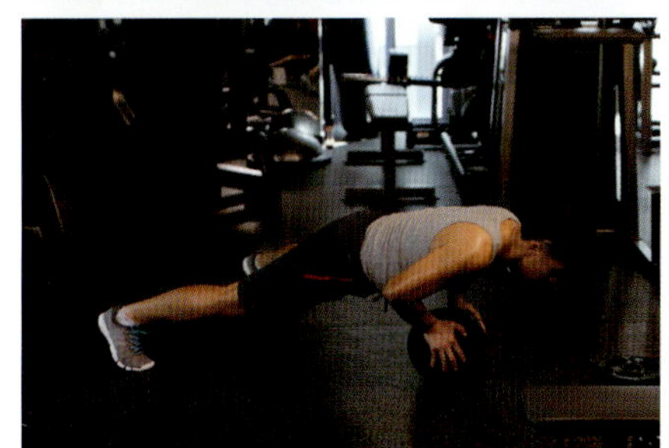

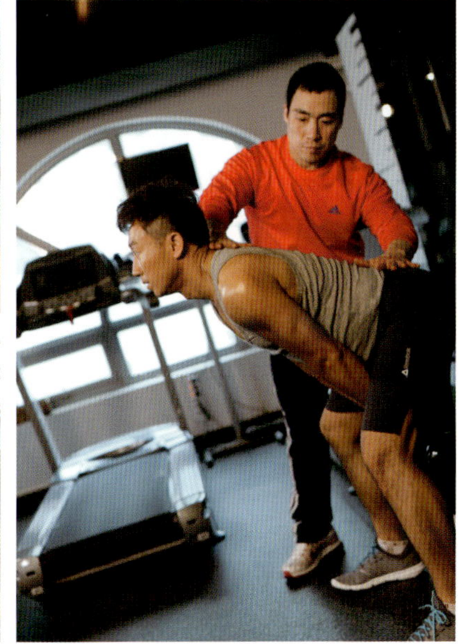

○ 실천 운동 플랜을 세우다

당시 김현욱 아나운서의 몸무게는 83kg 정도였고 몸무게에 비해서도 유난히 복부에 살이 집중되어 있었다. 불어난 뱃살로 인해 당장 생활의 불편함을 덜고자 허리 사이즈를 줄이는 것에 중점을 두고 코어 트레이닝(Core Training) 운동을 집중적으로 실시하기로 했다. 보통 연예인 누구처럼 만들겠다고 무리한 목표를 세우는 경우가 많은데 경험상 계획을 너무 과하게 잡지 않고 실천 가능한 현실적인 목표를 세우는 것이 중도에 포기할 확률이 적다.

특히 중년 남성이라면 초기 단계부터 급격한 체중 감량에 초점을 맞추기보다는 체중을 점진적으로 줄이면서 체력은 보강할 수 있는 다이어트를 해야 내적으로도 건강한 몸을 만들

수 있다. 그동안 많은 직장인 남성들을 트레이닝하며 내가 얻은 결론은 빠른 효과만큼이나 다이어트의 현실적인 지속 가능성 여부가 중요하다는 사실이었다. 직장 업무와 일상 생활에 지장을 주지 않고 금세 포기하고 싶지 않도록 실현 가능한 플랜을 세워야 한다. 물론 변화가 더디면 심리적으로 더욱 힘들고 동기부여가 되지 않기 때문에 적절하게 눈에 띄는 효과들을 직접 체험해가는 것도 중요하다.

운동 횟수와 시간 역시 다이어트 성공 여부와 밀접한 관련이 있다. 매일은 연예인이나 운동선수가 아닌 이상 여간 해서 실천하기가 힘들다. 주 3회가 딱 적당한 계획이지만 가장 지키기 힘든 횟수 중 하나다. 오히려 매일 하는 것이 쉬울 정도다.

가령 월, 수, 금으로 운동계획을 잡았다 치자. 월요일 열심히 운동하고, 화요일 쉬고, 수요일! 갑자기 저녁 회식이 잡혔다. 안 갈수도 없고… 내일 하지라는 생각에 회식에 참가하여 지난 운동을 위안 삼아 진하게 술 한잔 한다. 숙취가 밀려오는 목요일 빈속에 출근해 조미료가 잔뜩 들어간 짬뽕 국물에 해장하니 머리가 더 무겁고 몸이 천근만근이다. 오늘 운동을 갔다가는 죽을 것 같고, 어차피 월, 수, 금이니 내일로 미루고 운동을 쉰다. 금요일. 불금에 어찌 술을 마다하리. 다음 주부터 운동을 힘차게 활기차게! 이렇게 다음 주로 운동을 미루다 보면 주 3회의 약속을 지킬 수 없게 된다. 다이어트를 하겠다고 결심했다면 최소 주 4회는 운동을 하겠다고 마음을 먹

자. 처음에는 힘들겠지만 마인드 컨트롤이 그만큼 중요하다.

운동을 아침에 할 것인가, 저녁에 할 것인가. 정답은 없다. 아침에 일찍 일어나는 사람은 아침에 하고, 저녁에 늦게 자는 사람은 저녁에 하면 된다. 대신에 운동 적응 기간을 단축시키고 그 효과를 극대화시키기 위해서는 아침이든 저녁이든 시간대를 정해서 꾸준히 하는 것이 좋다.

운동을 한다는 것은 근육에 일정한 스트레스를 주는 것이다. 근육에 내성을 갖게 하여 그 이전보다 더 발달된 몸 상태를 만들기 위해 꼭 필요한 것이 휴식이다. 규칙적인 휴식이야말로 우리 몸을 회복시키는 데 가장 중요한 요소다. 노동을 하든 운동을 하든 규칙성이 있어야만 빨리 적응하고 호르몬 작용이 원활하여 내성을 기를 수 있다.

실천 운동 플랜

체중 목표
3개월간 83kg에서 10kg 감량.
70kg대를 유지하도록 한다.

중점 운동
코어 트레이닝으로 목에서 척추, 복부,
골반에 이르는 몸의 중심부를 단련시키는 데
집중해 복부 비만을 개선하고 몸의 밸런스를
맞춘다.

운동 시간
주 4회 이상 90분간 실시

운동 순서
워밍업 유산소 운동 10분
스트레칭 5분
웨이트 트레이닝 30~40분
마무리 유산소 운동 30분
마무리 스트레칭 5분

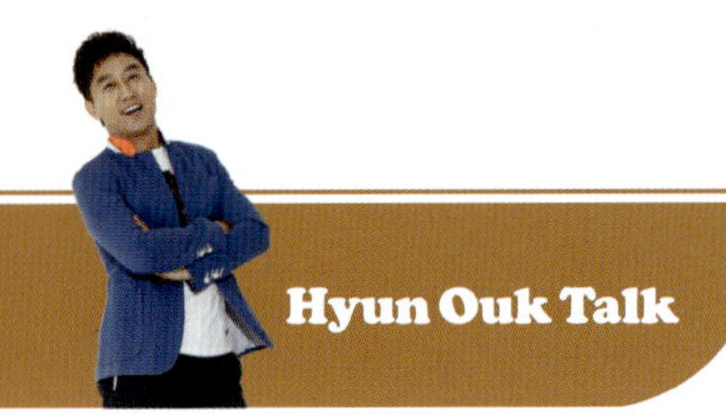

회식 다음날은
해장국 대신
해장 운동!

JP의 조언대로 식사량을 줄이진 않았지만 전처럼 저녁에 일부러 모임을 만들지는 않았다. 하지만 회사를 다니면서 생기는 회식은 빠지기가 쉽지 않다. 더군다나 시기적으로 연초이다 보니 일명 으샤으샤 하는 목적의 저녁 회식 자리가 많았다. 본격적인 운동을 시작하고 9일 만에 드디어 첫 번째 유혹이 찾아왔다. 아나운서실의 부장님과 몇몇 아나운서들의 회식이 있었다. 장소는 서래마을에 있는 이자카야였고 분위기에 맞게 주종은 소주 폭탄주였다.

오랜만에 반갑게 보는 얼굴들인지라 도저히 마시지 않을 수 없는 자리. 그런 자리에서 혼자만 다이어트 한다고 빼기 시작하면 분위기도 망치고 그 다음날부터 직장생활 힘들어지는 건 뻔한 일이다. 결국 권하는 술을 몇 잔 받기 시작하고 일단 몇 잔 들어가고 난 다음부터는 에라 모르겠다는 생각과 함께 몸이 어느덧 술을 빨아들이기 시작한다. 그 후 역시 어김없이 이어지는 2차 노래방에서까지 자발적으로 음주가무를 펼쳤다.

다음날 아침 눈을 떴을 때 이성이 돌아오고 전날에 대한 후회가 밀려들어왔다.

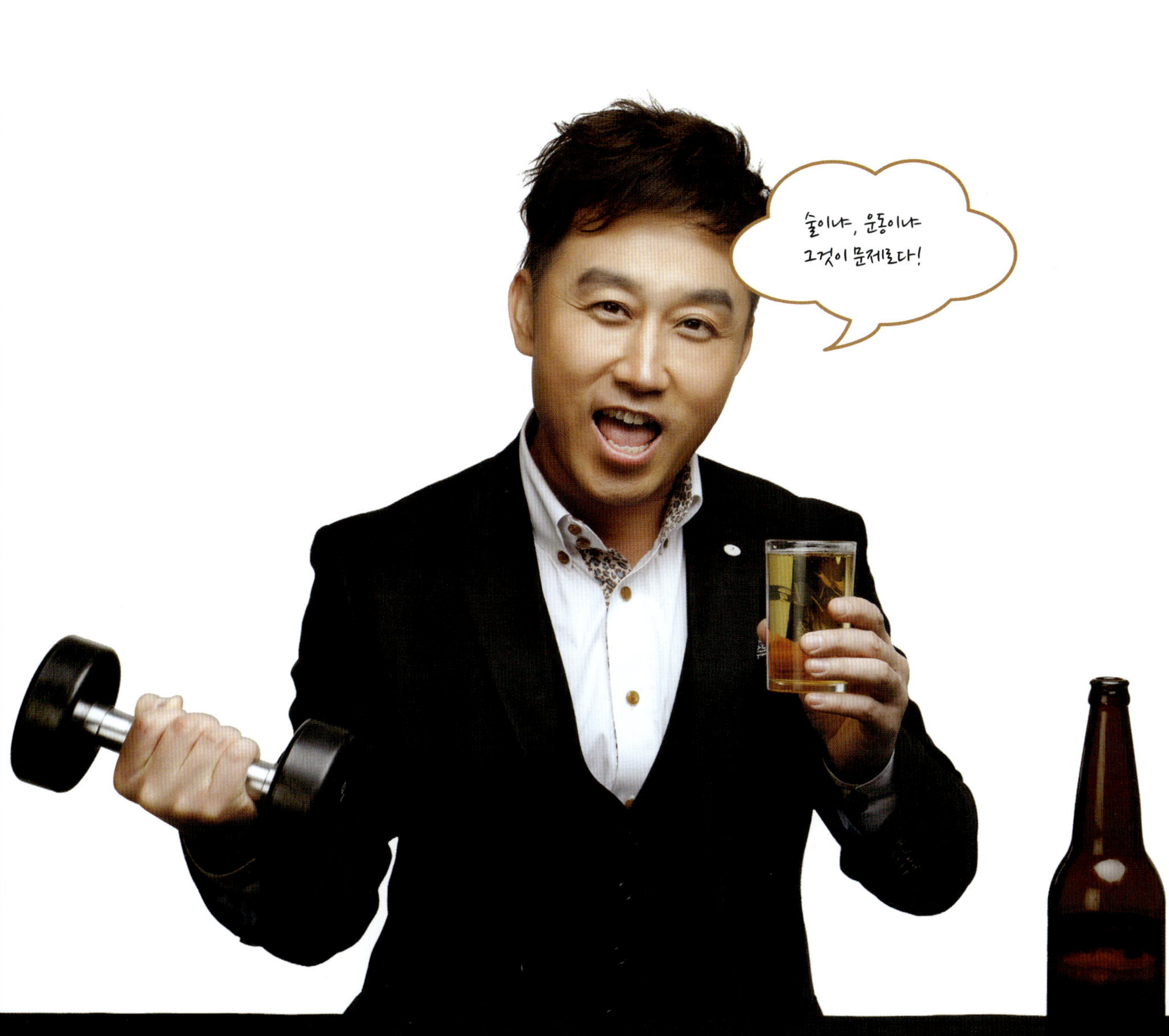
술이냐, 운동이냐
그것이 문제로다!

풀이 죽어서 오후에 JP를 찾아가 전날의 과음을 실토하자 JP의 반응은 의외였다. 아주 쿨하게 웃으며 괜찮다는 것. 이론적으로 술을 마셔서 운동했던 것의 20%를 까먹었다면 다음날 다시 운동으로 최소 20%를 채우면 되고 그보다 1%라도 더 채우게 되면 결과적으론 남게 된다는 것이다. 참으로 간단하면서도 명쾌한 답이 아닌가?

하지만 중요한 것이 바로 여기에 있다. 말로는 쉽지만 술을 마신 다음날은 운동은커녕 멀쩡하게 출근해서 일하기도 쉽지 않다. 나는 실제로 회식하고 운동하러 간 날에는 전날 마신 술을 다 빼내기 위해서 죽을 둥 살 둥 운동했다. 물론 컨디션이 좋을 때보다 훨씬 힘들고 소위 오바이트가 쏠리는 순간이 한두 번이 아니었지만 운동 후의 뿌듯함은 이루 말할 수 없었다. JP는 그날 운동을 해장 운동이라고 명명했다.

이전에는 술을 먹은 다음날에는 틈이 날 때마다 KBS 아나운서 숙직실에 누워 있거나 하루 종일 무기력하게 널브러져 있기 십상이었다. 속이 불편해 아침도 커피 한 잔으로 때우고 몸이 너무 찌뿌듯할 때는 방송국 근처 사우나에서 땀을 뺐다. 이런 생활이 반복되다 보니 몸이 축나는 느낌이었다. 하지만 이제 술을 마셨기 때문에 하루 쉬자가 아니라 술을 마셨기 때문에 꼭 운동에 나가야 했다. 술자리에서도, 흥이 나는 분위기 속에도 오늘 마신 술이 내일 운동할 때 두 배의 고통으로 돌아온다는 생각에 조금은 자중하게 되는 것 같았다.

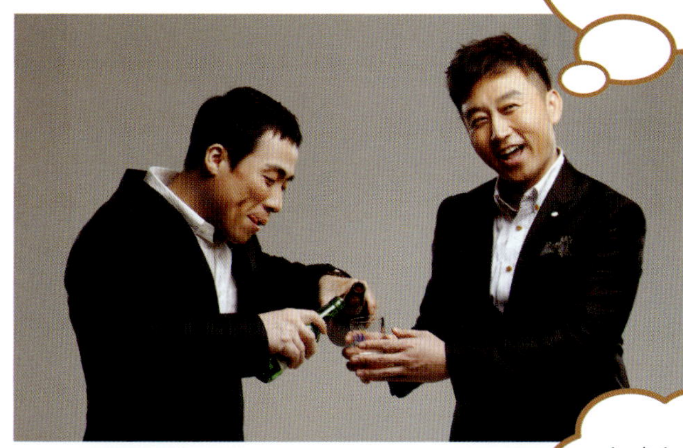

트레이너가 주는 술이니 마셔도 살 안 찌겠지?

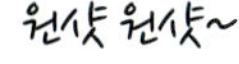

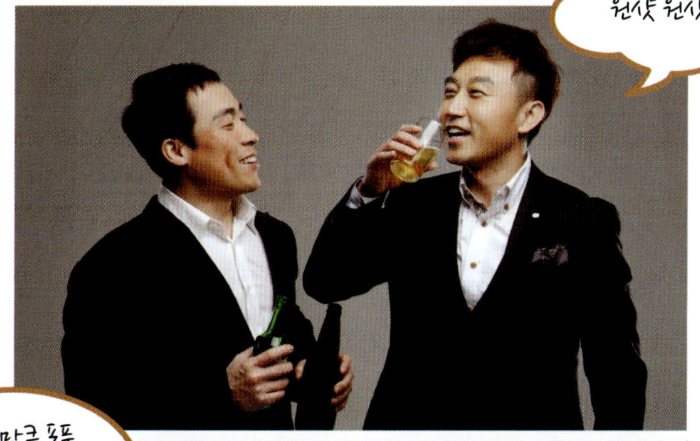

원샷 원샷~

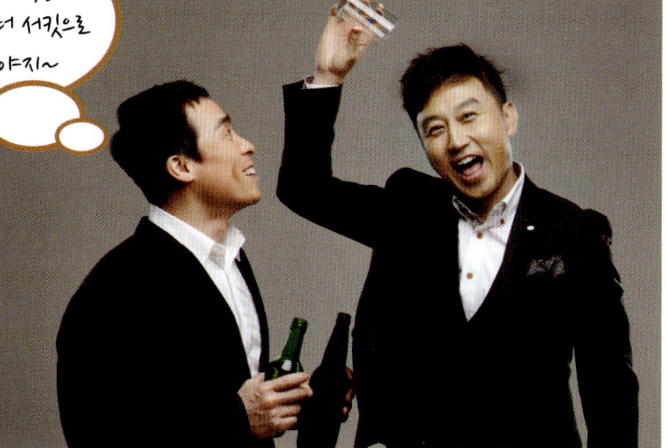

마신 만큼 폭풍 글래디에이터 서킷으로 뽑아 내야지~

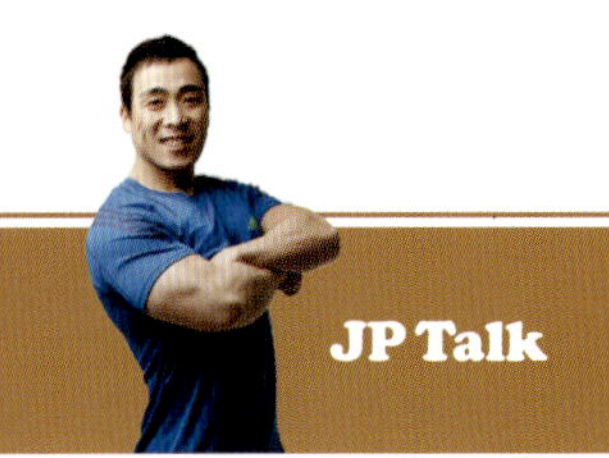

폭탄주 마셔라!!

술이 건강에 안 좋다는 것은 이미 너무 잘 알고 있다. 술로 인해 많은 이들이 다이어트에 실패하는 경우도 자주 봤다. 많은 사람들이 다이어트를 시작하기 전 "술부터 끊어야 돼! 술!" 이렇게 비장하게 술에 선전포고를 던진다. 한데 술을 피할 수 없는 것 또한 현실이다. 세계에서 가장 술 소비량이 많은 나라가 우리나라이고 그중에서도 30, 40대가 소비를 많이 한다고 한다. 당연히 우리나라 중년 남성의 건강이 비상일 수밖에 없다.

사회생활에서 치열하게 일하는 세대도 이들이 아닌가 싶다. 과연 이들 30, 40대에게 술을 마시지 말고 닭 가슴살을 먹으며 운동에 전념하라 한다면 몇 명이나 실천할 수 있을까. 피트니스클럽을 찾는 이들 중에도 건강의 중요성을 깨닫고 운동을 하려고 찾아오는 중년 남성들이 많다. 대부분 젊었을 때에 비해 현저하게 떨어진 체력과 건강상의 문제들로 더 이상은 안 되겠다는 절실한 마음을 가지고 찾는다. 하지만 그럼에도 불구하고 대부분의 중년 남성들이 꾸준한 운동에 실패한다. 그 이유는 대부분 술자리나 회식에서 비롯된다. 많은 인간관계와 비즈니스가 술자리에서 이루어지는 남자들에게 술이란 생계의 수단이며 영업, 즉 일이다.

술자리에서 계속 거절하자니 본인도 힘들지만 분위기도 망치기 십상. 한두 잔 술이 들어가다 보면 어느새 자발적으로 술을 마시게 되고 안주빨까지 세우게 되기 마련이다. 이렇게 한번 폭주하고 나면 다음날 드는 생각은 대부분 "망했다!"는 것. 몸도 힘들고 집에서 쉬고 싶은 생각만 들고 이런 날이 반복되다 보면 운동과 다시 멀어지게 되는 경우가 허다하다. 마치 적금을 조금씩 조금씩 붓다가도 한 번 충동구매로 큰 걸 지르고 나서 일시적으로 여유자금이 없으면 적금을 아예 깨버리는 것처럼.

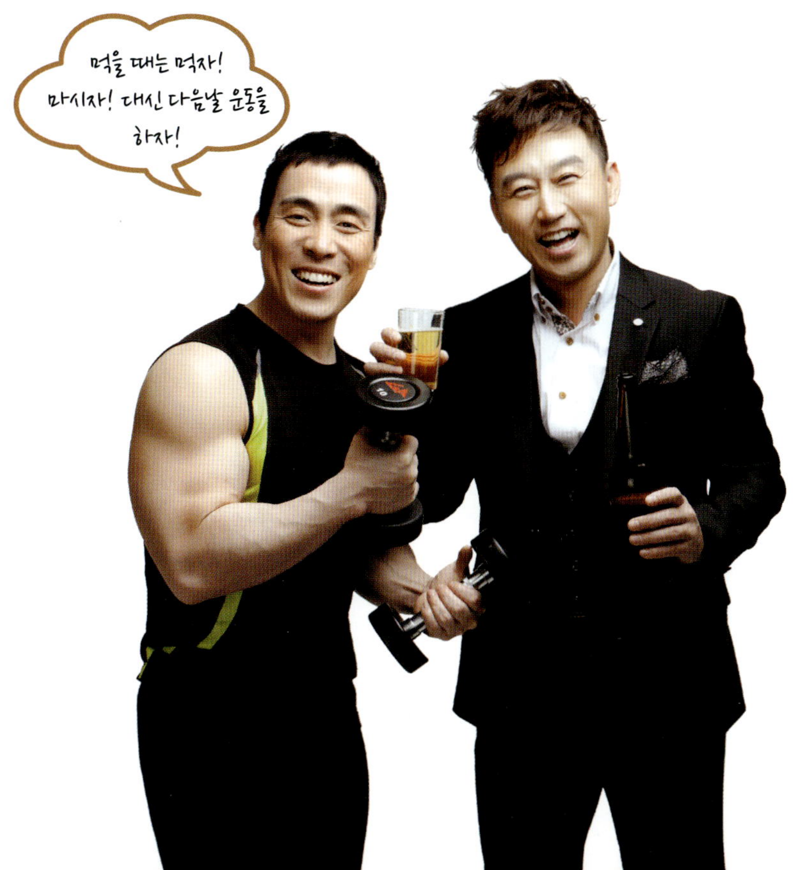

그럼 일을 포기할 것인가 운동을 포기할 것인가. 이 모두를 포기할 수 없다면 둘 다 하면 된다. 술은 적당히 하루 3잔, 3일에 한 번씩. 이제 이런 말은 지겹다. 먹을 때는 먹자! 마시자! 죽자! 대신 스스로와 약속을 하자. 다음날 무조건 운동을 한다고. 사우나 통이 아닌 운동을 해서 흘리는 땀으로 노폐물을 빼내겠다고. 자신과 약속하고 이를 지키는 것이다. 여기서 무리한 운동은 건강을 해친다고 말하는 이들이 있을 수 있다. 맞다. 무리다. 어차피 술 먹겠다고 한 사람이 무리가 머 대수겠냐. 먹자 그리고 운동하자 이 말이다. 그 정도 체력, 정신력이 없다고 한다면 더 이상 그 사람을 도와줄 방법도 없다. 술·담배 하며 오래 살겠다고 보약 먹고 비타민 챙겨 먹는 것부터가 모순이다.

나 역시 사람 좋아하고 술 좋아하기로는 둘째가라면 서러운 엄청난 주당이다. 거의 매일 술을 마신다. 그리고 운동한다. 왜!! 술을 좋아하니까. 어찌 보면 술을 먹기 위해서 운동을 한다고 볼 수도 있다. 거울 앞에 37세 필자의 몸을 비춰본다. 술 배가 약간 있긴 하지만 나름 식스팩과 20대 못지않은 우람한 근육이 나를 미소 짓게 한다.

내 근육의 통장에는 충분한 잔고가 있기에 그날 쓰고 그날 채워 넣는 식의 운동을 한다고 보면 된다. 당연히 재산을 모으려면 쓰지 않고 저축을 해야 한다. 부럽다면 당신도 당장 술잔을 내려놓고 운동하라. 그리고 어느 정도 스스로가 만족했다면 쓰면서 또 벌어라. 다시 말해서 술 마시고 싶을 때는 마시면서 운동을 하면 된다. 더 건강하고 더 오래 살고 싶다면 술을 줄이고 운동을 하면 된다. 술을 피할 게 아니라 맞서서 즐기며 마시면 된다는 것이다. 참으면서 스트레스 받느니 먹으면서 스스로 몸을 추스르고 운동하자는 것이 JP가 제안하는 방법이다. 요령 있게 지킬 것만 지킨다면 술은 다이어터에게 더 이상 독이 아니다.

단식에 대해 할 말 있습니다!

다이어트를 할 때 가장 극단적이지만 효과적일거라고 여기는 방식이 단식이다. 단식은 분명 짧은 시간 내에 그 어떤 다이어트도 이루지 못할 만큼 빠른 체중 감량 효과를 낸다. 하지만 몸처럼 정직하게 반응하는 것은 없다. 단식은 체중 감량 목적으로 실행하기에는 아주 위험한 방법이다. 근본적으로 나이가 들수록 소식하는 것은 좋은 습관이지만 무분별하게 따라 했다가는 영양 불균형 상태를 초래하기 쉽다.

오래 금식하면 우리 몸에 필요한 에너지를 체조직의 분해를 통해 얻게 된다. 그것이 지방만이라면 좋겠지만 실제로는 단백질과 지방을 함께 분해하여 에너지를 얻는다. 게다가 골격과 내장기관을 이루는 단백질 성분을 분해하기 위해서 수분이 소모된다. 따라서 단식을 통해 줄어드는 체중은 지방뿐만 아니라 단백질과 수분의 양이라고 보면 된다.

단식을 통해 체중 감량에 성공한다고 하더라도 몸은 이미 단식 전의 몸과 다르다. 근육이 줄어들어 기초 대사량이 줄었기 때문이다. 예전보다 훨씬 적은 양의 음식을 먹어도 금방 체중이 늘게 된다. 요요현상이 진행되는 속도는 확실히 빠르며 다음에 불어난 체중을 줄이는 데에는 단식 이전보다 몇 배의 노력이 필요할 것이다. 또한 아까운 근육을 소진하여 체중을 줄인 대가로 피부의 윤기가 사라지고 머리털이 푸석해지는 데다가 탈모 등의 문제도 생길 수 있다.

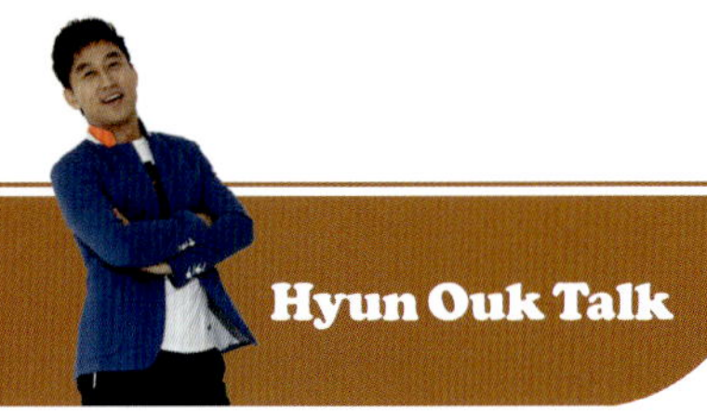

한 다이어터의
고백

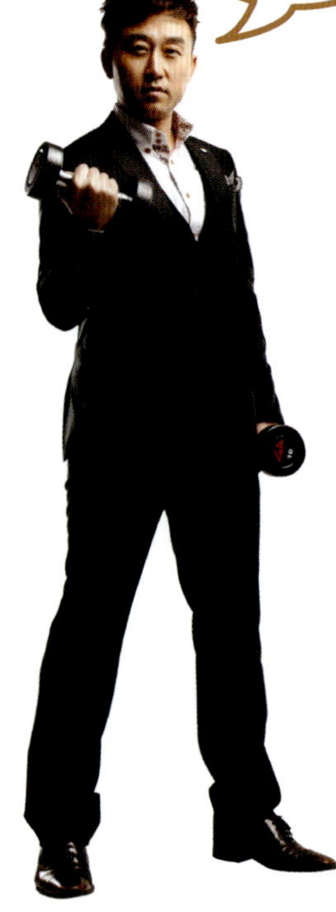

한번 봇물 터진 회식 러시는 그 후로도 죽 이어졌다. 나는 JP의 조언대로 이 기간 동안 나의 식단과 운동 여부를 기록하며 스스로를 점검했다. 일의 특성도 있지만 워낙 사람을 좋아하는 성격이다 보니 술자리나 모임이 많았고 JP와 처음 얘기한 대로 굳이 피하지 않기로 했다. 돌이켜 보면 다이어트 중에도 일주일에 2~3회씩, 한 달에 10회 이상은 회식이나 술 약속이 있었다. 이렇게 많은 술자리에 참석하며 다이어트를 했다는 것이 스스로도 믿기지 않는다.

원칙을 지키고 요령을 터득한다면 폭탄주에 삼겹살을 먹고도 다이어트를 할 수 있다는 사실을 알리기 위해 나의 적나라한 술자리 일지를 공개해본다. 물론 절대 권장사항은 아니다. 만약 더욱 절제한다면 더 빠르고 효과적인 다이어트가 가능할 것이다. 하지만 더 이상 회식 때문에, 인간관계 때문에 다이어트를 못한다는 변명은 통하지 않는다.

김현욱 아나운서의 다이어트 일지(또는 술자리 일지)

3월 3일

폭탄주도 마셨겠다 해서 일단 일주일에 적어도 네 번 이상은 운동하리라 맘을 먹고 3월 첫째 주엔 토요일까지 운동하러 갔다. 월요일부터 토요일까지 열심히 일하는 JP와 센터 식구들을 보니 기분이 좋아 피자를 배달시켰는데 물론 난 운동하는 중이었기 때문에 참아야 했다. 내심 스스로가 대견했는데… 그렇게까지 참았는데 문제는 친한 스키 선수 형과의 약속이었다. 마지막 스키 시즌이라며 스키장에 오라는 그 형과의 약속 때문에 운동 이후 강원도 용평 스키장까지 가서는 그만 맛있는 소고기에 소주를 곁들이게 된다.

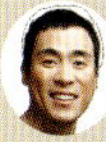

JP's comment_소고기와 소주

선홍 빛이 기름칠하듯 윤기가 좔좔 흐르는 가운데 마치 안개꽃이 만개한 것처럼 중간중간 꽃망울을 머금고 있는 고기 중의 고기 꽃등심. 알싸한 소주 한 잔에 한 입 베어 물면 그 맛은 최고다. 여간 해선 이 유혹을 참을 수 없을 것이다. 어차피 먹고살자고 일도 운동도 하는 것 아닌가? 아마 김현욱 아나운서는 쓰나미 흡입을 했을 것이다. 꽃등심과 소주를 허락했다면, 마지막 자존심은 지키자. 어찌 다 허락할 수 있단 말이냐.

끝 무렵에 나오는 밥과 냉면은 반드시 피하는 것이 좋겠다. 뱃살은 그 지방보다 탄수화물이 좌우한다. 특히 저녁 시간에는 인슐린 반응이 예민하여 과도한 탄수화물 섭취 시 지방호르몬을 더 많이 분비한다. 우리나라 식습관 중에 고기를 먹고 나중에 식사를 하고 과일을 먹는 경우가 많은데 이는 과거

못살았을 때 귀한 고기로 배를 채우지 못해 밥과 같이 배를 채운 것에서부터 유래하지
않았나 싶다. 지금은 습관적인 후식 개념으로의 식사인 게 분명하다. 허전하다. 밥 힘이다.
이런 말로 스스로 합리화하지 말자.

3월 5일

정기적으로 맡고 있는 방송 중 스카우트(특성화고등학교 학생들 취업프로)란 프로그램은
원래 매주 월요일 오후 1시에 녹화가 있다. 이날은 출연진의 사정으로 스케줄 변화가 생겨
늦은 시간에 녹화를 시작하게 되었고 녹화가 끝났을 때는 밤이었다. 고정 출연자이신 탤런트
노주현 선생님께서 그냥 헤어지기 섭섭하시다며 전 제작진에게 치킨을 쏘셨고 당연히
맥주가 더해졌다.

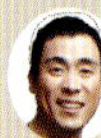 **JP's comment_ 치맥**

맛은 환상이겠지만, 뱃살엔 아주 치명적인 선택이다. 닭은 좋은 다이어트용 육류다.
콜레스테롤 수치가 다른 육류에 비해 매우 낮고 담백하여 많이들 애용한다.
껍질을 제거하고 찌거나 삶아 섭취하면 좋은 방법이겠지만 밀가루에 튀김옷까지 발라
기름에 담가버리면 달라진다. 아주 고열량의 지방을 겸비한 변형 단백질이 되어
버린다.
맥주는 서양에선 일명 물빵이라 불린다. 물로 된 빵이란 얘기다.
고지방과 고탄수화물을 좋다고 먹는다면 다음날 엄청난
대가를 치러야 한다. 공포의 글래디에이터 서킷트레이닝!!!

3월 7일

가급적 거한 저녁은 참고 있는 상황. 요즘 다이어트를 하고 있는데 너무나 한식이 먹고
싶다는 후배의 전화를 뿌리치지 못하고 합석하게 되었다. 그래도 나름 칼로리가 적은 반찬만
골라먹는 노력을 했다. 하지만 이후 사업하는 친구 김호현과 술자리가 만들어졌고 역시
폭탄주와 함께 회포를 푸는 자리가 이어졌다. 희한하게 일은 한꺼번에 터지는 법. 이날 따라

평소에 잘 모이지도 못하는 사촌 동생들이 곧 결혼하는 사촌 형, 예비 형수와 술자리를 갖고
있다고 연락이 와 그쪽으로 합류해 이날 일정을 다양한 주종으로 화려하게 마무리했다.

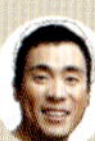

JP's comment_한정식

상다리 휘어지게 7첩이니 12첩이니 하는 임금님 수라상을 연상케 하는 한정식.
무침 · 구이 · 탕 · 찌개 · 볶음 등등 다양한 조리법과 재료들로 입맛을 사로잡는다.
영양학적으로 봤을 때 단백질 · 탄수화물 · 지방 · 섬유질 · 비타민 · 무기질 등등 다양한 영양을
섭취할 수 있다는 장점이 있지만 음식이 워낙 많다 보니 자연스레 과식을 하게 된다. 또 그로
인해 많은 양의 염분을 섭취하게 되는데 특히 한식은 염장음식이 많기 때문에 이 점만
컨트롤하며 먹을 수 있다면 세계인의 밥상인 한식이 무슨 문제가 되겠는가. 참고로 김현욱
아나운서의 식생활 습관 중에 가장 문제가 되는 것이 과식과 짜게 먹는 것이다. 물만 먹어도
살찌는 분들이 있다면 냉정하게 어제 드신 찌개를 생각해라.

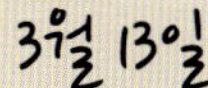

3월 13일

지금은 내가 대표로 있지만 이때만 해도 잘 아는 형의
회사로 생각했던 아나운서(주)의 회식자리. 양재동에
있는 차돌부대라는 지인의 식당에서 모여
차돌박이를 안주 삼아 소주가 곁들여졌다. 어쩔 수
없는 자리에서 술을 마시더라도 안주는 칼로리가
낮은 걸로 먹으라는 JP의 충고가 생각나 처음엔
숙주나물로만 연명(?)하고 있었는데 차돌박이는
살이 찌지 않는다는 형의 말을 듣곤 그 조언이 기다려졌다는 듯
신나게 차돌박이를 흡입했다. 2차는 다양한 세계 맥주를 맛볼 수 있는 바였고 평소
흑맥주를 좋아하는 난 처음 맛보는 다양한 여러 나라의 생맥주로 또 다른 술 배를
채워나갔다.
그런데 다음날 운동에 가서 JP에게 들은 정보는 충격이었다. 안주 중 제일 몸에 치명적인

안주가 차돌박이라는 것. 돼지기름보다 소기름은 더 나쁘고 몸에서 배출도 잘 안 된다고
한다. 뜨악! 그 선배는 잘 모르면 얘기나 하지 말 것이지, 나를 먹게 하려고 그렇게
자신만만하게 얘기했단 말인가?...ㅜㅜ
여기서 배우게 되는 소중한 교훈 하나. 다이어트를 하려면 음식에 대해서도 관심을 갖고 잘
알아야 한다는 사실. 술도 맥주보다는 상대적으로 칼로리가 낮은 소주를...^^

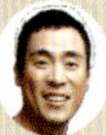 **JP's comment_소고기와 소맥**

고깃집 불판에 하얗게 굳어버린 지방덩어리를 누구나 한 번쯤 봤을 것이다.
특히 소기름은 체내에서 잘 분해되지 않고 콜레스테롤 수치가 높은 음식이다.
차돌박이에 구수한 맛과 야들야들한 식감은(대창 포함) 순도 높은 소기름 맛이 아닐까 한다.
보다 담백하고 쫄깃한 부위를 선택하여 먹자.
예를 들면 안창살·안심·토시살 등등. 자세한 부위는 정육점이나 식당 아저씨와 상담을
하시고 소주와 맥주의 칼로리 싸움에서는 소주가 승이다. 하지만 뱃살에는 맥주가 이긴다.
이유는 간단하다. 소주는 칼로리가 높은 대신 알코올 도수가 높아 맥주보다 덜 마시고
취한다. 맥주는 알코올 도수가 낮기 때문에 소주보다 훨씬 많은 양을 마셔야 취한다.
양적으로 봤을 때 칼로리가 적지만 많은 양을 먹어야 하는 맥주가 뱃살에 더 치명적이다.
예를 들어 소주 500cc와 맥주 500cc를 먹고 나서의 몸 상태를 생각해 보라.
한데 이 둘을 섞어서 마시는 소맥은 답이 없다. 흡수가 가장 잘 되는 도수인 15~16도의 이
술은 맛이나 목 넘김에서 따라갈 술이 없다. 또한 몸에 해로운 술로도 따라갈 술이 없다.
가능하면 소주를 선택해 자중하며 먹는 것이 다이어터에게는 가장 좋다.

3월 15, 16일

중국 상해로 출장을 가게 됐다. 우리나라에 있을 땐 막말로
회식하고 나면 다음날 운동으로 보충하면 된다. 하지만 외국일
땐 얘기가 달라진다. 물론 의지가 투철하다면 어디서든
피트니스클럽을 찾아 러닝머신이라도 할 거라고 얘기할 수

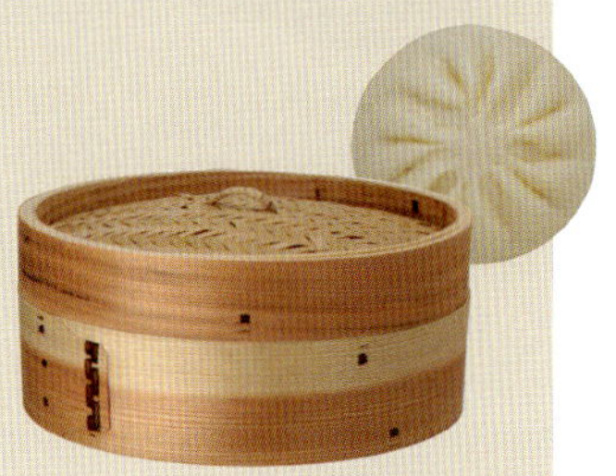

있겠지만 그게 말처럼 쉽지 않다. 또한 음식 종류가
많기로 유명한 중국에서 그것도 기름진 음식들만
먹어야 하니 그 위험성은 두 배다. 아니 중국의 백주까지
합하면 세 배...ㅜㅜ 마음속으로 불안하긴 했지만
결과적으로 이틀 동안 맛있는 음식들을 찾아 다니며 많이
먹었고 운동은 전혀 하질 못했다. 귀국하고 나니 다시 정신이
번쩍 들었다.

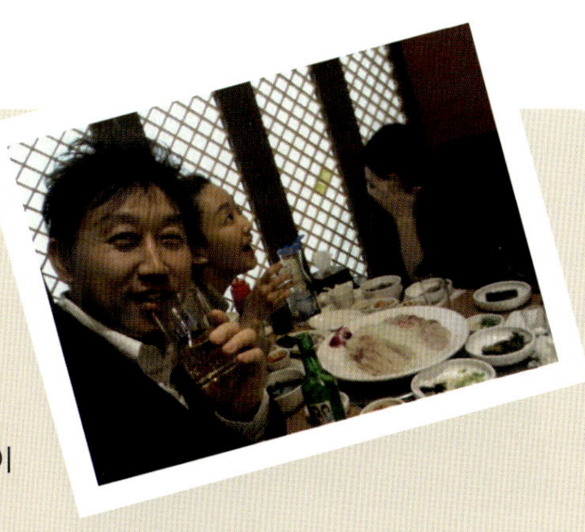

3월 17, 18일

문제는 역시 원래 있던 자리를 떠나 규칙적인 생활 방식을 벗어나는 지역으로 가는 것.
18일은 후배 차다혜 아나운서가 결혼하는 날. 차다혜 아나운서와 신랑을 만나게 해준 것도
나였지만 사회를 부탁 받아 삼척까지 후배 아나운서와 함께 가야 했다. 18일 정오에 하는
결혼이었기 때문에 전날 삼척으로 내려가 1박을 하기로 했다. 후배들과 있었으므로 그냥
곱게 잠잘 수 없었다. 게다가 싱싱한 회를 안주 삼을 수 있는 곳 동해바다가 아닌가! 다음날
결혼식 사회를 보는데 정신이 혼미한 가운데 티 안 나게 사회 보느라 시쳇말로 죽는 줄
알았다.

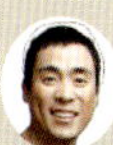

JP's comment_출장 시 다이어트 팁

출장이 잦은 김현욱 아나운서는 워낙 식도락가에 대식가여서 데미지를 많이 안고 온다.
아직 운동에 정확한 지식이나 정보가 미흡하기에 홀로 프로그램을 진행하지는 못했을
것이다. 대신 비상시 공복에 조깅이나 자전거 같은 유산소 운동(아주 빡세게)을 40~50분
실시하도록 권장했다.
저녁에 섭취한 음식의 잉여 칼로리를 아침에 소멸시켜줌으로써 좋은 컨디션으로 하루를
시작할 수 있다. 시원한 해장국을 먹듯이 우리 몸을 해장시켜준다고 생각하면 된다.
비상시 500cc의 물에 레몬즙을 약간 타서 원샷 하면 장운동이 활발해지고 시원한 변을 볼
수 있다.

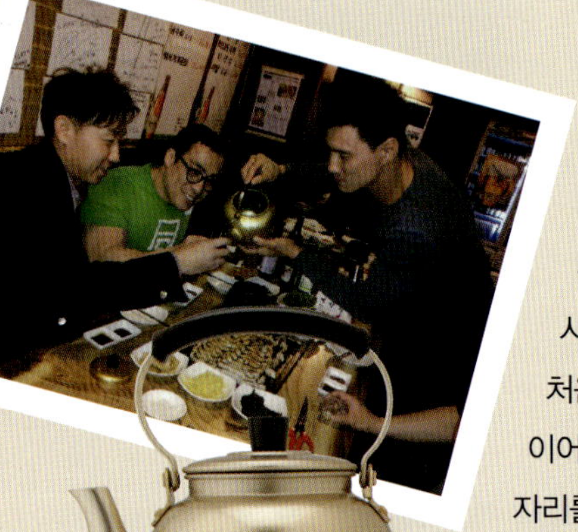

3월 21일

JP짐의 설립 1주년. 그동안 함께 운동했던 분들을
피트니스클럽으로 초청해 음식과 막걸리를 나누며
1주년을 기념하는 자리가 만들어졌고 약 50명 정도의
손님이 오셨다. 직업이 직업인지라 내가 나서서 기념식
사회도 봐주고 마치 주인인 양 분위기도 잡아주다 보니
처음 보는 분들과도 친해지게 되고 그 분위기가 2차, 3차로
이어졌다. 마음이 잘 맞는 두 분과 JP와 함께 넷이서 홍대로
자리를 옮겨가며 새벽까지 부어라 마셔라 했다. 이날은 마음도
가벼웠다. 왜냐하면 나를 가르치고 있는 스승도 똑같이
술자리를 같이했기 때문에 면죄부를 받은 느낌이었다.

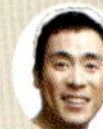 **JP's comment_막걸리**

필자가 가장 즐기는 술이 막걸리이고, 사랑하는 술이 막걸리다. 알코올 도수가 6~7%,
한국에서 일명 라이스와인이라 불린다. 생체 활성 작용을 도와주는 유산균, 유기산 등이
풍부하고 아미노산, 비타민을 함유했으며 콜레스테롤 저하 효과가 있다.
많이 하면 독이 된다는 사실은 귀에 못이 박이도록 아는 사실이라 말할 필요도 없다. 다른
주종보다 영양학적인 측면에서 우위에 있는 술이기 때문에 이 술을 자주 찾는다. 단백질과
효모가 많이 들어 있어 건강에도 도움이 많이 된다. 밥과 함께 먹기보단 저녁에 밥 대신 한두
잔 정도 마시는 것을 권한다. 탄수화물(곡물주)이기 때문에 과하면 뱃살에 치명적이다.
개인적으로 밑에 침전물이 가라앉고 위가 맑고 투명한 막걸리를 선호한다. 위에 것만
조심스레 따라 마시면 막걸리 특유의 트림 냄새를 걱정 안 해도 된다.
그 맛은 샴페인 맛.

3월 24~30일

CCTV 사업을 하는 친한 형님이 미국 라스베이거스에서 큰 전시회를 하며 초청해줘서 친구

둘과 함께 미국 여행. 역시 중국에서와 마찬가지로 너무 많은 유혹들이 있었고 대부분
유혹이 나를 이겼다. 중국의 경우보다 더 심각한 것은 그 기간이 무려 일주일이라는 것.
실제로 다이어트를 시작하고 제일 큰 고비가 바로 이 일주일이었고 돌아와 몸무게를 재보곤
깜짝 놀랐다. 우리 몸은 정말 신기하게도 어쩜 뺄 땐 그렇게 힘들고 오랜 시간이 걸리는데
다시 돌아올 땐 그렇게 쉽고 빠르단 말인가! 이런 걸 항상성이라고 해야 할까?...ㅜㅜ

4월 2일

다시 처음부터 시작한다는 마음으로 운동을 시작하기로 했다. 비록 라스베이거스 영향으로
몸무게는 처음과 비슷해졌지만 그렇다고 그동안 헛수고를 한 건 아니었다. 중요한 것은 그런
와중에도 운동은 꾸준히 해왔기에 몸의 근육들은 어느 정도 생성이 된 것.

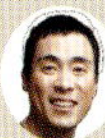 **JP's comment_지속성**

다이어트를 하는 이들이라면 지속성에 한계를 느낀 경험을 많이 갖고 있다.
'어쩌다' 한 번이라는 자기 합리화의 시작이 나중엔 '어차피'란 부정적인 생각을 갖게 해
다이어트를 포기하게 만든다. 앞으론 '어차피'보단 '그래도'라는 긍정적인 마인드가
필요하겠다. 운동만큼 '멘탈 트레이닝'도 중요한 것이다. 불확실한 미래의 결과에 대한
걱정보다, 지나간 일에 대한 후회보다 오늘 내가 할 수 있는 과제에 최선을 다한다면 결과가
부정적이든 긍정적이든 스스로에게 정정당당할 수 있다. 필자도 시합 준비 중(4~5개월)
불가피하게 술이나 일반식을 먹는 경우가 더러 있다. 이때 '어차피'와 '그래도'를 오가며
갈등을 많이 하는데 과거의 내 행동은 누구 탓도 아닌 내 탓이고 어제 일에 연연하지 않는다.
실패는 있지만 포기는 없다는 故 정주영 회장님의 말을 인용하여 스스로를 다스린다.
포기하지 않는 자만이 인생 앞에, 거울 앞에 당당히 설 수 있다.

4월 3일

아나운서주식회사 창립 2주년을 맞아 대표 이하 약 15명의 직원이 일제히 등산대회를
하기로 결심. 친절하게도(?) 청계산으로 나를 초대해 눈 오는 날 등산하고 진땀 뺀 후 산

아래에 있는 식당에서 맛있는 저녁 식사와 폭탄주를 했다. 이날 KBS에서 퇴사하는 것과 관련해 아나운서 실장님과 밤늦게 상담이 잡혀 있었는데 장소가 실장님 댁이 있는 삼성동 쪽의 한 호프집. 가지고 있는 생각을 진솔하게 얘기할 수 있는 도우미는 역시 술! 실장님과 생맥주를 주거니받거니 하며 앞으로의 계획을 말씀 드렸고 실장님의 진심 어린 조언을 들었다.

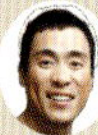 **JP's comment_힐링**

다이어트식으로 술은 금물이지만 스트레스를 받아가며 닭 가슴살을 뜯어 먹느니 절실할 때 마음 가는 이와 술 한 잔은 마음의 보약이 될 수 있다. 또한 동기부여의 기회일 수도 있다. 평생 닭 가슴살만 먹고 살 게 아니라면 지혜로운 인간관계에 좋은 매개체인 술도 가끔은 권장한다. 대신 다음날 힐링 된 만큼 땀 흘리며 운동하자.

우물 속에 물이 귀하다고 아껴 먹는 것보다는, 더럽혀지니까 노심초사하는 것보다는 잠시 먹지 못하더라도 힘들더라도 더 파보자. 흙탕물은 시간이 지나면 침전이 된다.

흙탕물을 두려워해선 평생 갈증으로부터 벗어날 수 없을 것이다.

결과는 기다린 자의 것이 아니라 행동하는 자의 것이다.

4월 4일

놀라움을 금치 못한 날. 그동안 물론 꾸준히 운동은 했지만 그래도 술도 계속 마셨기 때문에 설마 몸무게가 빠질까 의심하던 중이었는데 전체 운동을 마친 후 몸무게를 재보니 2Kg이 빠져 81.1Kg. 가능성과 희망을 보았다.

4월 5일

아마도 KBS 퇴사 전 마지막 건강검진이 될 것 같아 열심히 준비해서 여의도에 있는 건강검진센터로 갔다. 열심히라는 것은 다른 게

아니고 올바른 검사가 될 수 있도록 식사도 거르고 사전에 받은
약들을 잘 챙겨 먹는 것. 직장인들은 모두가 건강검진 받아 봐서
잘 알겠지만 전날 아무것도 먹지 못한 상태에서 검사 끝나고 나면
힘이 하나도 없는데 그렇다고 그냥 집으로 가자니 전날 본 가능성에
금이 갈까 봐 도저히 그냥 갈 수가 없었다. JP에게 그런 상태에서도
왔다고 자랑도 하고 싶었고...^^ 실제로 내 생각이 그렇게 바뀌었다는
것에도 깜짝 놀랐다.

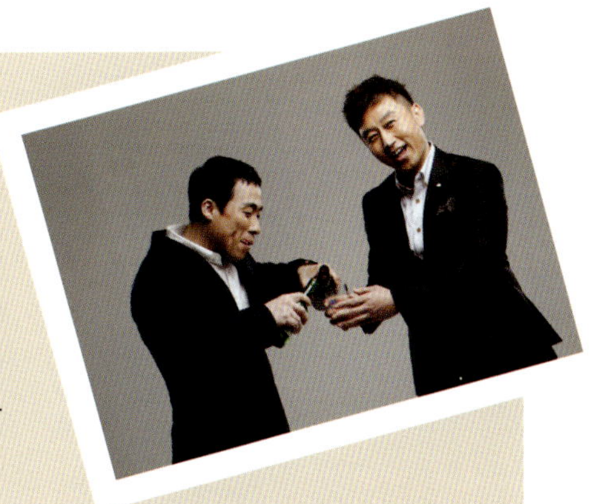

4월 12일

사람은 역시 망각의 동물이다. 나름 독한(?) 작심을 하고 며칠 열심히 운동했더니 또한 그에
대한 보상심리가 생긴다. 같이 운동하고 있는 피부과 양재진 원장과 함께 JP를 꼬드겨 운동
후 술자리를 만들었다. 역시 스승과의 술자리는 양심에 대한 보증수표이기 때문! 거기에
방송을 함께하며 친분을 쌓은 남상일이란 국악인도 초대했으니 그 자리가 커질 것은 불 보듯
뻔한 일이었다. 스승인 JP를 초대한 것은 정말 잘 한 일. 술은 마시더라도 안주는 가능한
칼로리가 적은 걸로 주문했다. 그래도 부담이 적은 로바다야끼집을 처음부터 선택한 것도
JP였기에 튀김요리 대신 담백한 회나 문어초무침인 타코와사비, 해물탕 등을 안주 삼았고
콩 서비스를 많이 먹었다. 시간이 갈수록 누가 시켜서가 아니라 스스로 술자리는 줄이고 혹
그런 자리가 만들어지더라도 안주에 신경 쓰고 있는 나 자신을 발견한다.

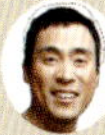 **JP's comment_스스로 학습**

이쯤 되면 "폭탄주 마시며 식스팩 만들기" 저자로서 자격이 충분하다.
술자리와 양 그리고 안주를 골라가며 지나치지 않게 스스로 조율하는 단계가 된 듯하다.
보다 객관적인 정보와 지식을 습득하여 비겁한 자기 합리화가 아닌 스스로 학습이 잘 훈련된
사례라 본다. 술을 피하기보다, 자리를 피하기보다 그 안에서 나름의 법칙과 규칙을 만들어
절제하며 즐기는 것이 진정한 음식 앞에, 술 앞에 자유가 아닌가 생각한다.
자유는 자유를 즐기는 자가 스스로 책임을 져야 한다. 책임 없는 자유는 방종이라 한다.

김현욱은 이 시대 샐러리맨의 대표 자유인이 됐다.

4월 18일

난 사람들과의 관계를 정말 중요하게 생각하고 내가 좋아하는 사람들과의 자리를 너무나 좋아한다. 아나운서 황수경 선배가 조심스럽게 나와 방송을 같이했던 교수님과 함께 저녁을 먹으면 어떻겠냐고 제안했을 때 단 1초의 고민도 없이 수락했다. 장소는 그 교수님이 잘 아시는 일식집. 멤버는 황수경 선배와 김기만 아나운서, 이선영 아나운서 그리고 나. 하늘은 스스로 돕는 자를 돕는다고 했던 말처럼 그래도 안주의 칼로리가 적은 곳으로 불러주셔서 다행이라는 생각을 했다. 하지만 웬걸 문제는 그 다음이었다. 보통의 술자리가 1차에서만 끝나는 것은 아니기에 흥에 겨운 우린 2차까지 이어갔고 옮겨가는 중 개그맨 후배인 변승윤 씨가 합류해 너무나 즐거운 자리를 만들어 주었다. 그 다음은 여러분이 상상하는 대로다.

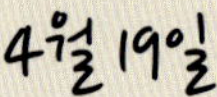

4월 19일

평소 친하게 지내는 김기형 형이 몸담고 있는 메리츠증권에서 전무로 진급하셨단다. 그냥 지나칠 수 없는 일이다. 진급 턱을 쏘신다니 빠질 수도 없다. 이날은 하필 고깃집이 1차였다. 술도 조금은 줄이고 안주도 신경 써서 먹었지만 다음날 운동은 꼭 해야 한다는 생각을 다시 한번 다졌다.

4월 21일

대형 피부과를 운영하는 최준 원장, 안성현 프로, 김기만 아나운서와 오랜만에 잡은 골프 약속이 있었는데 아침부터 비가 쏟아졌다. 만나긴 만났는데 도저히 운동할 수는 없는 상황. 이럴 땐 다음 기회를 보고 바로 헤어지는 것이 맞을진대 또 그놈의 정이 뭔지…. 너무나

오랜만에 만났는데 이대로 그냥 서로를 떠나 보낼 순 없다는 남자들끼리의 의리 논리로 다른
대안을 찾게 됐고 그곳이 스크린골프장이었다. 바쁜 직장생활로 직접 필드에 가지 못해
가까운 스크린골프장을 찾았던 대부분의 직장인들은 잘 알겠지만 스크린골프장은 단순히
운동만을 위한 장소가 아니다. 골프는 기본, 거기에 맛있는 음식들을 주문해 가볍게 한잔 할
수도 있는 여유로운 일종의 오락공간이다. 우리도 그런 공간의 장점을 맘껏 이용했다. 먹고
싶은 중식요리를 골고루 시켰고 거기에 소주도 한잔 곁들였다. 스크린골프장에서의 우정은
2차까지 자연스럽게 이어졌다.

4월 25일

KBS 퇴사가 가시화되고 '아침마당 토요일 가족이 부른다'라는 프로그램을 그만두게 됐다.
물론 아직 몇 주 남은 상황이었지만 팀에서 고맙게도 미리 환송 회식을 준비해줬다. 오랜
기간 방송을 같이하다가 다른 프로그램에 가 있는 고영산 PD 선배도 기꺼이 참석해주셨다.
물론 지금 담당인 송현경 PD, MC 이선영 아나운서, 후임 MC 도경완 아나운서, 반주를 20년
가까이 맡고 계신 심수천 선생님, 그 밖에 작가들과 코러스 해주시는 분들, FD까지…. 참
많은 분들이 바쁜 중에도 회식 자리에 참석해주셨다. 그것도 과분하고 고마운데 선물까지도
준비해주셨다. 이런 날엔 처음부터 마음을 다지게 된다. 나를 위해 마련되고 모인 자리인데
그 주인공인 내가 쭈뼛거리거나 몸을 사릴 수는 없다는 것이다. 그런 다짐만큼
술자리는 빠르게 이어지고 길게 간다. 안주도 삼겹살부터
양꼬치, 심지어 꿔바로우라는 중식까지
다양했고 주종도 소주부터 소폭, 양폭까지. 내
정신도 다양(?)했다. 이날만큼은 하늘도
이해해주시리라는 막연한 믿음과 함께….

4월 28일

후배 아나운서의 생일을 맞아 송도에 있는
잭니클라우스에서 골프 치고 바로 클럽하우스에서

생일 파티. 2차는 논현동에 있는 가라오케까지 옮겨 시행.

5월 1일

평소 잘 알고 지내는 분들과 친목 도모 차원에서 청계산으로 등산을 갔다. 등산이란 게
그렇다. 산을 오르고 내리며 심신을 단련시키기도 하지만 그 이후에 있는 모임을 더
중요하게 생각하시는 분들도 꽤 있다. 우리 모임도 예외는 아니었다. 등산에 참가한 인원이
무려 십수 명이었는데 청계산 바로 앞에 있는 강원도 음식점에 모여 점심부터 막걸리로
술자리를 시작했고 심지어 등산엔 참여하지 않았지만 그 모임 때문에 온 분도 계셨다.
낮술의 세계는 또 조금 다르다. 어쨌든 그 자리를 함께하며 마음속으로 다시 한번 다짐하게
된다. 운동을 시작한 지 두 달여. 목표한 시간이 한 달밖에 남지 않았다는 생각에 조금 더
박차를 가해보리라는.

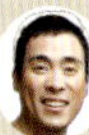 **JP's comment_酒山**

등산 자체는 내 몸을 힐링 하며 체력을 키우는 좋은 취미활동이다. 하지만 하산하여 가든에
들러 폭풍 흡입하는 술과 기름진 음식은 김현욱을 더럽힐 것이다.

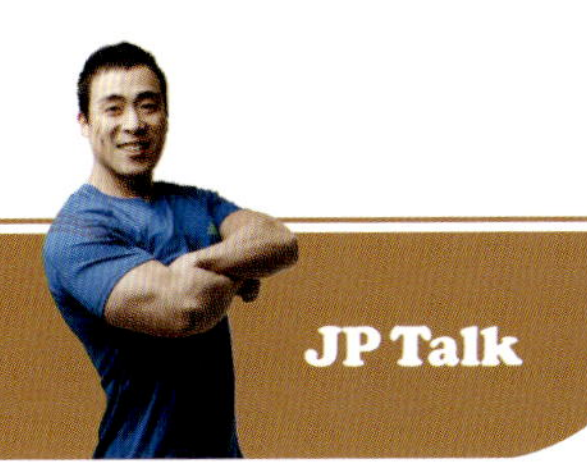

다이어터의 술자리,
스마트하게 즐기자!

대한민국 남자들이 살이 찌고 배가 나오는 이유 중 가장 큰 요인은 바로 회식과 술자리 때문이다. 오후 7시쯤 만나 1차로 삼겹살에 소주를 마시고 2차로 호프집에 가서 치킨이나 모둠튀김 같은 고칼로리 안주를 곁들여 맥주를 마신다. 여기에 흥이 돋으면 3차로 양주와 폭탄주까지. 이렇게 먹고 마시며 섭취하는 술과 안주의 칼로리는 하루 저녁에 1만kcal를 웃돌 수 있다. 일반 성인의 하루 칼로리가 2000~3000kcal인 것을 고려하면 엄청난 양이다. 아무리 매일 운동을 한다고 해도 술자리에서 무분별하게 즐긴다면 다이어트는 요원한 꿈일 수밖에 없다. 나 역시 운동을 하는 사람이지만 일주일에 7일 술자리가 있을 정도로 사람들과 어울리는 것을 좋아하다 보니 술을 마실 때도 나만의 원칙을 세웠다. 지나치게 과식하거나 과음하지 않기 위한 나름의 과학적인 음주 원칙이다. 술자리, 피할 수 없다면 이렇게 즐기자!

취하기 전에 미리 배를 채워둔다

공복에 알코올을 섭취하면 술을 빨리 취하게 만든다. 취하고 나서 먹는 밥의 양은 스스로 조절할 수 없기 때문에 과식을 불러오고 과식을 한 상태에서 바로 수면을 취하게 되면 소화불량이나 기타 지방간이라든가 건강에 안 좋은 영향을 끼치기 때문에 미리 배를 채워두는 것이 좋다.

음주 시 물을 같이 마신다

술에 빨리 취하지 않고 포만감을 주어 과식을 막는 효과도 있다. 나는 술 한 잔을 마신 후에는 꼭 물 한 잔을 마시는 식으로 의식적으로 물을 마신다. 화장실에 자주 가야 하는 불편함이 있지만 이 역시 술을 깨는 데 도움이 된다.

찌개 국물 위주로 먹는 것은 금물!

안주를 줄이려고 국물로 배를 채우려고 하는 경우가 있는데 좋지 않은 방법. 고깃집의 된장찌개나 김치찌개 국물은 염분 함량이 높아서 다이어트에 좋지 않다. 차라리 찌개의 두부나 야채 같은 건더기 위주로 먹는 것이 좋다.

술 대신 음료수는 금물!

술을 먹지 않으려고 탄산음료를 주문하는 경우가 많은데 절대 금물이다. 콜라, 사이다의 당분과 칼로리가 더 높을 수 있다. 술자리에 오래 있다 보면 마시는 음료수의 양도 상당해지기 때문에 주의해야 한다.

과일보단 채소를 주로 먹는다

과일이니까 마음껏 먹어도 된다고 생각하면 오산이다. 과일은 당분이 높기 때문에 생각보다 많은 칼로리를 섭취할 위험이 있다. 오이, 당근, 토마토 등의 채소를 드레싱을 곁들이지 않고 먹으면 좋다. 심심하면 장을 조금 찍어서 먹는다.

고단백질이나 해산물, 해조류 중심으로 먹는다

운동으로 인해 손상된 근육의 회복을 돕는 단백질원은 다이어터에게 꼭 필요하다. 예를 들면 계란, 두부를 메인으로 하는 계란찜이나 계란탕, 두부김치 등이 좋다. 연어, 참치, 고등어, 꽁치, 새우 등의 해산물이나 김, 미역 등의 해조

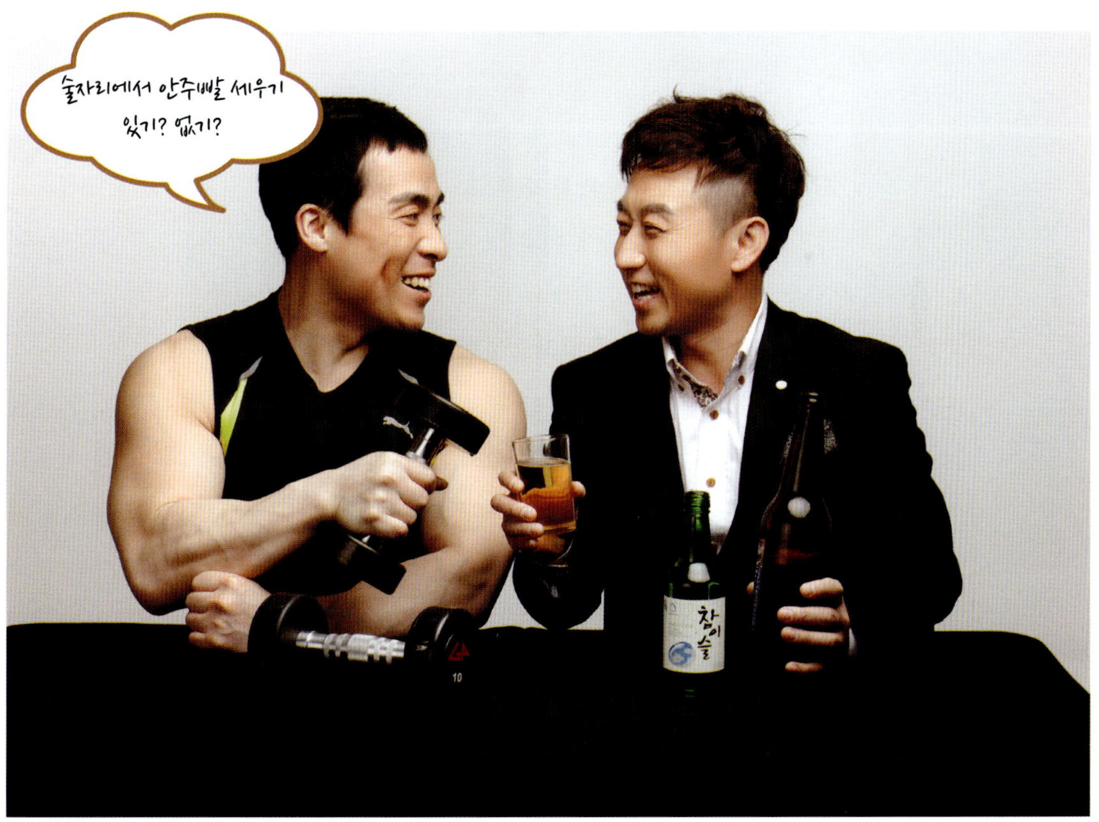

류를 중심으로 한 안주도 괜찮다.

볶거나 튀긴 것보다는 찌거나 삶는 요리법을 선택한다.

안주 중에는 튀김이나 볶음 같은 고칼로리 안주가 많은데 피하는 것이 좋다. 같은 재료라도 찜류가 훨씬 칼로리가 적어 다이어트에 도움이 된다. 구이도 기름이 빠지기 쉽도록 석쇠를 이용한 것이 좋다.

소맥, 양맥보다는 탄산수와 레몬을 술과 희석해서 마시는 것이 좋다.

술을 스트레이트로 마시는 것보다는 탄산수와 얼음을 섞어서 마시면 과음을 하지 않는데 도움이 된다. 일본 애주가들이 우리나라의 소주를 즐길 때 물을 섞거나 얼음을 넣어 마시는데 소주 특유의 향이 탄산 사이로 살살 올라오면서 목넘김도 부드럽다. 소맥은 소주와 맥주의 단점을 두루 갖춘 술로 재탄생하므로 가능하면 피하는 것이 좋겠다.

주종별 저칼로리 안주 무엇이 있을까?

소주 안주로는 삶아서 기름을 쪽 뺀 수육, 계란찜, 생선구이, 생선회, 조개탕 등이 추천할 만하다. 매콤한 양념의 낙지볶음류의 안주는 과다 염분을 섭취할 수 있고 과식을 유발하므로 피한다. 맥주는 닭 가슴살, 과일, 육포 등과 함께 먹는 게 좋다. 칼로리가 높은 마른 오징어, 닭을 통째로 튀겨낸 치킨 등은 피해야 한다. 막걸리를 마실 때 단짝인 부침개와 전이 떠오르겠지만 기름기 가득한 음식이므로 피해야한다. 대안으로 도토리묵, 생선회 무침, 두부 요리 등과 함께 먹으면 좋다.

과음한 다음날엔 과식을 피하라

술을 마시면 속은 쓰려도 평소보다 식욕이 증가하는 경우가 있다. 알코올이 포도당 합성을 방해해 혈당 수치가 일시적으로 낮아졌기 때문으로 공복감과 집중력이 감퇴하는 증상 등이 나타난다. 이때 밥맛이 당긴다고 과식을 하거나 얼큰한 짬뽕을 국물까지 다 들이키면 과도한 칼로리를 섭취하게 되고 위에 부담을 준다. 이때는 단 음료나 차를 마시면 도움이 된다. 꿀물이나 주스처럼 당이 많은 음료수는 일시적인 공복감을 해소하는 효과가 있다. 또 녹차는 이뇨작용으로 알코올을 배출시키는 데 도움을 주며 구기자차는 간에 지방이 쌓이는 것을 억제해 준다. 유자차는 비타민 C가 풍부해 알코올의 배출을 도와준다. 식사 시에도 고칼로리의 자극적인 음식보다는 가급적 맑은 국물을 선택해 짜지 않게 먹는다. 해장국의 대명사인 콩나물국은 콩나물의 아스파라긴산이 숙취의 주원인인 아세트알데히드를 제거해 실제로 숙취에 도움이 된다.

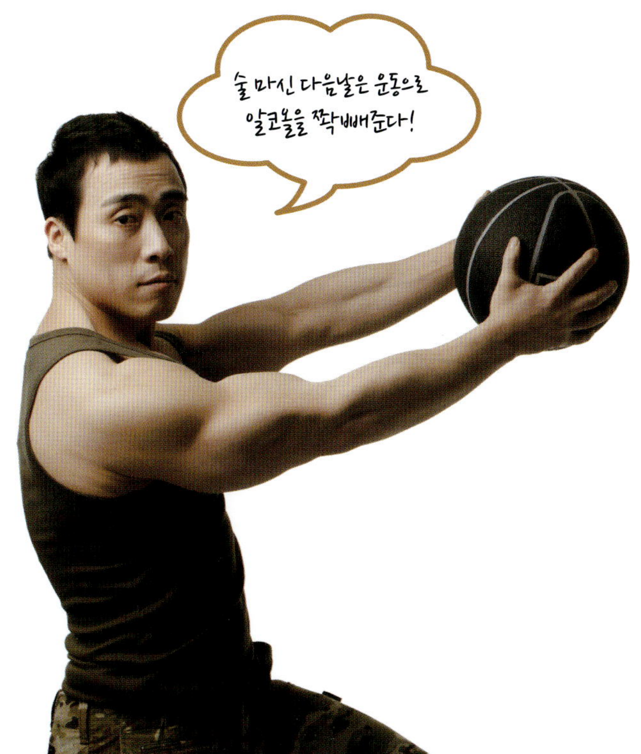

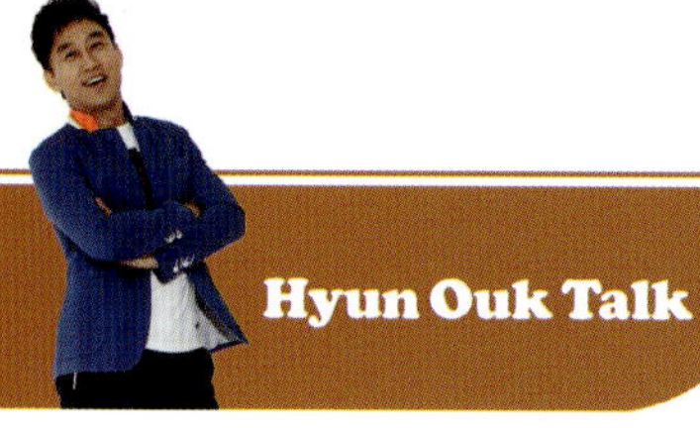

원칙과 요령이 있으면 다이어트는 실패하지 않는다

다이어트를 시작했을 때는 뜨겁게 불타오르다 한 달을 못 채우고 시들해지던 과거의 경험과 달리 이번에는 시간이 지날수록 목표에 대한 갈망이 더 커졌다. 전보다 운동에 더욱 전념할 수 있었고 금욕할 수 있었다. 우린 누군가가 억지로 시키거나 그 목표치가 너무 멀다고 생각하면 처음부터 아예 포기하려는 성향이 있다. 하지만 현실적인 얘기를 해주고 자신에게 맡기면 그 일을 단계적으로 이뤄나가면서 스스로가 바뀌게 되는 경험을 하게 된다. 그동안 운동하면서 쌓아 온 내 노력의 결과물이 아깝다는 생각이 갈수록 강하게 들기 때문이다.

어떻게 그렇게 많은 술자리를 가지면서 몸을 만들 수 있겠어라고 의아해하거나 지어낸 얘기 아니냐고 의심할 수도 있을 것이다. 운동을 하면서도 직장생활을 해야 하고 사람들을 만날 수밖에 없는 현실적인 상황들만 쭉 기술했기 때문이다. 하지만 거기엔 원칙이 있었다. 처음 JP가 얘기한 것처럼 어쩔 수 없는 상황에서 술자리를 갖더라도 꼭 다음날 보충할 시간을 가져야 한다는 것.

40 평생을 살아오면서 나도 나름대로 피트니스클럽에 등록하고 운동을 다녔다고 생각했는데 돌이켜 보니 40년 동안 했던 운동보다 이 3개월 동안 했던 운동의 물리적 시간이나 강도가 훨씬 더 강했다. 일주일에 네 번 이상씩 꼭 피트니스센터에 가겠다는 나와의 약속을 지켰고 물리적으로 절대 안 되는 날은 집에서라도 유산소 운동을 병행했다.

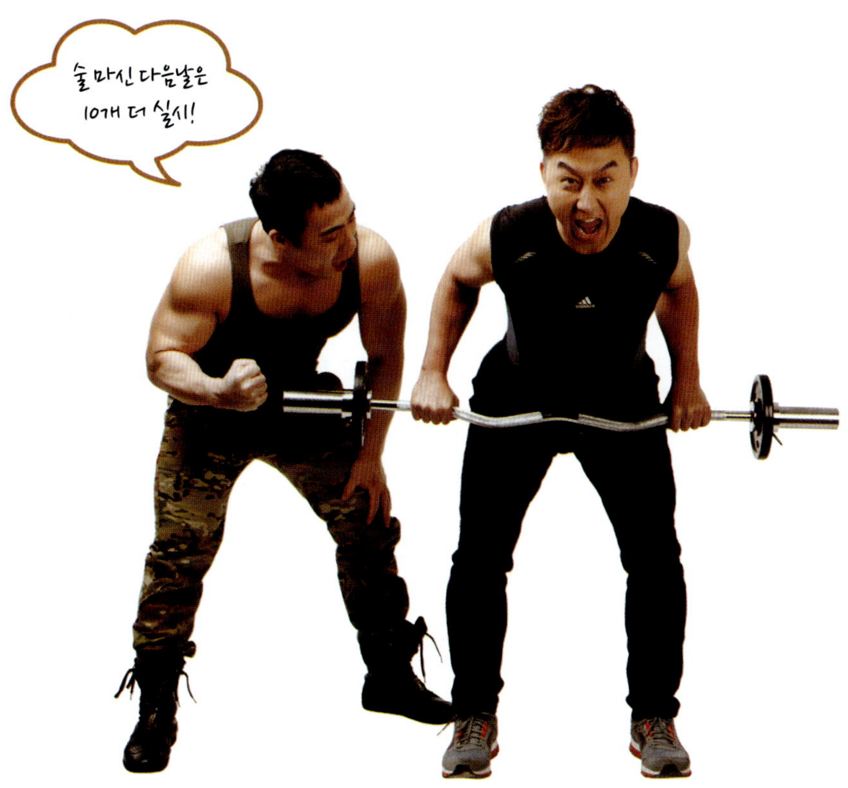

다이어트 기간 12주 동안의 트레이닝 출석카드. 특별한 일이 없는 한 반드시 주 4회 이상 운동을 했다.

○ 당신도 할 수 있다! 더 이상 변명은 그만

과거의 나를 포함해 중년 남성들이 다이어트를 할 수 없다고 얘기하는 대표적인 이유들이 몇 가지 있다. 첫째, 시간이 없다. 이런 말을 하는 남성들은 대부분 일 중독으로 밤낮없이 일을 하고 회식과 비즈니스 미팅에 여념이 없거나 아니면 정말 게을러서 주말이면 소파에 껌처럼 붙어 TV 시청으로 하루를 보내는 타입일 가능성이 높다. 운동 부족과 잘못된 식습관, 생활습관으로 인한 심혈관계 질환으로 중년 남성의 돌연사가 남의 이야기가 아닌 시대다. 이대로 살다가는 정말 당신에게 살아 있을 수 있는 시간이 별로 없다고 생각해보자.

둘째, 살 뺐다가 나이 들어 보일까 두렵다. 한 중년 방송인이 10kg 이상 체중을 감량하고 배에 왕자 복근을 만들어 큰 화제를 불러모았던 적이 있다. 엄청난 이슈를 불러 일으켰지만 일각에서는 어쩐지 안쓰럽고 피곤해 보인다는 반응

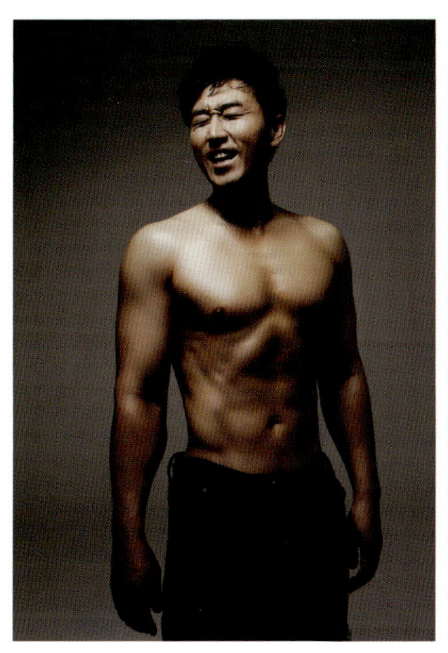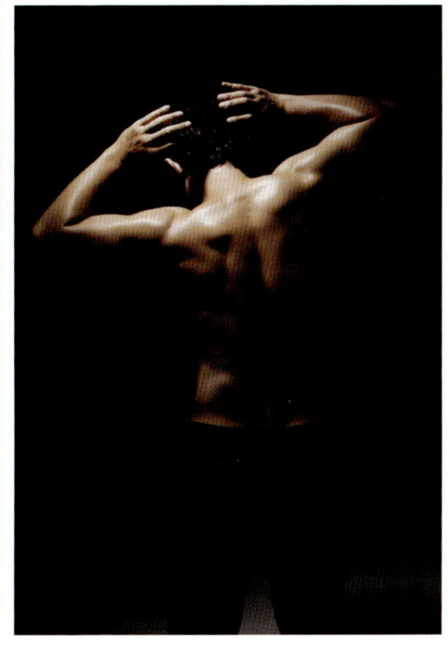

이 일어났다. 단기간의 지나친 식이 조절과 운동은 복근을 선물해줄지 모르지만 몸속에 활성산소가 쌓이고 피부의 탄력이 빠지면서 노안의 재앙을 불러올 수 있다고 한다. 하지만 JP가 제안하는 다이어트는 중년 남성이 일상생활을 유지하면서도 충분히 실천할 수 있는 생활 밀착형 다이어트다. 지속 가능하고 건강한 몸을 만드는 다이어트를 한다면 분명 다이어트로 동안을 얻을 수 있다.

셋째, 인간관계를 위해 술을 피할 순 없다. 술이 다이어트의 적이라는 것은 분명 사실이다. 하지만 나는 JP의 조언대로 술과의 위험한 동거를 시작했고 적을 친구로 만드는 데 성공했다. 술을 마셔서는 안 된다고 생각하면 술 때문에 다이어트를 망칠 수 있지만 술을 마시되 그만큼 운동한다는 원칙을 세우면 자발적으로 적당히 술을 마시게 된다. 대한민국에서 술 좋아하고 사람 좋아하기로 둘째가라면 서러워할 사람의 경험에서 나오는 말이니 믿어도 좋다.

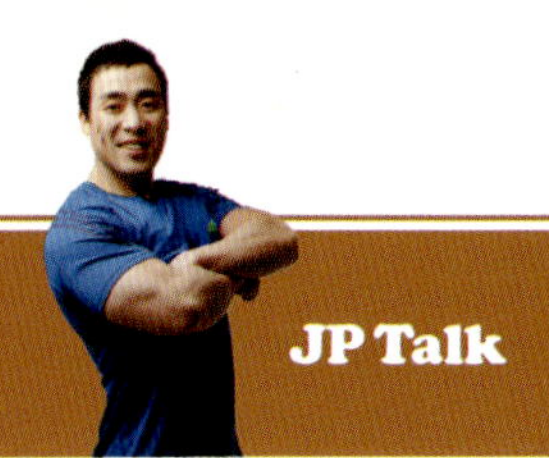

최고의
건강보조제는
근육이다

나이가 들면 근육 손실이 많아지고 이로 인해 대사량도 급격히 감소해 같은 양의 음식을 섭취해도 지방으로 더 많이 축적된다. 40, 50대가 되면 체력이 급격히 소진되는 것도 이러한 근육 손실과 밀접한 관련이 있다. 그러므로 한 살이라도 젊었을 때 운동을 시작해 근육 세포를 늘려 나가는 것은 건강보험을 드는 것과 같다.

근육은 단순한 알통이나 식스팩처럼 보이는 것이 전부가 아니다. 살아가면서 절대적으로 필요한 생체기능을 유지 및 보강시켜주는 아주 중요한 역할을 한다. 뼈를 지탱해주는 역할, 혈액순환을 원활하게 해주는 역할, 장기와 관절을 보호하는 역할까지 그 범위가 상당하다. 예를 들면 허리 디스크 환자의 통증과 증세를 완화하기 위한 방법으로 척추를 둘러싼 근육 및 인대를 강화시키는 허리 근육 강화 운동을 한다.

근육을 생기게 하는 방법은 운동밖에 없기 때문에 근육을 만드는 과정에서 심폐기능이 좋아지고 혈액순환이 원활해져 내장 기관들 역시 제 기능을 되찾게

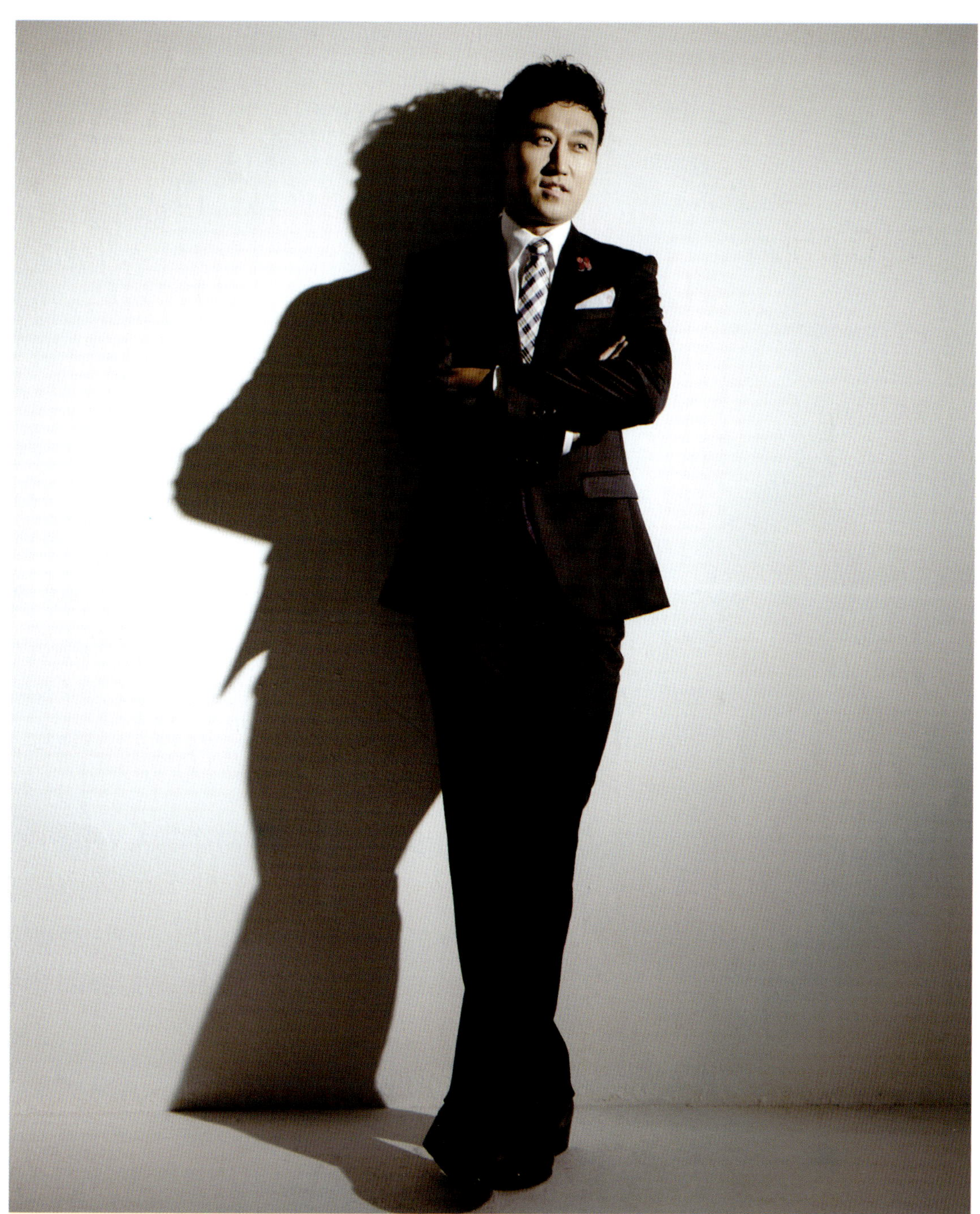

된다. 외적으로나 내적으로나 건강한 몸이 만들어지는 것이다. 또한 적당한 운동은 심박수를 높이고 체내 노폐물 배출을 촉진해 신진대사기능을 도와 몸에 쌓인 피로를 말끔히 풀어준다. 이유 없는 무기력증과 만성피로도 사라지고 활기가 생기니 한층 젊어지는 것은 물론이다.

○ 비만 방치하면 각종 성인병의 원인이 된다

비만을 죄악시하는 사회 분위기가 있지만 사실 대한민국에서 직장생활을 하는 남성들에게 비만은 너무나 피하기 어려운 덫이기도 하다. 스트레스와 과로, 잦은 회식과 음주, 흡연 이 모든 것이 비만의 원인이기 때문이다. 하지만 비만은 단순히 보기에 안 좋은 것이 아니라 우리 건강에 치명적인 각종 성인병의 원인이 되기 때문에 방치해서는 안 된다. 보통 다른 질병들은 조기에 발견하면 치료가 가능하지만 당뇨·고혈압·고지혈증·심혈관계 질환은 본인도 알지 못하는 사이에 점점 몸을 악화시켜 순식간에 세상을 하직할 수도 있다.

질환1. 당뇨 및 성인병 남성형 비만은 체지방이 주로 상체에 축적되고 복부에 집중적으로 쌓이게 된다. 복부비만이 심해지면 내장비만으로 이어지는데 내장지방은 혈류로 녹아 들어 인슐린·호르몬 활동을 방해하고 혈관을 수축시켜 심각한 질병의 원인이 될 수 있다. 내장지방에 의해 발생할 수 있는 대표적인 성인병으로는 당뇨병·고혈압·고지혈증·관상동맥 질환 등이 있다. 또한 심근경색·뇌경색 같은 심뇌혈관질환의 위험이 높아 우리 몸의 시한폭탄과도 같다. 내장지방은 배 안의 내장 사이에 들어있기 때문에 운동과 식사조절만이 복부비만을 막는 길이다.

질환2. 허리 질환 복부에 과도한 지방이 축적되면 무게 중심이 앞쪽으로 쏠리면서 허리를 뒤로 젖히는 자세로 생활하게 된다. 이러한 자세가 장기간 지속되면 허리 근육에 무리를 줄 뿐만 아니라 척추에 압력을 가해 심한 경우 허리 디스크로 진행할 수 있다. 특히 하루의 대부분을 구부정하게 앉아서 생활하는 사무직의 경우 허리 질환에 노출될 확률이 1.7배나 높다고 한다.

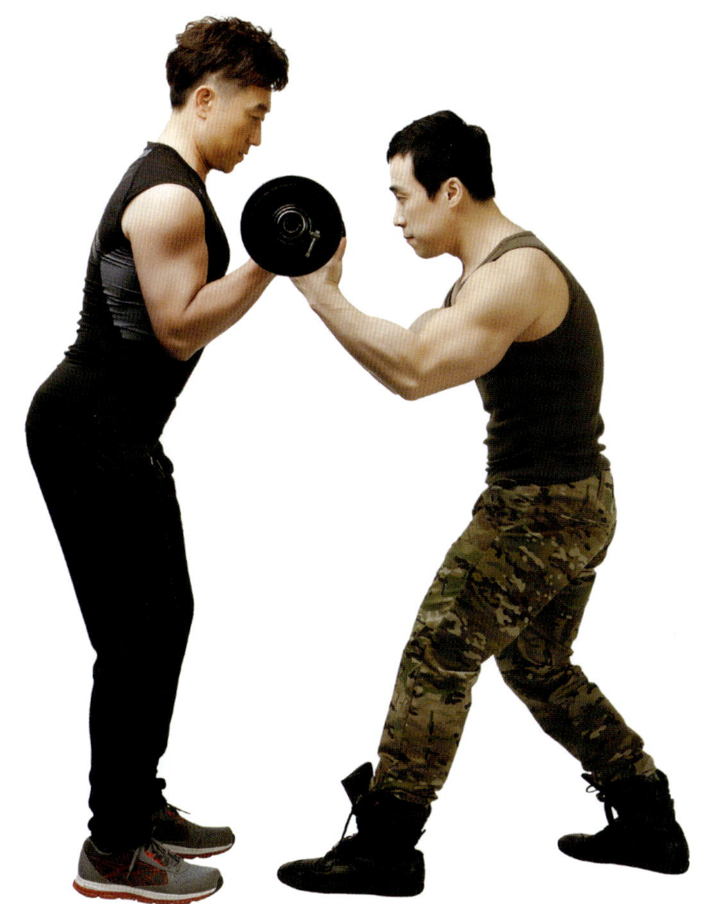

질환3. 대사증후군 과식과 운동부족, 스트레스는 인슐린의 비정상적인 분비를 촉진해 대사증후군을 유발한다. 주로 직장인 남성에게 빈번하게 발생하는 대사증후군은 비만과 고지혈증·고혈압 등 각종 성인 질환이 복합적으로 나타나는 현상이다. 30대 이상은 3명 중 1명꼴로 대사증후군을 앓는다는 보고가 있을 정도로 위험성이 높다. 더 큰 부작용이 생기기 전에 저녁에는 식사량을 줄이고 규칙적인 운동을 하는 등 생활습관을 개선해야한다.

○ 비아그라와 아령을 바꾸다

지나친 비만이 가져오는 부작용 중 하나는 성기능이 떨어진다는 것이다. 각종 대사기능을 망가뜨리는 내장지방형 복부 비만은 남성호르몬에도 영향을 미친다. 체내 독소 및 신진대사기능 저하에 의해 남성호르몬이 줄어든 남성은 쉽게 피로를 느끼며 성기능 장애, 성욕 저하와 같은 증상을 경험한다.

한 연구 결과에 따르면 복부 비만 남성이 발기부전에 노출될 위험도가 일반인에 비해 40% 정도 높은 것으로 나타났다고 한다. 더구나 중년 이후의 남성이라면 복부 비만이 전립선에도 영향을 미쳐 화장실에 다녀와도 잔뇨감이 남거나 자주 화장실을 오가는 등 일상생활에 불편을 줄 수 있다.

근육이 남성의 정력을 높여준다는 것 역시 일정 부분 사실이다. 생식기 주변의 혈액순환이 원활해야 성기능이 증가하고 그러기 위해서는 주변 근육이 충분히 발달해야 한다. 근육이 많아지면 혈관에 혈류량이 증가하고 순환이 매우 빨라진다. 그로 인해 회복이나 수행 능력이 향상될 수 있다.

정력에 좋다는 음식이나 약을 섭취한다 한들 그것이 제대로 받아들일 수 없는 몸 상태라면 오히려 몸에 무리를 주는 결과를 초래할 것이다. 썩은 땅에 비료를 아무리 내려줘 봐야 결국 싹은 자라지 않는다. 먼저 땅의 불순물을 제거하고 영양분을 줘야 싹이 잘 자랄 수 있다. 일시적인 중독과 같은 약물에 의존하기보단 근본적인 문제를 해결하고 잃어버린 젊음을 되찾아야 한다. 게다가 배 나온 중년 아저씨보다는 적당한 근육이 있는 균형 잡힌 몸매가 더욱 매력적인 것은 물론이다.

우스갯소리이지만 운동선수들의 부인이 미인이고 이혼율이 낮은 것은 다 이유가 있다고 한다. 단순히 돈만 많다고 해서 미인이 곁에 있지는 않는다. 여러 가지 이유가 있겠지만 규칙적으로 운동하는 그들의 특별한 능력을 우리는 다시금 생각해볼 필요가 있다. 병원이나 약국에서 정력에 좋다는 약을 구입하기 전에 지금 당장 아령을 구입해서 진정한 변강쇠가 되길 바란다.

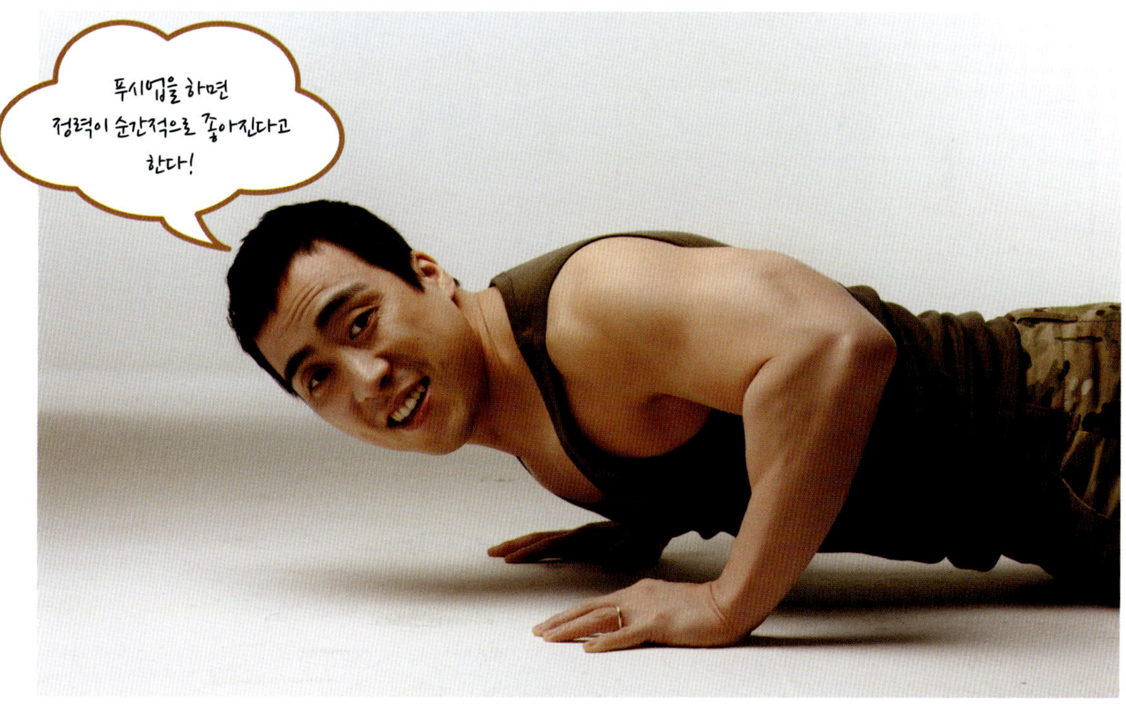

GLADIATOR CIRCUIT PROGRAM

002W

전사의 몸을 만드는 트레이닝

영화 '300'이나 미국 드라마 '스파르타쿠스'에서 고대 검투사들이 선보인 완벽한 근육질 몸매를 떠올려보자. 관객들로서는 자칫 자괴감에 빠질 수도 있지만 영화에 나오는 배우들도 모두 혹독한 훈련을 통해 이같은 몸을 얻었다. 실제 스파르타 군대의 훈련처럼 단기간에 최대 효과를 끌어내는 고강도 트레이닝과 맞춤식 식이요법으로 전사의 몸을 만든 것이다.

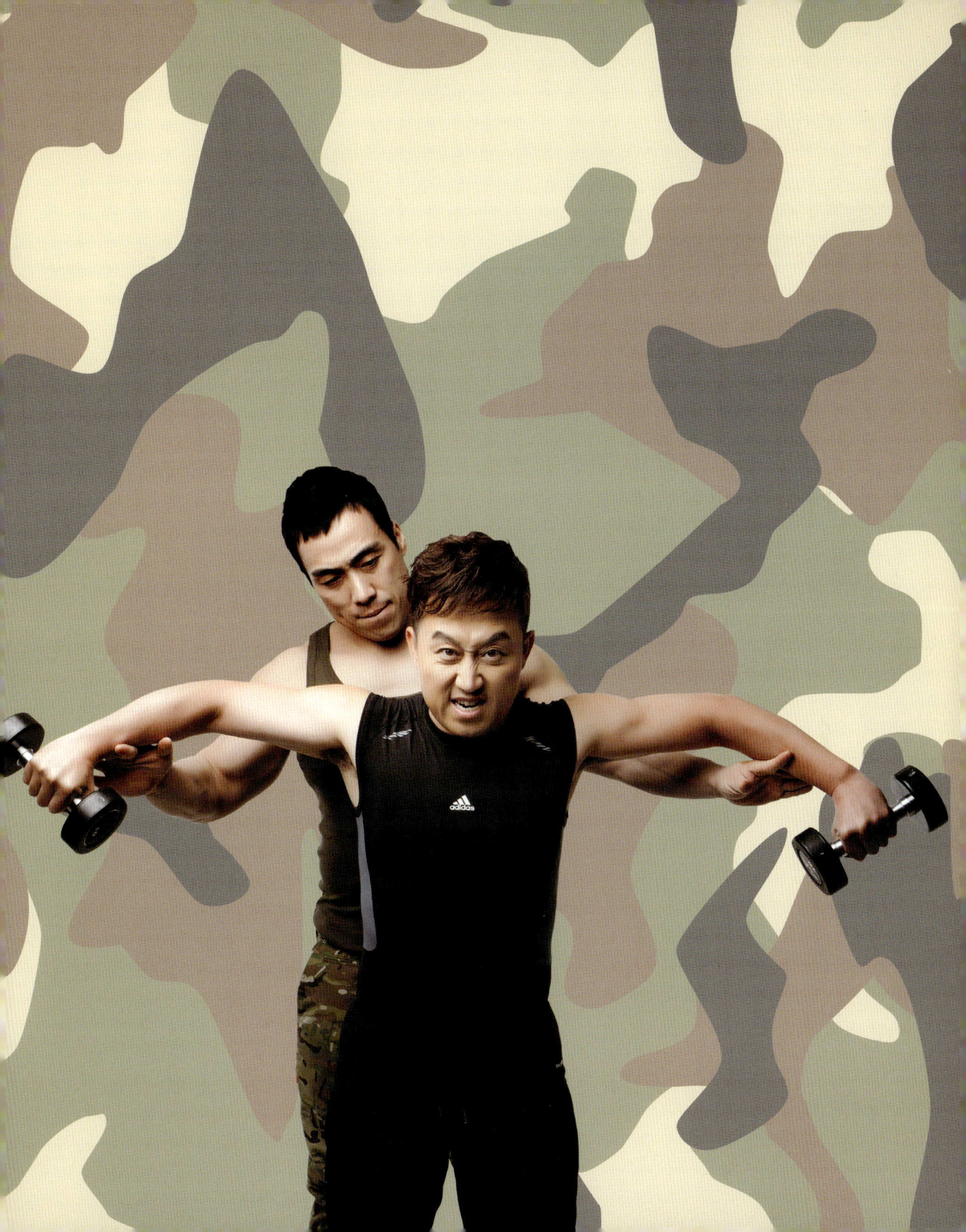

본격적인 운동을
시작하기 전에

일단 무거운 엉덩이를 떼자!

이제 본격적인 운동에 돌입하자. 회사나 집 근처 등 본인의 동선에서 가장 효율적인 위치의 피트니스클럽을 물색해서 등록하는 것이 시작이다. 집에서 꾸준히 운동할 수 있다면 좋겠지만 현실적으로 어렵고 피트니스클럽의 회원권을 끊으면 일단 돈이 아까워서라도 하게 된다. 피트니스클럽에 가면 운동하는 분위기가 만들어져 있기 때문에 동기 유발에 좋은 효과가 있다. JP의 경험으로는 의지가 약한 왕초보가 혼자 집에서 운동하는 것은 쉽지 않은 일이다. 또한 몸을 만드는 것은 정확한 자세 습득이 무엇보다 중요하다. 궁금한 것은 트레이너에게 물어보며 바른 자세를 익혀야 효과를 충분히 볼 수 있고 부상도 예방할 수 있다.

피트니스클럽 선택할 때 체크할 점

요즘 대형 피트니스클럽의 갑작스러운 부도로 손해를 보는 사람이 많다. 가격이 터무니없이 싸거나 가입 기간을 무리하게 늘려주는 피트니스클럽은 재정적으로 문제가 있거나 회원 관리에 소홀할 수밖에 없으므로 신중하게 체크한다. 러닝머신이나 사이클 같은 유산소 기구와 웨이트 장비들도 제대로 작동하는지 얼마나 오래된 것인지 살펴본다. 피트니스클럽 분위기도 운동하는 데 크게 작용한다. 운동을 열심히 할 수 있는 분위기인지 산만한 분위기인지를 체크하자.

개인 트레이너의 도움 받기

본격적인 웨이트 트레이닝에 앞서 1대1로 PT를 받으며 정확한 자세를 익히는 것도 좋다. 몸을 배려하지 않고 막무가내로 하는 획일적인 운동은 안 하니만 못한 결과를 불러온다. 원하지 않는 근육을 키우거나 볼썽사나운 몸을 만들 수도 있다. PT가 어떠한 형식으로 이루어지는지 설명만 듣고 가입하기보다는 트레이너가 직접 수업하는 것을 살펴보고 결정하길 권한다. 올바른 PT에는 항상 피드백이 있어야 한다. 보통 피트니스클럽에서는 트레이너의 약력을 공식적으

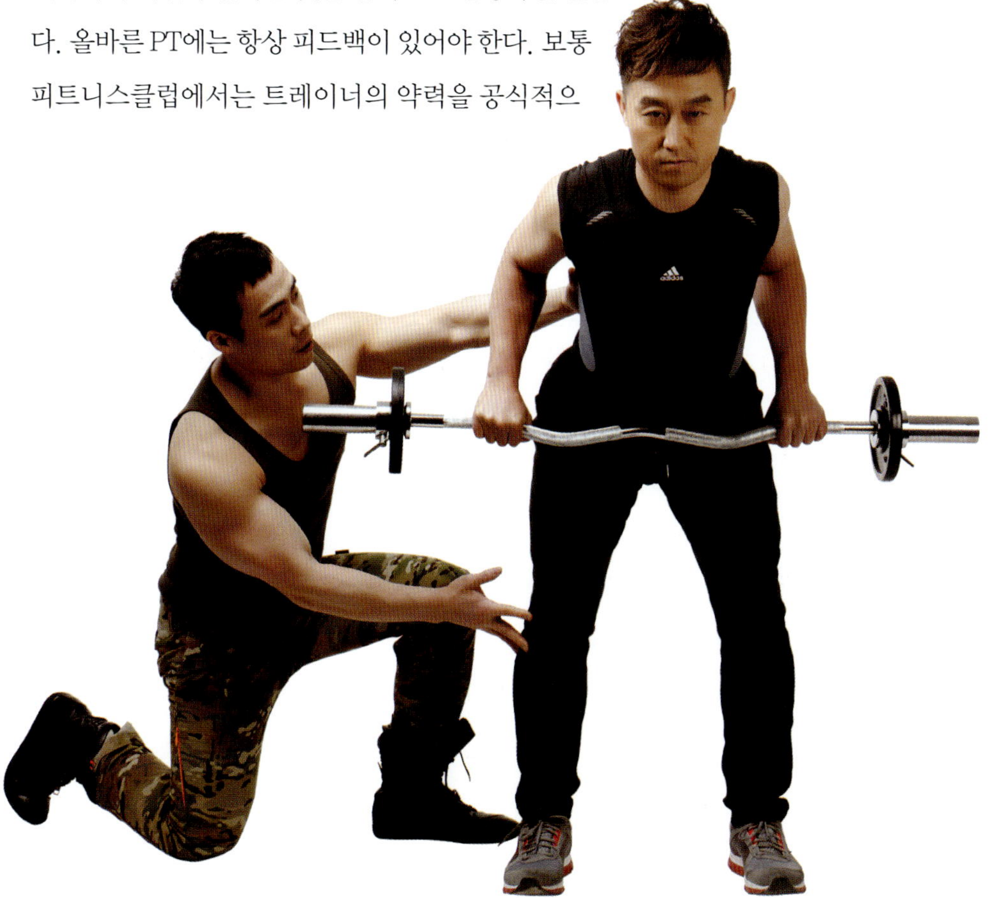

로 알려주는데 생활체육지도자자격증 같은 국가 공인 자격증을 가지고 있는지, 몇년간의 트레이닝 경력이 있는지도 체크하자.

피트니스클럽과 트레이너도 내가 활용하기 나름

PT를 받지 않는다고 해서 의기소침해질 필요는 없다. 어떤 운동 자세가 궁금하거나 자신의 자세를 체크해주기 원한다면 망설임 없이 트레이너에게 물어보라. 다만 평소 센스 있게 주스 한 병이라도 건네며 따뜻한 정을 나누어 준다면 돈보다 그 가치를 발할 수 있지 않을까? 트레이너도 신이 아니기 때문에 막연하게 질문하면 속 시원한 대답을 듣기 어렵다. 스스로 공부하고 자신의 단계에서 할 수 있는 운동에는 어떤 것이 있는지 디테일한 질문을 던진다면 훨씬 만족할 만한 답을 얻을 것이다.

제대로 된 트레이닝이 처음이라면 최소 12주 플랜을 세우자

인생 최초로 몸 만들기에 도전한다면 변화를 이루어 내는 데 최소 12주 정도는

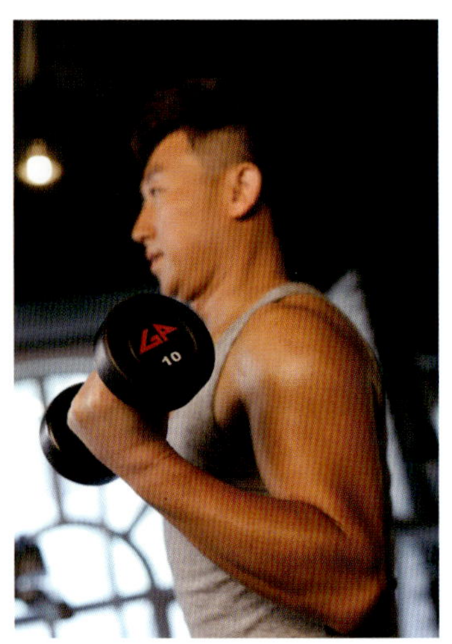
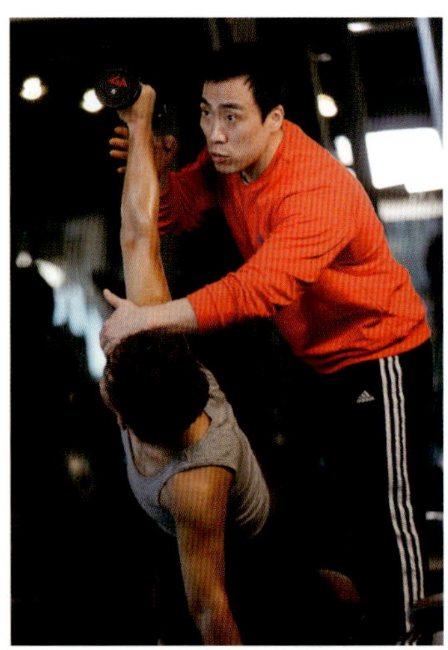
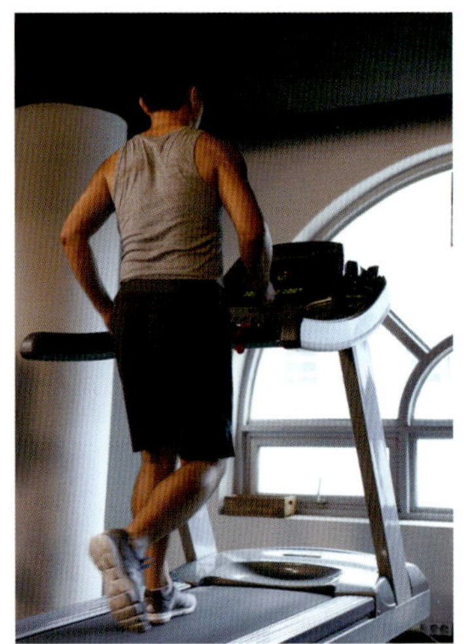

필요하다. 물론 본인의 노력 여하에 따라 빠르면 한 달만에도 큰 변화를 만들 수 있겠지만 일상에 무리를 주지 않으면서 건강하게 몸을 만들어가려면 이 정도 투자는 필요하다고 본다. 생리학적으로도 한 달에 3~5kg 이상 빼는 것은 건강에 해롭다고 한다. 좀 더 솔직하게 말하면 평생 운동을 하지 않고 살아온 내 몸에 있는 모든 세포를 바꾸는 데 필요한 시간은 딱 1년이다. 하지만 12주만 이 프로그램을 따라와도 만족스러운 성과를 이루어 낼 수 있다. 당장은 12주가 영원처럼 길게 느껴지겠지만 인생 길게 보면 12주란 순간일 뿐이다.

근육은 배신하지 않는다

어느 정도 목표를 이룬 후 과거의 라이프스타일로 돌아가도 급속도로 몸이 망가지는 않을 것이라 감히 말할 수 있다. 이후 관리가 필요하다고 느꼈을 때 다시 운동을 시작하면 몸이 근육을 기억하기 때문에 빠르면 4~6주 정도만 실시해도 같은 효과를 볼 수 있을 것이다. 중요한 것은 노후를 위해 은행에 저축을 하듯이 내 몸에 근육을 저축해두는 것이다. 근육은 결코 배신하지 않는다!

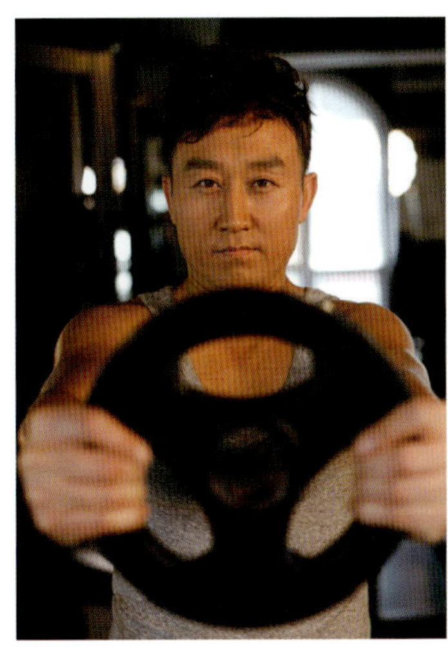
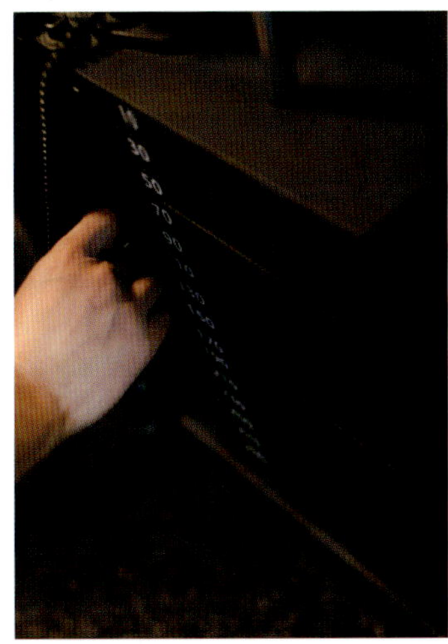
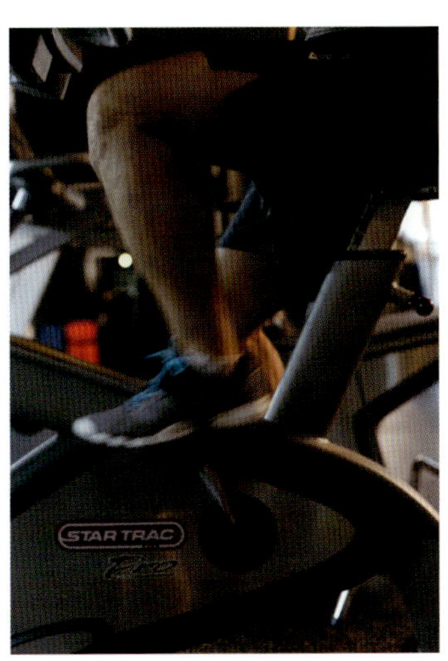

02

효과적인
운동 프로그램

유산소 운동은 운동에 필요한 에너지를 산소를 이용하여 공급하는 낮은 강도의 전신 운동으로 걷기, 달리기, 자전거 타기, 등산 등이 있다. 무산소 운동은 한 번에 많은 힘을 사용하는 강도 높은 운동으로 웨이트 트레이닝이 이에 해당된다. 무산소 운동은 잉여 탄수화물과 체지방을 연소시키고 근육량을 증가시키는 역할을 한다. 두 운동은 사용하는 에너지원이나 그 효과가 다르기 때문에 두 운동을 적절히 조합해서 병행해야 한다. 올바른 운동방법은 가벼운 유산소 운동 10분→스트레칭 5분→웨이트 트레이닝 40분→유산소 운동 30분→마무리 스트레칭 5분으로 총 90분 정도가 적당하다.

적절한 유산소 운동 강도는?

유산소 운동의 운동 강도는 최대심박수의 85%를 초과하지 않고 40%에 미달되지 않는 범위 내에서 결정하는데 60%는 넘어야 효과를 기대할 수 있다. 적정 심박수에 도달하도록 빠르게 걷거나 살짝 뛰어주되 단거리 경주처럼 빠르게 달릴 경우 무산소 운동이 된다. 운동 초보 단계이거나 심폐질환이 있는 경

최대심박수 공식

최대심박수(Max HR)= 220−자신의 나이

Ex) 30세는 190회, 40세는 180회, 60세는 160회

우라면 최대심박수의 40~60% 정도로 시작하고 서서히 늘려가는 것이 좋다.

러닝머신은 바보 머신

우리나라 피트니스클럽에 가면 사람들이 경쟁이라도 하듯 러닝머신에 매달려 있다. 러닝머신이 훌륭한 유산소 운동 기구이기는 하지만 과도하게 사용하면 체력을 기르기보다 오히려 관절에 무리를 줄 수 있다. 근육을 키우는 것이 목적이라면 유산소 운동을 너무 무리해서 장시간 하지 말고 워밍업이나 마무리 용으로 실시하자. 유산소 운동 시간이 늘어날수록 단백질을 분해해 에너지로 사용하게 되므로 근손실이 발생할 수 있다.

유산소 운동과 무산소 운동, 무엇부터 할 것인가

보통 유산소 운동을 하고 무산소 운동을 해야 한다고 생각하지만 그 반대로 실시하는 것이 효과적이다. 유산소 운동은 최대심박수의 60~80%를 유지하면서 최소 30분 이상 쉬지 않고 실시해야 효과를 볼 수 있다. 운동시간이 짧으면

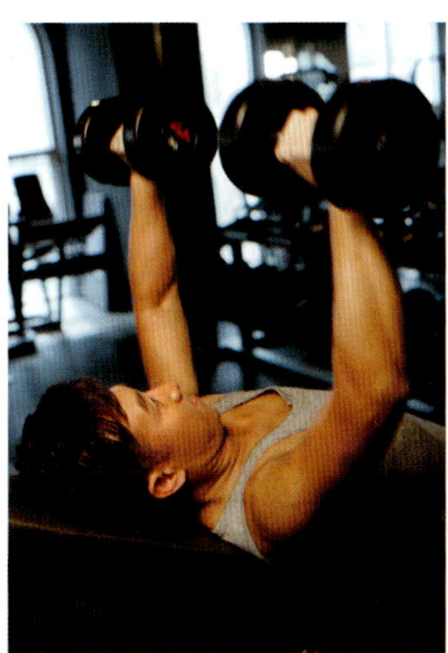
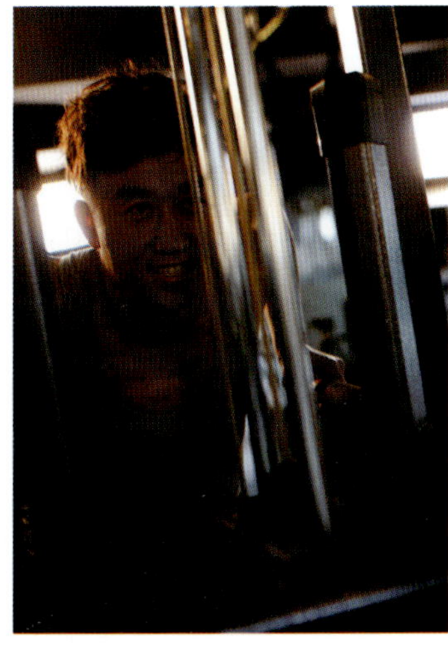
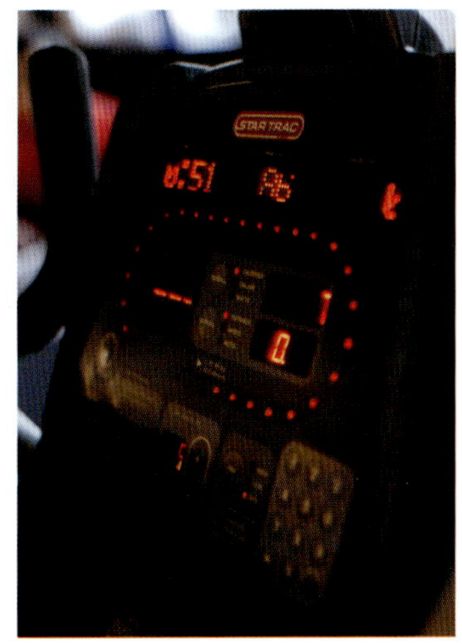

체내의 글리코겐(탄수화물)만 고갈시킬 뿐 지방이 연소하지 않는다. 이렇게 30분 이상 유산소 운동으로 체력을 소모한 후에 웨이트 트레이닝을 하면 제대로 힘을 내기가 어렵다. 반대로 무산소 운동을 먼저 할 경우 근력 운동에 더욱 집중할 수 있고 체력이 좀 떨어졌어도 유산소 운동을 진행할 수 있기 때문에 효율적으로 에너지를 소모할 수 있다. 또한 강력한 근력 운동 후에는 몸에 피로와 통증을 주는 젖산이 분비되는데 유산소 운동은 이러한 젖산을 제거하는데 도움이 된다.

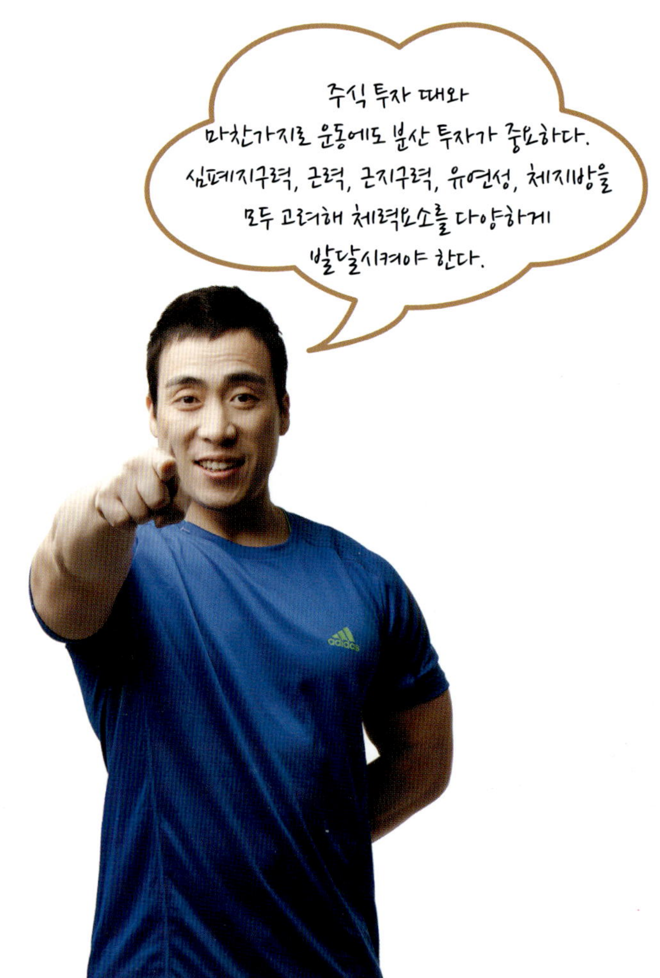

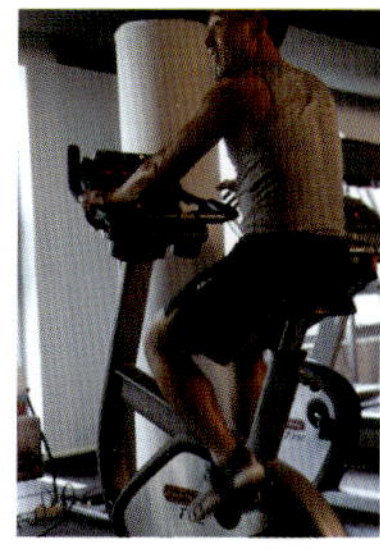

워밍업 유산소 운동 10분

본격적인 운동에 앞서 워밍업으로 사이클을 타거나 러닝머신을 가볍게 뛰어서 몸을 덥히고 근육을 풀어준다. 시작부터 무리해서 달리면 발목이나 무릎 관절에 무리가 갈 수 있으므로 준비 운동으로는 사이클을 10분 정도 타는 것을 추천한다. 사이클은 체중이 많이 나가도 관절에 무리가 되지 않으므로 워밍업 유산소 운동으로 좋다.

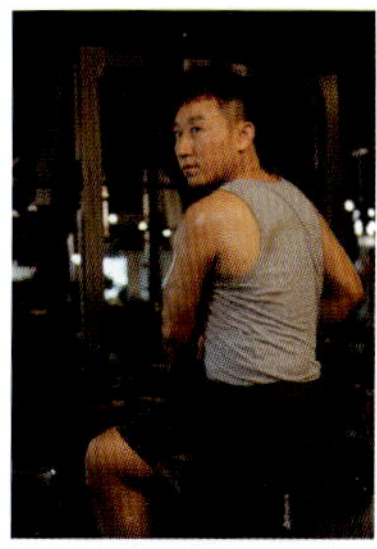

파워 스트레칭 5분

스트레칭으로 목, 허리, 팔, 다리 등 전신의 관절을 구석 구석 풀어주자. 운동 시 생길 수 있는 경련이나 인대 손상 등의 부상을 예방하며 운동 후의 피로 회복에도 도움이 된다. 특히 평소 운동을 멀리하고 지내온 중년 남성이라면 좀 더 신경 써서 실시하고 유연성을 기르도록 하자. 스트레칭 강도는 고통을 느낄 정도가 아니라 약간 불편함을 느낄 정도가 적당하다.

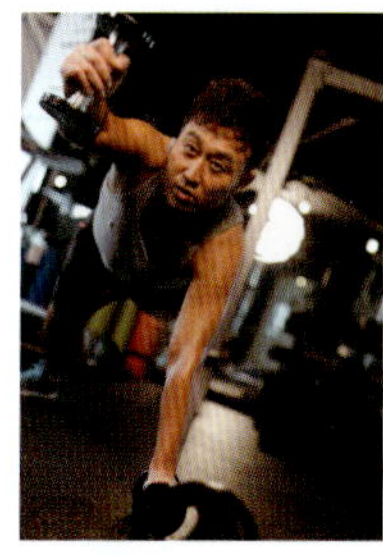

웨이트 트레이닝 40분

어느 정도 몸이 풀리면 무산소 운동을 실시한다. 초급자, 중급자, 고급자에 따라 자신의 레벨에 맞게 근력 운동을 실시한다.

초급자 분할 운동으로 각 동작과 근육의 활용법을 이해하면서 웨이트의 정확한 자세를 익힌다.
중급자 글래디에이터 서킷 A~E코스까지 1주일에 한 코스씩 마스터한다는 생각으로 실시한다.
고급자 글래디에이터 서킷 A~E 코스를 한 세트씩 연속해서 실시한다.

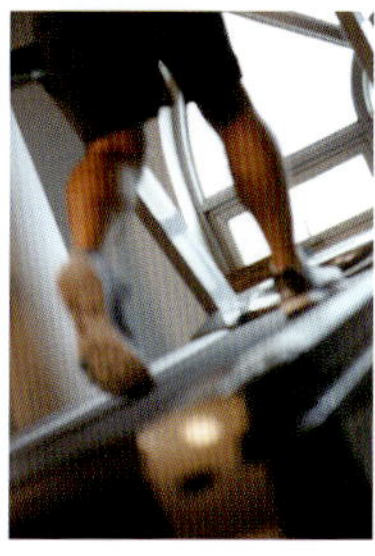

쿨다운 유산소 운동 30분 + 마무리 스트레칭 5분

근력 운동 후 러닝머신을 30분 정도 빠르게 걷거나 천천히 달리면서 남은 에너지를 효과적으로 사용한다. 유산소 운동을 30분 이상 실시해야 몸속에 저장된 글리코겐이 소모되고, 내장지방을 끌어다 쓰기 때문에 복부 비만 해소에 도움이 된다. 마무리로 스트레칭을 함께 하면 운동 중에 쌓인 근육 내 피로물질을 제거하고 유연성을 키울 수 있다.

03

글래디에이터
서킷 프로그램의 효과

효과1 코어를 중심으로 전신 근력을 단련시킨다

글래디에이터 서킷 프로그램은 바로 고대 검투사와 같은 전사의 몸을 만들어 줄 수 있는 복합 관절 운동이다. 여러 관절과 근육들을 동시에 사용하여 전신 근력 발달 및 신체 균형을 바로잡아 주는 것을 목표로 한다. 특히 목에서 척추, 복부, 골반에 이르는 몸의 중심부(코어)를 집중적으로 단련시켜주는 동작이 많아 복부 비만을 개선하고 상하체의 균형을 찾는 데 큰 도움을 준다.

효과2 서킷 트레이닝으로 최고의 효율성을 취한다

서킷 트레이닝은 3가지 이상의 운동을 세트 간 휴식 없이 이어서 실시하는 순환 운동을 뜻한다. 서로 다른 근육을 사용하는 동작을 하나로 묶어 단시간에 여러 근육을 자극할 수 있고 한 근육이 회복하는 동안 다른 근육을 자극시켜줄 수 있어 효율적이다. 또 한 동작을 계속해서 반복하는 것이 아니라 다양한 동작을 순환시켜 반복하기 때문에 지루하지 않다.

효과 3 가장 단순한 것이 가장 좋은 것이다

글래디에이터 서킷 프로그램은 고정된 틀에서 벗어나 운동 각도를 스스로 조절하고 컨트롤 할 수 있는 프리 웨이트를 기반으로 한다. 덤벨, 바벨, 케틀벨 등 맨손으로 들 수 있는 기구들과 스쿼트, 스윙 등 기본적인 테크닉을 마스터하면 누구나 할 수 있다. 기본이 되는 동작들을 지속적으로 반복해서 최고의 효과를 내는 것이 이 프로그램의 목적이다.

효과4 남자는 힘이다! 힘을 기른다

운동으로 더 멋있고 보기 좋은 몸을 만드는 목적도 있지만 무엇보다 내 스스로가 건강하고 힘이 넘치는 것이 중요하다. 유산소 운동에만 집중하면 심폐기능을 향상시키고 각종 성인병과 비만을 개선하는 데 도움이 되지만 근육을 키우고 근력을 기르는 데는 미흡한 측면이 있다. 나이가 들수록 몸의 근육량이 매년 1%씩 줄어들어 근력이 떨어지기 때문에 무산소 운동으로 근력을 강화해 체력이 떨어지지 않게 해야 한다. 무산소 운동은 단시간에 폭발적이고 강한 힘을 낼 수 있도록 해주고 칼로리 소모 효과도 크다. 예상치 못한 위기가 찾아왔을 때 힘이 당신을 구원할 것이다!

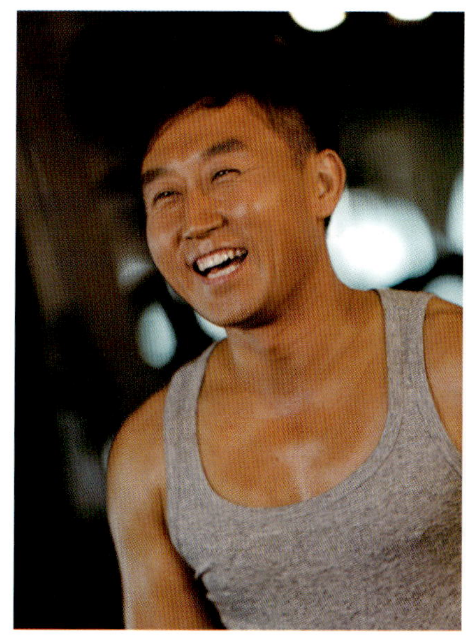 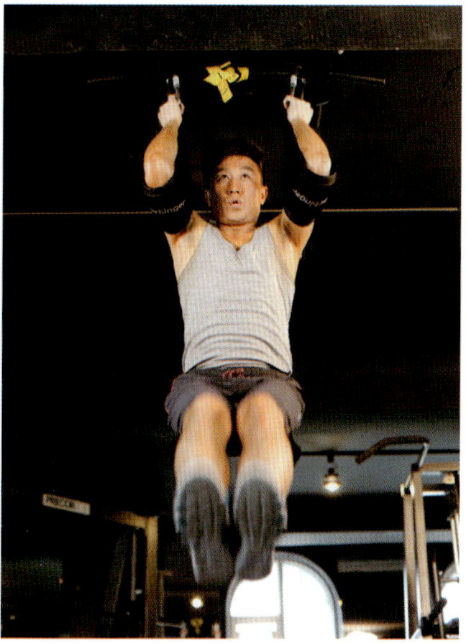

글래디에이터
서킷 12주 플랜

마음은 이미 몸짱이겠지만 의욕이 앞서 무리한 운동을 하다가는 몸만 망칠 수 있다는 점을 명심하자. 각자 자신의 상태를 냉철하게 판단하고 레벨에 맞는 운동부터 시작하도록 하자. 초보자라면 최소 12주 정도의 플랜을 짜 차근차근 배워나간다

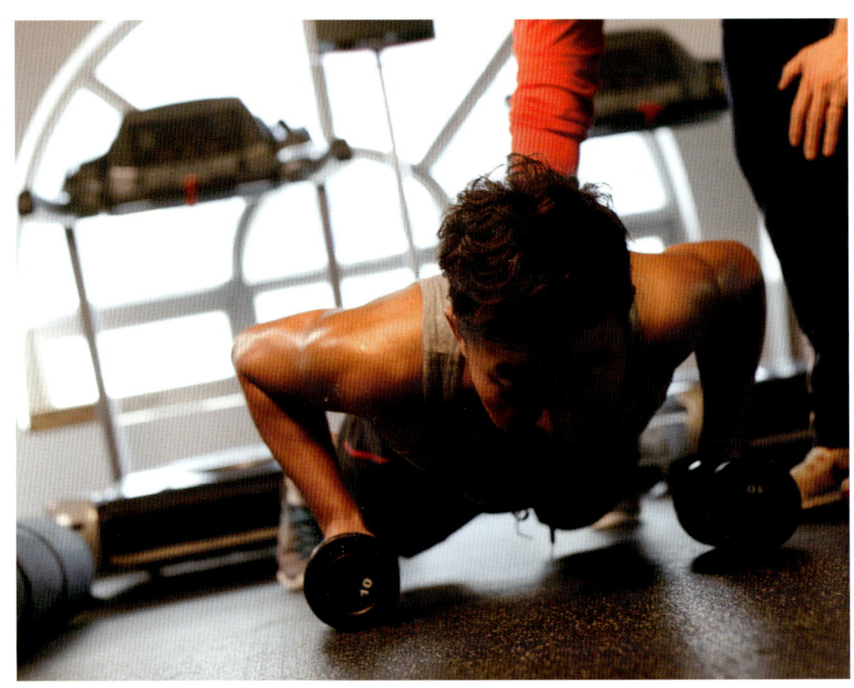

<table>
<tr>
<td>

초급(1~5주)
운동을 처음 시작하는 초심자

</td>
<td>

분할 운동 마스터하기

몸의 주요 근육들을 부분적으로 강화하는 분할 운동이 몸에 익을 때까지 하나씩 마스터하는 것이 기본이다. 근육 사용하는 방법을 이해하고 내 몸에서 근력이 많이 떨어져 있는 부분을 집중적으로 단련해 글래디에이터 서킷을 위한 기초 체력을 만들자. 운동을 좀 쉬다가 다시 시작한 경우에는 초급 단계를 1~2주 정도만 실시해 감각을 되살리고 바로 중급 단계로 들어가면 된다.

</td>
</tr>
<tr>
<td>

중급(5주)
분할 운동을 마스터한 사람

</td>
<td>

글래디에이터 서킷 마스터하기

분할 운동에 익숙해지고 어느 정도 체력이 마련되었다면 본격적으로 글래디에이터 서킷에 돌입하자. 글래디에이터 서킷 프로그램은 A부터 E코스까지 총 5가지 코스가 있다. A에서 D로 가면서 점점 운동의 강도가 강해지고 마지막 E 코스는 짐볼을 이용해 몸의 균형 감각을 키워준다. 1주일에 1코스씩 차례로 실시하며 몸에 완전히 익혀 총 5주간 다섯 코스를 모두 마스터한다.

</td>
</tr>
<tr>
<td>

고급(2주)
글래디에이터 서킷을 마스터한 사람

</td>
<td>

이제 전사의 몸을 만들자!

글래디에이터 서킷을 마스터했다면 A~E코스까지를 한 세트씩 연결해서 실시한다. 하나의 코스만 반복해서 실시하는 것보다 더 힘들지만 전신 근력을 단련하는 데 큰 효과를 볼 수 있다. 한 코스의 5가지 동작을 모두 실시할 때까지 쉬지 않고 세트와 세트 사이에는 30~60초 정도 휴식을 취하면서 반복한다.

</td>
</tr>
</table>

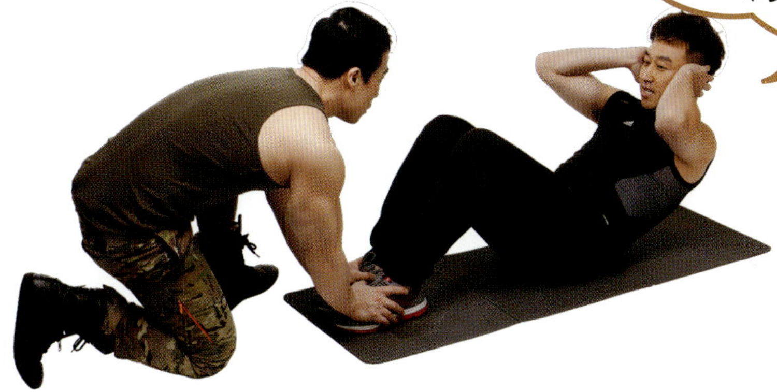

05
운동 시 주의사항

적정선을 지키자

관절을 많이 사용하는 운동이기에 글래디에이터 서킷을 주 3회 이상 실시하지 않는 것을 권한다. 가령 주 4회 운동 시 1~2일은 분할 운동 중심으로 부위별 근력 운동에 시간을 투자하고 2~3일은 본 프로그램을 적용시킨다.

먼저 맨몸으로 동작을 익히자

시선 처리나 스텝의 위치, 무게 중심 등이 상당히 중요하기 때문에 처음 실시할 때는 맨몸으로 연습을 하고 동작이 익숙해진 후 기구를 사용한다. 흉내가 아닌 진정한 운동을 하고자 한다면 정확한 자세와 호흡에 신경을 쓰고 이해가 되지 않는 동작은 실시하지 않는다.

적당한 무게를 선택하자

각 동작을 정확히 주어진 횟수만큼 실시할 수 있는 무게의 덤벨이나 바벨을 선택하자. 너무 무거워서 자세가 무너지거나 너무 가벼워서 자극이 없다면 효과적이지 않다. 더 무거운 것을 들어올릴수록 효과적일 것이라는 착각은 버리자. 무리한 웨이트 트레이닝은 근육의 피로감만 키우고 부상의 위험도 커진다. 무게보다 중요한 것은 지속적인 반복과 정확한 자세다. 관절에 이상이 있

거나 허리 디스크가 있는 경우는 독이 될 수 있고 상체에 비해 하체가 확연히
빈약한(상체 비만) 경우는 맨몸으로 실시한다.

그립과 발의 위치, 자세에 신경을 쓰자

모든 스포츠에서 그립과 발 위치가 중요하다. 바벨
과 덤벨도 어떤 식으로 잡느냐가 중요한데 동작
에 따라 잡는 위치와 짚는 위치가 다르므로 처
음 하는 동작일수록 신경을 쓰자. 관절을 보호하고
더 많은 중량을 들기 위함이다.

호흡에 신경 쓰자

호흡은 보통 힘을 줄 때(수축) 숨을 뱉고 힘을 뺄
때(이완) 들이쉰다. 수축 시에는 몸이 많은 혈류량을
필요로 하고 혈압이 높아지므로 호흡을 내뱉어 주고 이완할 때
들이마신다.

리듬감을 가지고 실시한다

정적인 모션과 동적인 모션이 같이 사용되기에 템포와 리듬감을 가지
고 실시한다. 스타트 동작에서 피니시 동작까지 이어질 때 일정한 리
듬이 있어야 한다. 힘을 줄 때와 뺄 때를 확실히 구분하는 것이 관건
인데 웨이트를 처음 접할 때 긴장해서 몸 전체에 힘이 들어가는 경
우가 많다. 힘을 뺄 때와 줄 때를 정확히 알면 같은 횟수를 반복해도
더 많은 효과를 얻을 수 있고 리듬감 있게 실시할 수 있다.

06
우리 몸의 근육을 알아보자

운동 전 신체 부위별 장단점을 파악하고 부위별 트레이닝에 들어가자. 몸을 만드는 것은 조각을 하는 것과 같다. 스스로 내 몸의 근육과 관절들을 알고 자극을 주는 부위와 그 느낌을 파악하는 것이 효과적인 트레이닝의 시작이다.

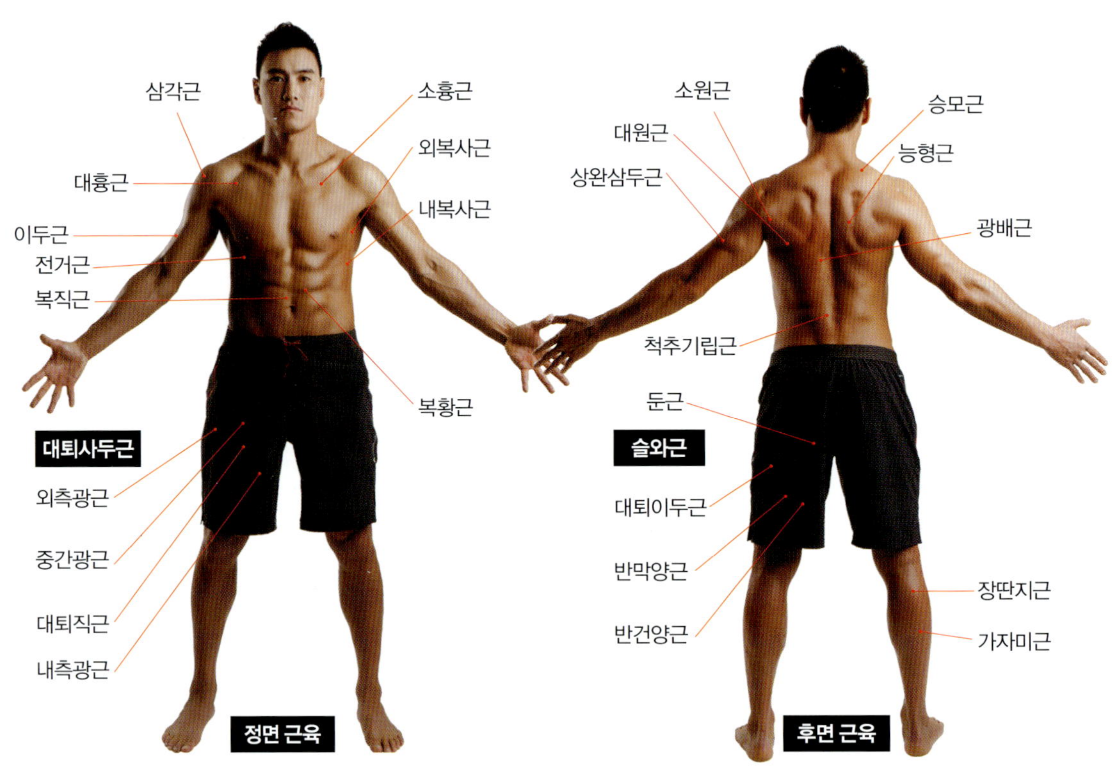

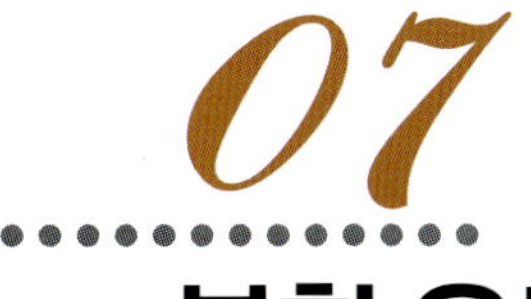

분할 운동

제대로 된 자세를 잡지 못하고 운동을 할 경우 약이 아니라 독이 될 수 있다. 웨이트 트레이닝은 정확한 자세와 호흡이 생명이다. 무턱대고 따라 하기보다는 정확한 동작과 느낌을 이해해야 부상도 줄이고 효과를 최대로 끌어올릴 수 있다. 남자의 매력을 발산시킬 수 있는 몸의 주요 근육들을 부분적으로 운동시키면서 근력을 키우고 웨이트 트레이닝의 기본을 익힌다. 이 동작들을 충분히 익혀두어야 글래디에이터 서킷 역시 부상 없이 안전하게 마스터할 수 있다.

어깨	밀리터리 바벨 프레스 덤벨 사이드 레터럴 레이즈 덤벨 프론트 레이즈	복부	레그 레이즈 크런치
팔(이두근)	바벨 컬 덤벨 컬 해머 컬	등	바벨 데드리프트 벤트오버 바벨 로우 바벨 풀오버
팔(삼두근)	라잉 트라이셉스 바벨 익스텐션 오버헤드 덤벨 익스텐션 덤벨 킥 백	허리	굿모닝 백 익스텐션
가슴	푸시업 라잉 바벨 프레스 덤벨 플라이	엉덩이	레그 백 레이즈 힙 리프트 스쿼트
		다리	런지 스티프 레그 데드리프트

밀리터리 바벨 프레스
Military Barbell Press

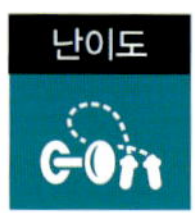

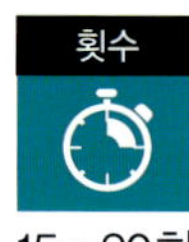

삼각근을 포함한 어깨 전체를 자극하는 대표적인 어깨 운동이다. 팔의 힘보다는 어깨에 자극을 주는 것에 집중하며 실시한다.

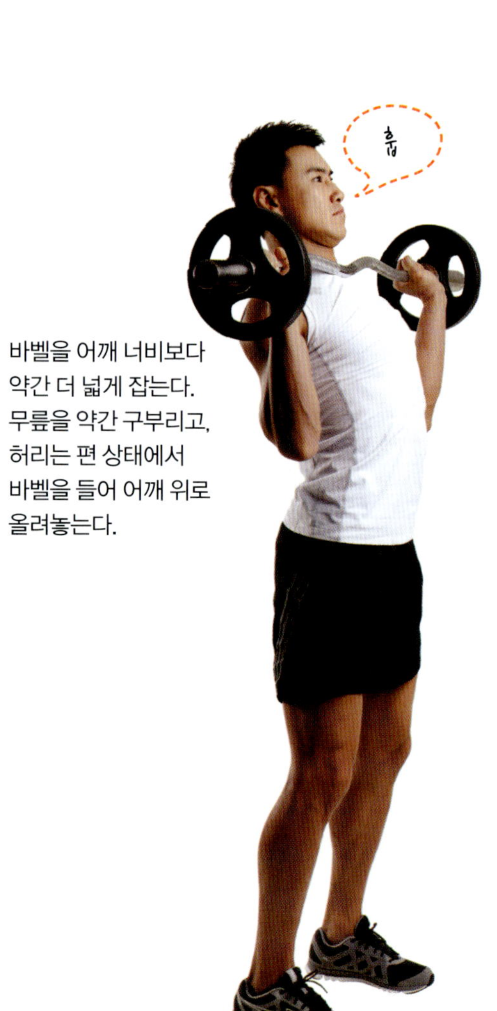

1 바벨을 어깨 너비보다 약간 더 넓게 잡는다. 무릎을 약간 구부리고, 허리는 편 상태에서 바벨을 들어 어깨 위로 올려놓는다.

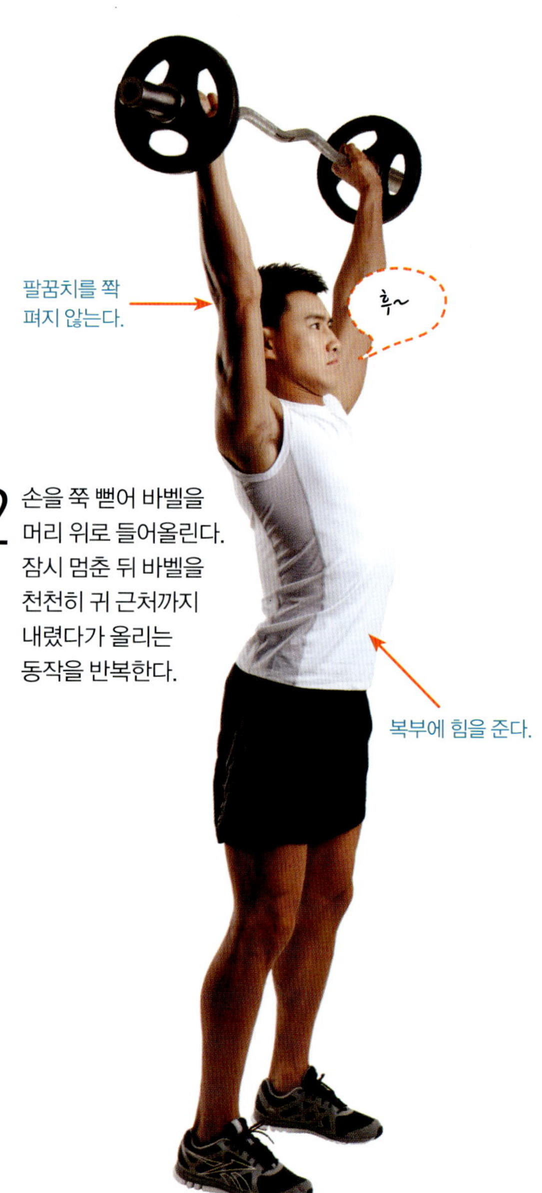

2 손을 쭉 뻗어 바벨을 머리 위로 들어올린다. 잠시 멈춘 뒤 바벨을 천천히 귀 근처까지 내렸다가 올리는 동작을 반복한다.

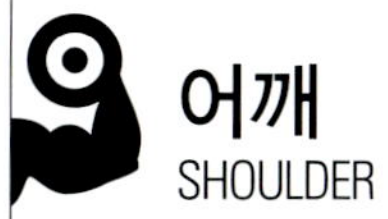

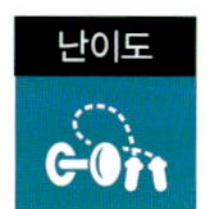
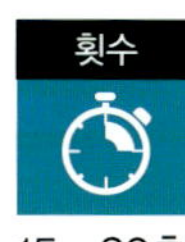

난이도	횟수
★★☆	15~20회

덤벨 사이드 레터럴 레이즈
Dumbbell Side Lateral Raise

삼각근의 측면을 집중적으로 자극하는 운동이다. 손으로 들어올리는 것이 아니라 몸 밖으로 밀어주는 느낌으로 실시한다.

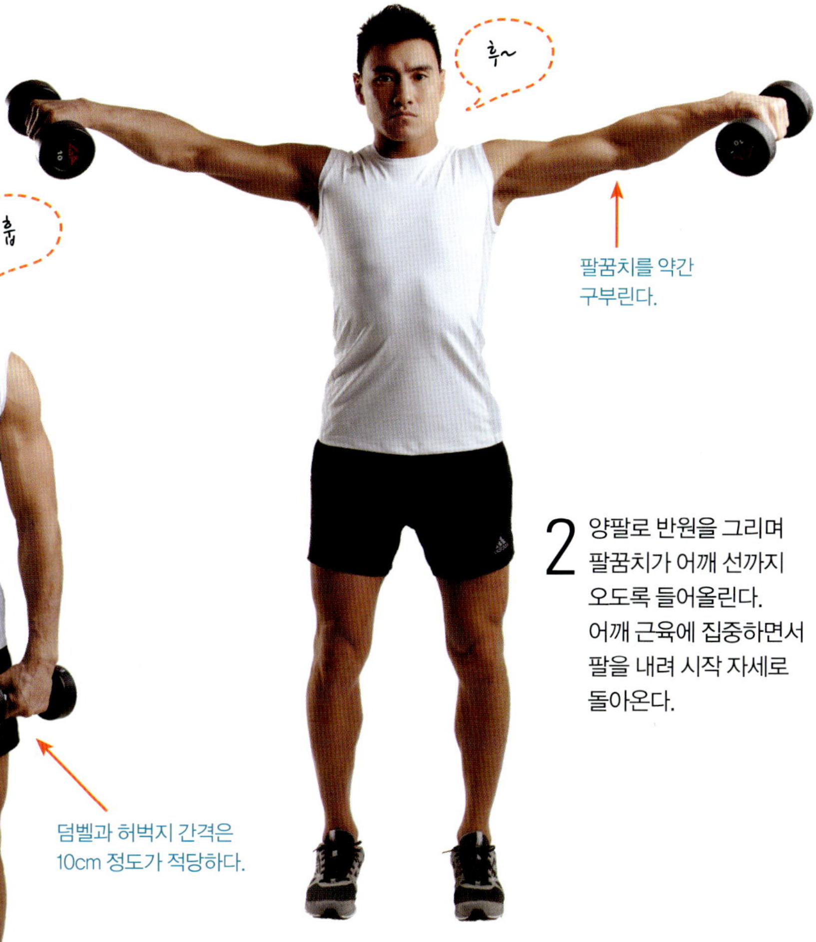

팔꿈치를 약간 구부린다.

2 양팔로 반원을 그리며 팔꿈치가 어깨 선까지 오도록 들어올린다. 어깨 근육에 집중하면서 팔을 내려 시작 자세로 돌아온다.

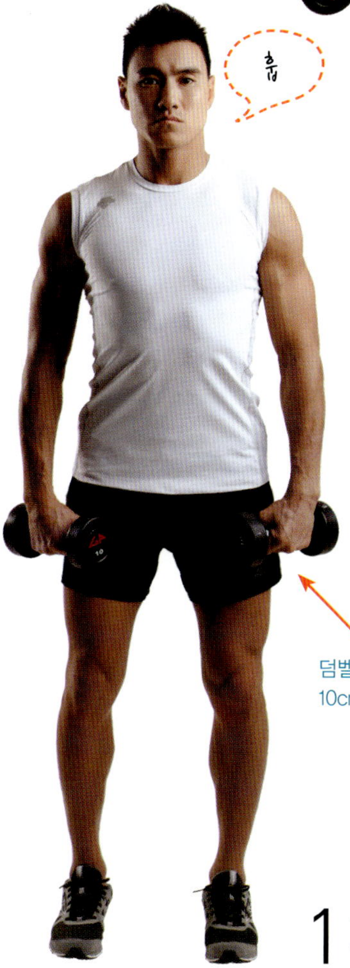

덤벨과 허벅지 간격은 10cm 정도가 적당하다.

1 손바닥을 몸 쪽으로 하여 양손에 덤벨을 잡고 선다.

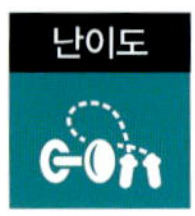
난이도
★★☆

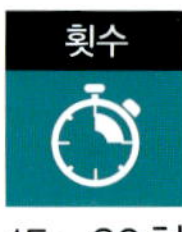
횟수
15~20회

덤벨 프론트 레이즈
Dumbbell Front Raise

삼각근의 전면 부위를 집중적으로 자극하는 운동이다. 무거운 무게보다는 적정한 무게로 천천히 집중하며 컨트롤 하는 것이 중요하다.

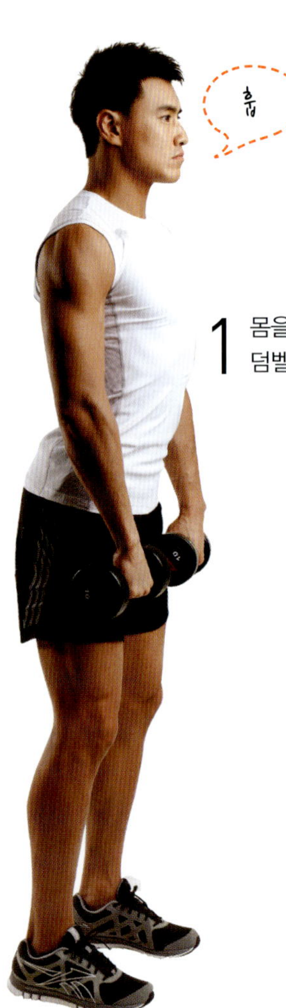

1 몸을 향하는 그립으로 덤벨을 양손에 잡는다.

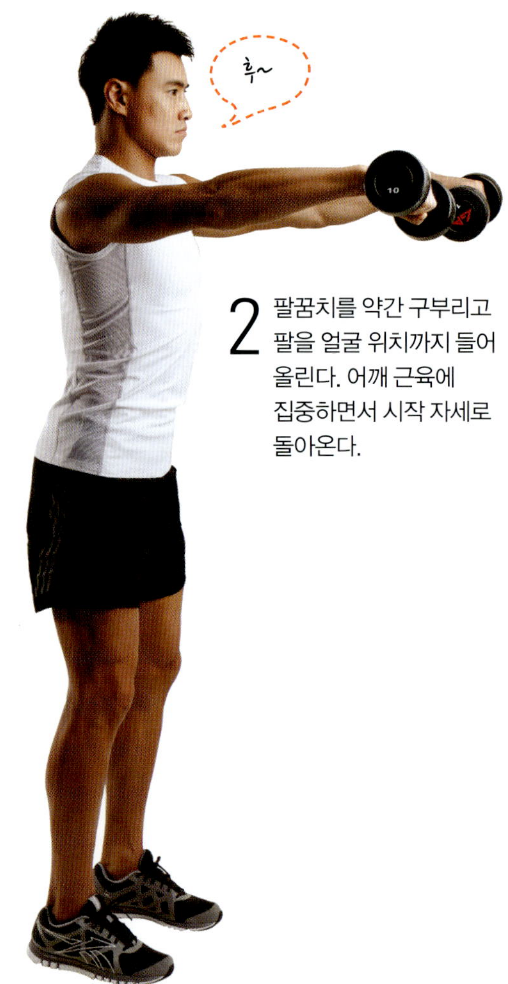

2 팔꿈치를 약간 구부리고 팔을 얼굴 위치까지 들어 올린다. 어깨 근육에 집중하면서 시작 자세로 돌아온다.

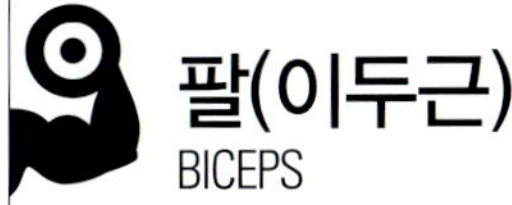

팔(이두근)
BICEPS

바벨 컬
Barbell Curl

상완이두근을 전체적으로 자극하는 운동으로 이두근의 양을 증가시킬 수 있는 대표적인 운동이다.

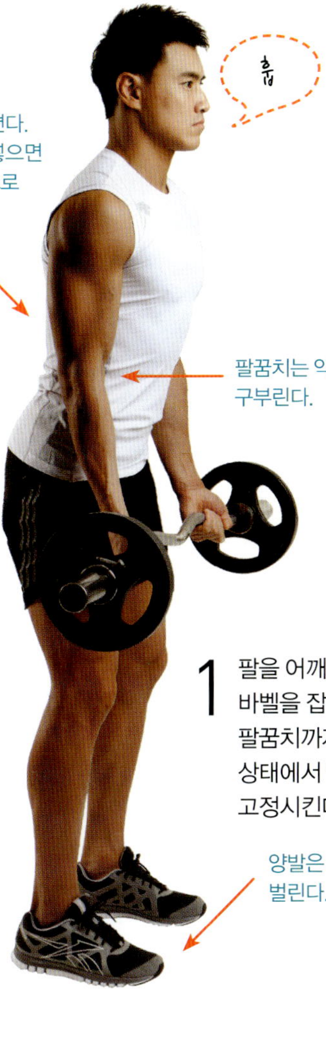

1 팔을 어깨 너비로 벌리고 바벨을 잡는다. 어깨부터 팔꿈치까지 수직으로 한 상태에서 팔꿈치를 몸에 고정시킨다.

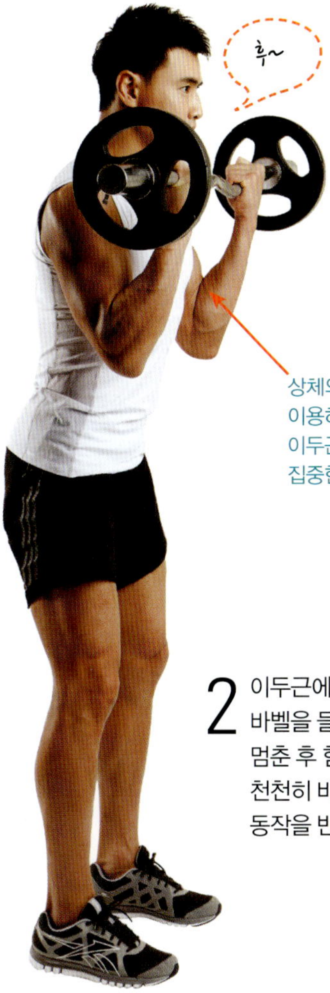

2 이두근에 집중하면서 바벨을 들어올리고 잠시 멈춘 후 힘을 빼지 않고 천천히 바벨을 내리는 동작을 반복한다.

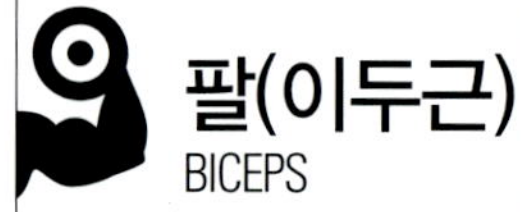

덤벨 컬
Dumbbell Curl

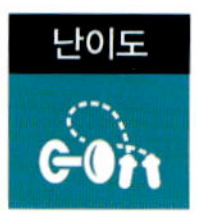
★☆☆

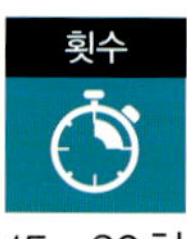
15~20회

상완이두근을 자극하는 운동으로 이두근의 모양을 다듬어 탄탄한 팔을 만드는 데 있어 최고의 운동이다.

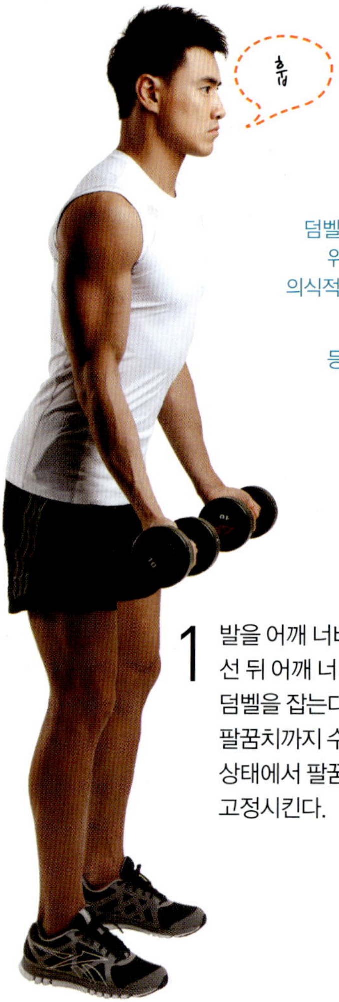

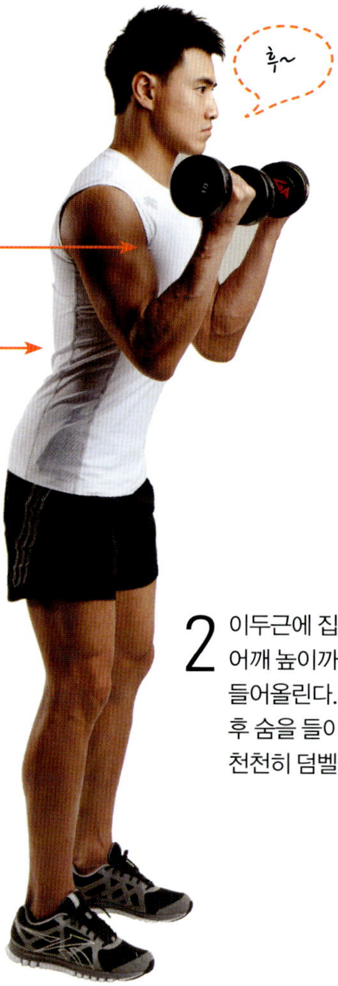

1 발을 어깨 너비로 벌리고 선 뒤 어깨 너비로 덤벨을 잡는다. 어깨부터 팔꿈치까지 수직으로 한 상태에서 팔꿈치를 몸에 고정시킨다.

2 이두근에 집중해 덤벨을 어깨 높이까지 들어올린다. 잠시 멈춘 후 숨을 들이마시면서 천천히 덤벨을 내린다.

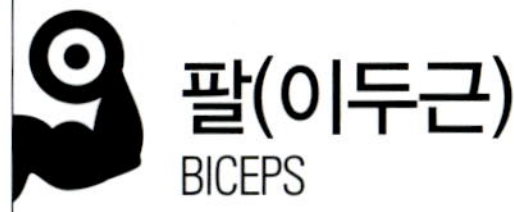

팔(이두근)
BICEPS

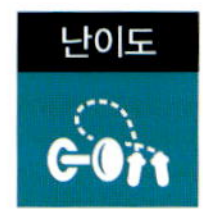
난이도
★☆☆

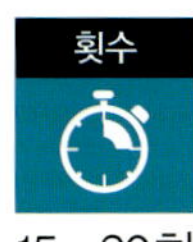
횟수
15~20회

해머 컬
Hammer Curl

상완근과 전완근을 자극하는 운동으로 이두근 전체의 크기를 키우는 데 좋은 동작이다.

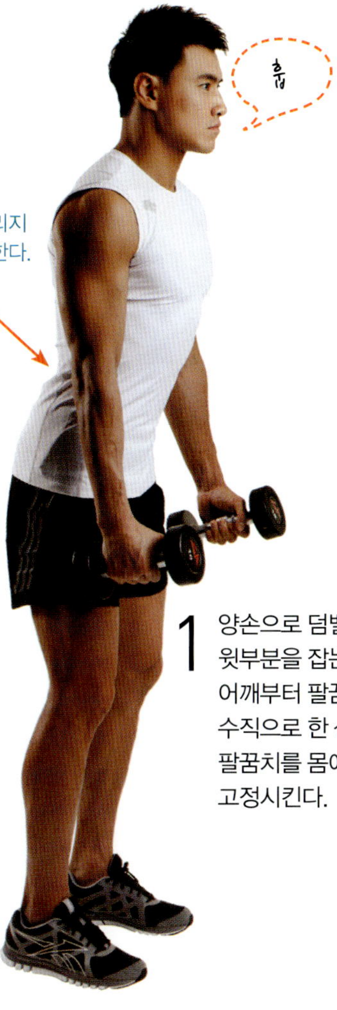

1 양손으로 덤벨의 윗부분을 잡는다. 어깨부터 팔꿈치까지 수직으로 한 상태에서 팔꿈치를 몸에 고정시킨다.

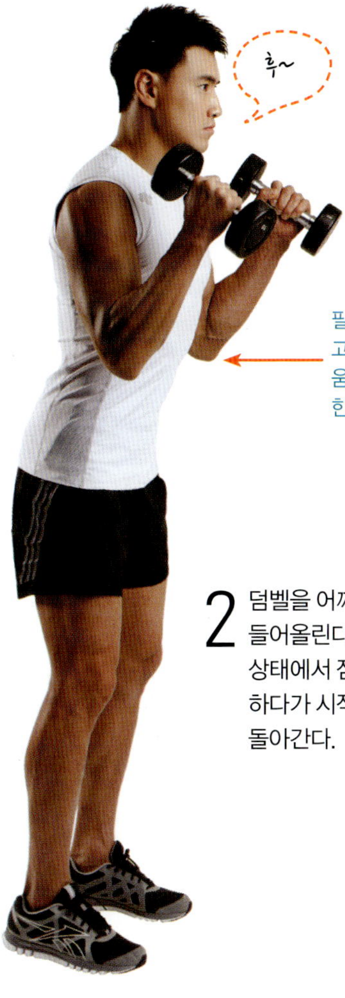

2 덤벨을 어깨 높이까지 들어올린다. 최대 수축 상태에서 잠시 정지 하다가 시작 위치로 돌아간다.

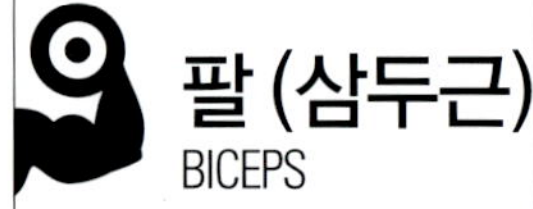

라잉 트라이셉스 바벨 익스텐션
Lying Triceps Barbell Extension

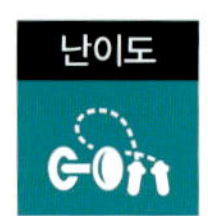

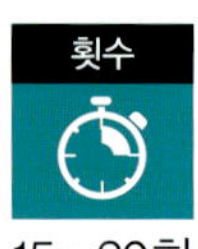

상완삼두근을 전체적으로 자극시키는 운동으로 삼두근 전체의 라인을 가꾸는 데 효과적이다. 팔꿈치를 고정시키고 무게가 삼두근에 실리도록 집중하여 천천히 실시한다.

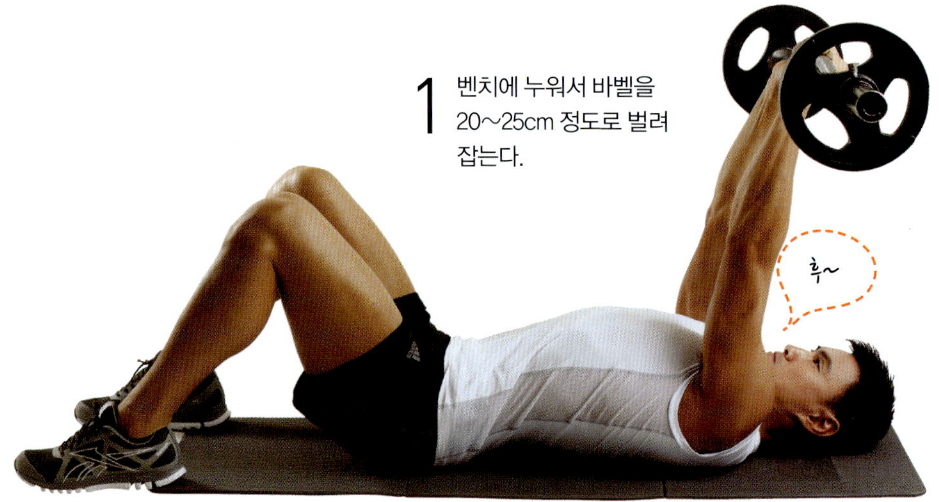

1 벤치에 누워서 바벨을 20~25cm 정도로 벌려 잡는다.

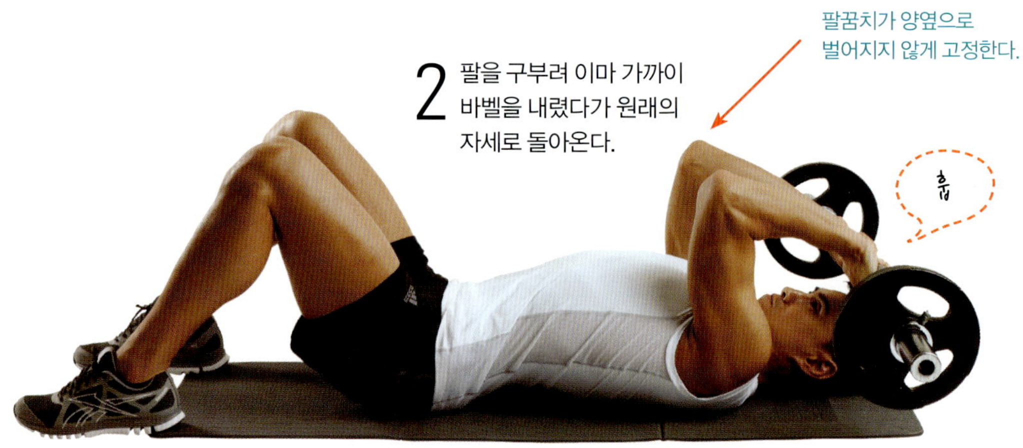

2 팔을 구부려 이마 가까이 바벨을 내렸다가 원래의 자세로 돌아온다.

팔꿈치가 양옆으로 벌어지지 않게 고정한다.

9 팔 (삼두근)
BICEPS

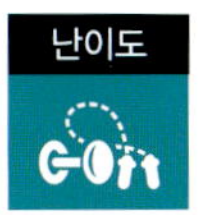

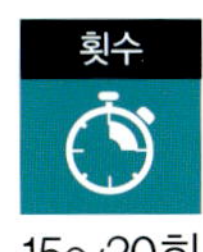

난이도	횟수
★★☆	15~20회

오버헤드 덤벨 익스텐션

Overhead Dumbbell Extension

상완삼두근의 가장 큰 면인 장두를 집중적으로 자극하는 운동이다. 반동으로 몸이 흔들리지 않게 팔꿈치와 상완을 고정해준다.

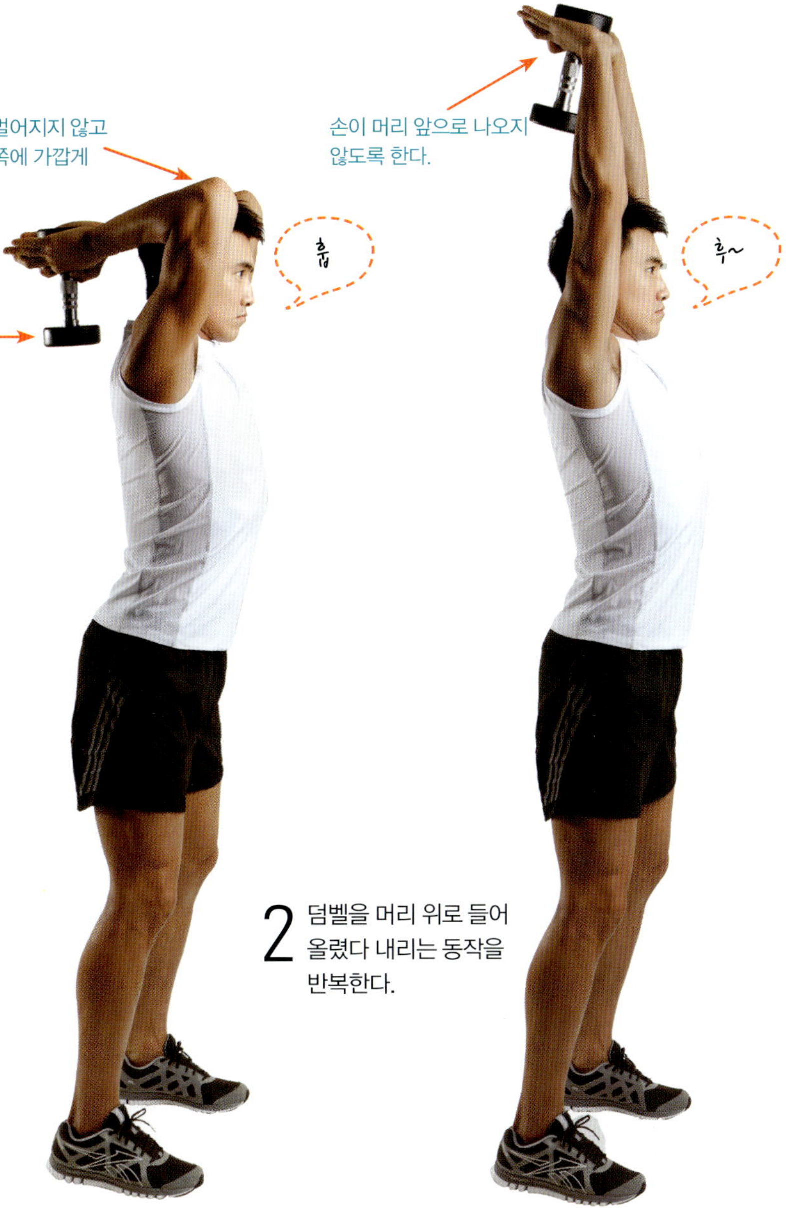

팔꿈치가 벌어지지 않고 최대한 귀쪽에 가깝게 위치한다.
덤벨의 위치는 손이 귀 높이 정도로 내려가면 적당하다.
흡
손이 머리 앞으로 나오지 않도록 한다.
후~

1 덤벨의 안쪽을 감싸듯이 들고 머리 위로 손을 뻗는다. 팔꿈치를 고정시키고 덤벨을 머리 뒤쪽으로 내린다.

2 덤벨을 머리 위로 들어 올렸다 내리는 동작을 반복한다.

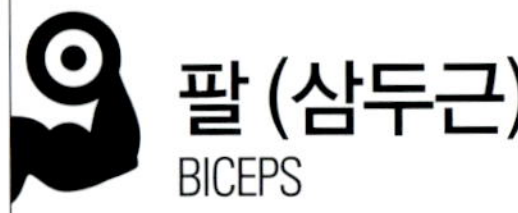

덤벨 킥 백

Dumbbell Kick Back

상완삼두근의 상부를 자극하는 운동으로 삼두근의 균형적인 발달에
도움을 준다.

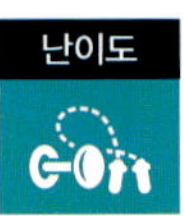

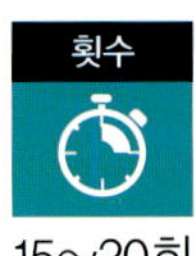

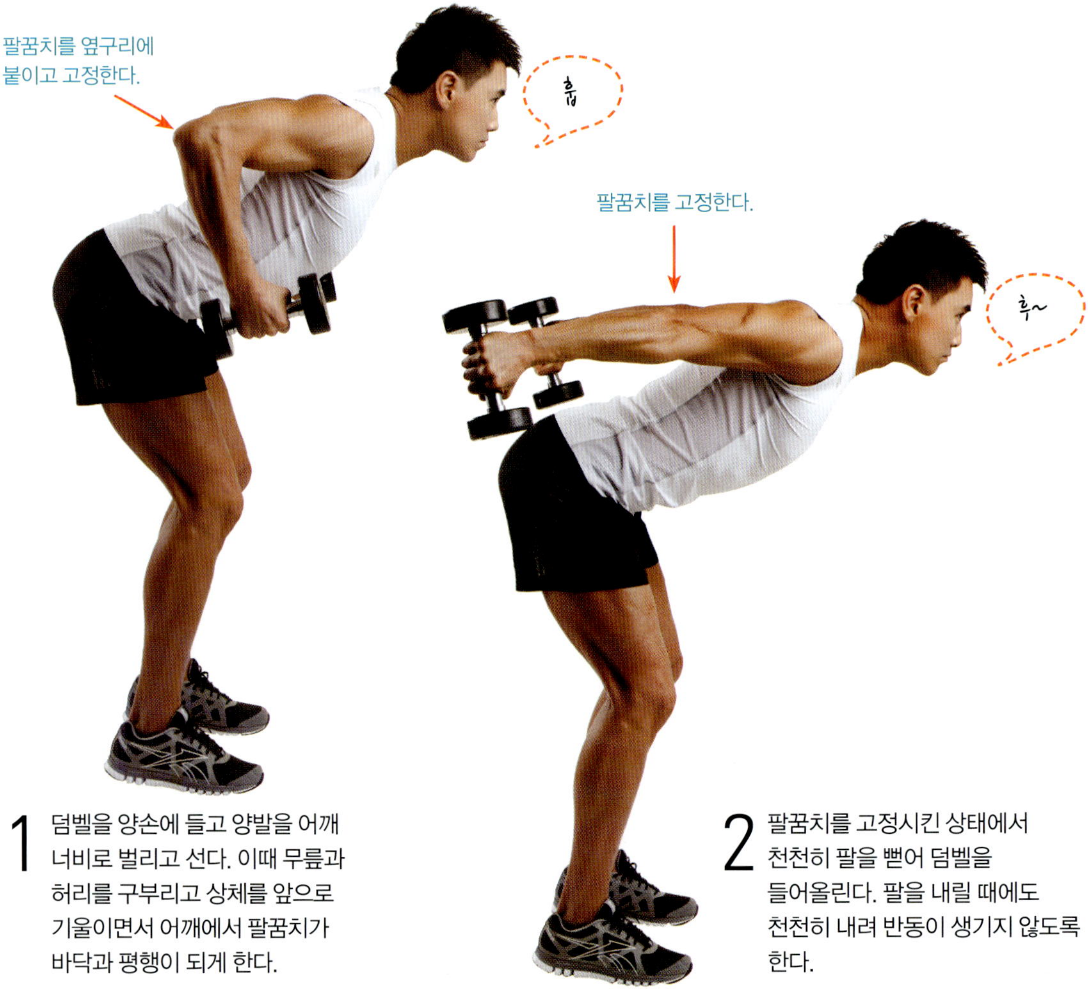

1 덤벨을 양손에 들고 양발을 어깨
너비로 벌리고 선다. 이때 무릎과
허리를 구부리고 상체를 앞으로
기울이면서 어깨에서 팔꿈치가
바닥과 평행이 되게 한다.

2 팔꿈치를 고정시킨 상태에서
천천히 팔을 뻗어 덤벨을
들어올린다. 팔을 내릴 때에도
천천히 내려 반동이 생기지 않도록
한다.

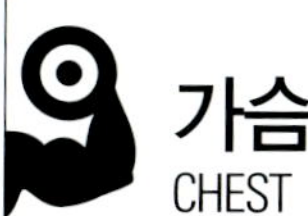
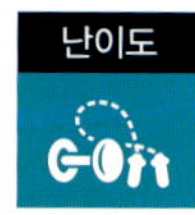
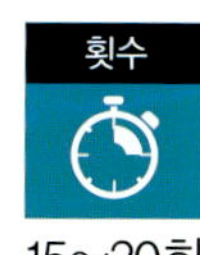

가슴
CHEST

푸시업
Push-up

난이도 ★★☆

횟수 15~20회

대흉근을 포함한 전체적인 상체 근육을 발달시킬 수 있는 맨몸 운동이다.
기본적인 자세인 만큼 정확한 동작으로 실시하는 것이 중요하다.

1 양손을 어깨 너비로 벌리고 양발은 모으거나 살짝 벌린 상태에서 엎드린다. 팔과 몸을 쭉 펴서 푸시업 기본 자세를 취한다.

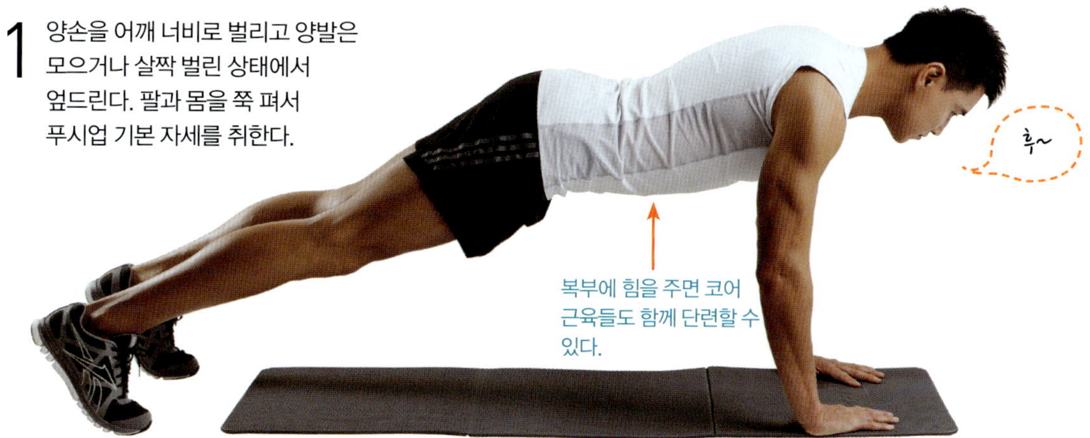

2 몸 전체를 일직선을 유지하면서 가슴과 배가 바닥에 거의 닿을 정도로 팔꿈치를 깊게 굽혀준다. 최저 지점에서 잠시 멈춘 후 시작 자세로 돌아온다.

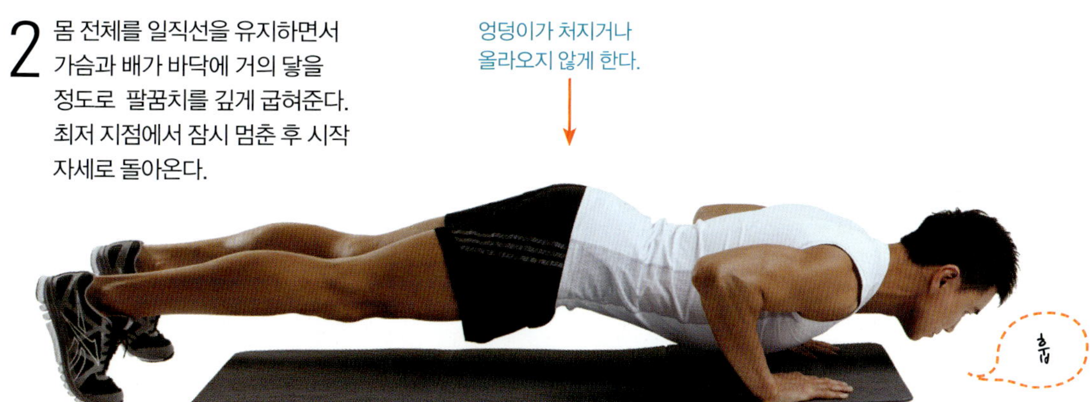

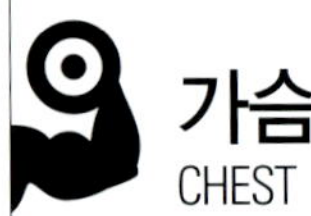
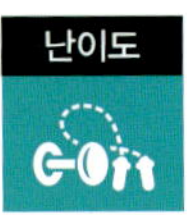
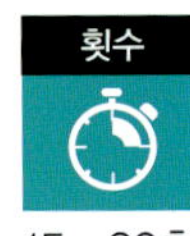

가슴
CHEST

난이도 ★★☆

횟수 15~20회

라잉 바벨 프레스
Lying Barbell Press

대흉근을 포함한 삼각근, 상완삼두근을 자극시켜 균형 있는 상체를
만드는 대표적인 운동이다.

1 벤치에 누워서 양 팔꿈치의 각도를
90도로 유지한 상태에서 팔을
벌리고 가슴 위로 바벨을 잡는다.

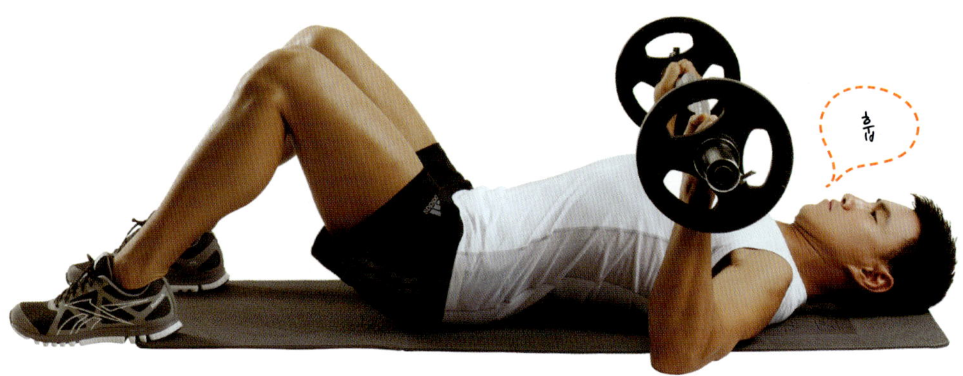

2 팔을 천천히 뻗어 가슴 위쪽으로
바벨을 밀어 올린다. 대흉근의
긴장을 느끼면서 천천히 바를 내려
시작 자세로 돌아온다.

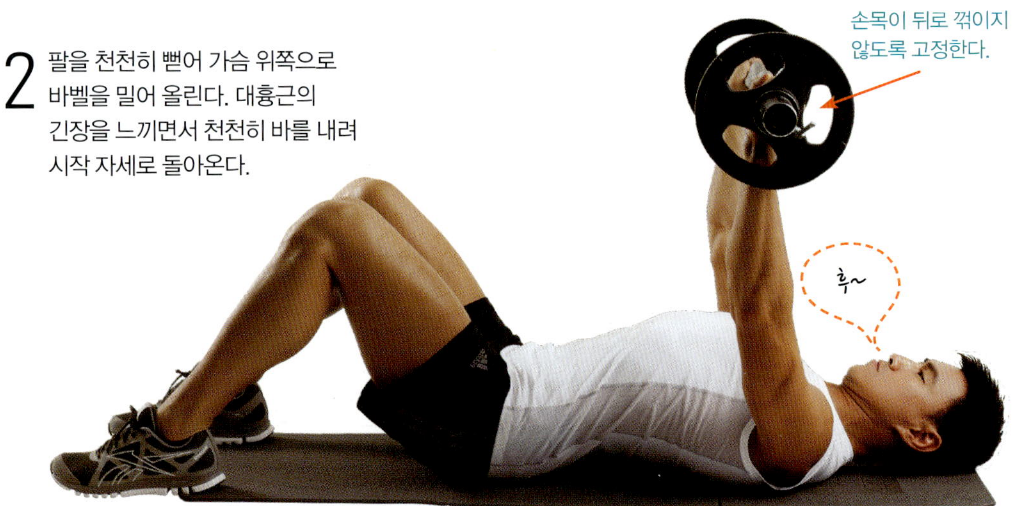

가슴
CHEST

난이도	횟수
★★★	15~20회

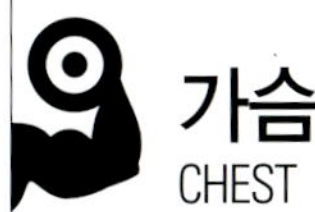

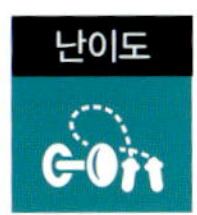

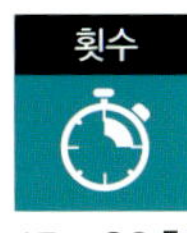

덤벨 플라이

Dumbbell Fly

대흉근의 고립 운동으로서 가슴 근육 안쪽의 섬세한 라인을 발달시키는 운동이다. 팔의 힘보다는 가슴의 힘을 이용해 안쪽으로 덤벨을 끌어당겨주는 느낌으로 실시한다.

1 벤치에 누워 덤벨을 양손에 들고 팔을 펼친다.

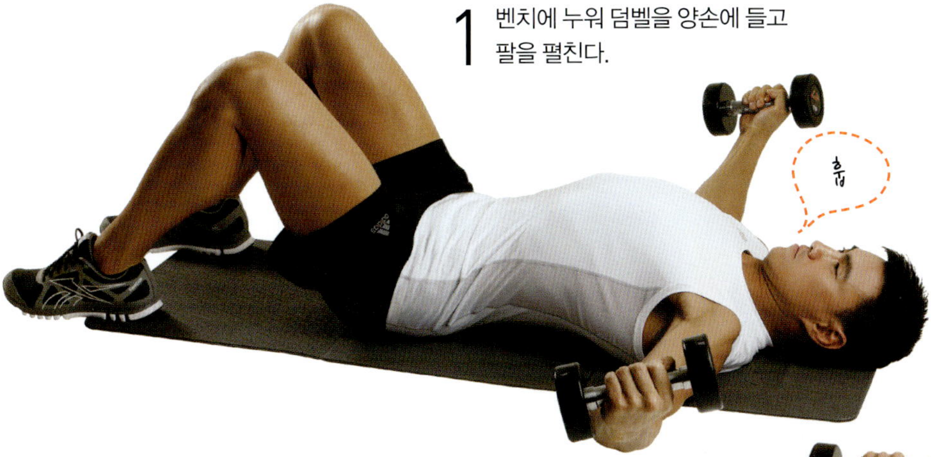

2 팔꿈치를 약간 굽힌 상태에서 가슴 위로 팔을 모은다. 팔꿈치와 그립의 상태를 그대로 유지하며 시작 자세로 돌아온다.

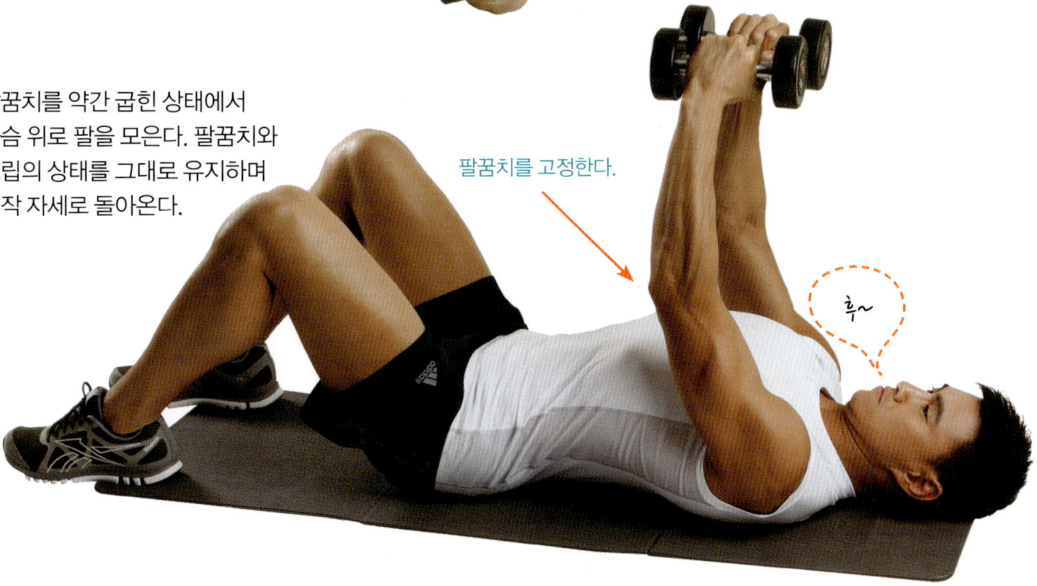

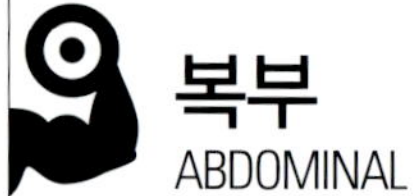

난이도 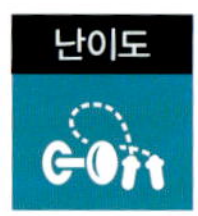 ★★☆

횟수 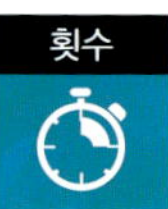 15~20회

레그 레이즈

Leg Raise

하복부를 자극시키는 대표적인 운동이다. 다리의 힘이 아닌 복부에 집중하여 실시한다.

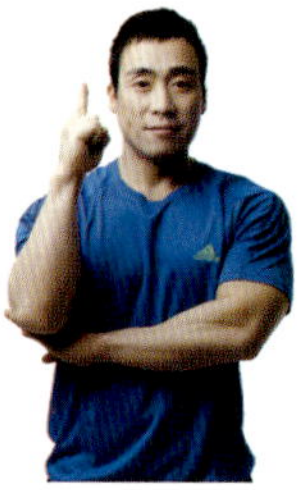

엉덩이 근육의 힘으로 올리는 것이 아니라 하복부 근육의 힘으로 다리를 들어올린다는 느낌으로 운동한다.

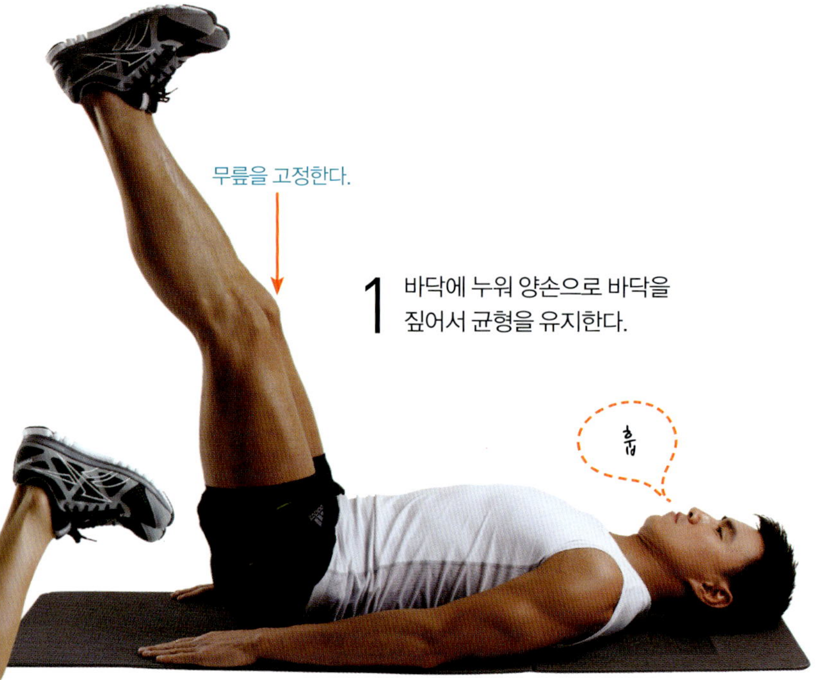

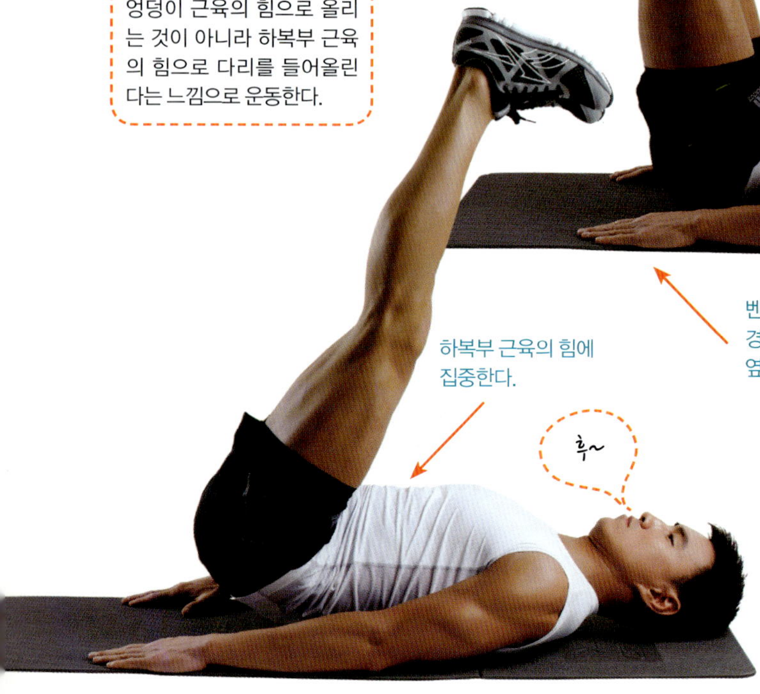

1 바닥에 누워 양손으로 바닥을 짚어서 균형을 유지한다.

2 두 다리를 위로 들어올려 하복부를 수축시켜준 다음 다리를 내리는 동작을 반복한다.

크런치

Crunch

상복부를 자극시키는 대표적인 운동이다. 가급적 느린 속도로
복부의 자극을 느끼며 실시한다.

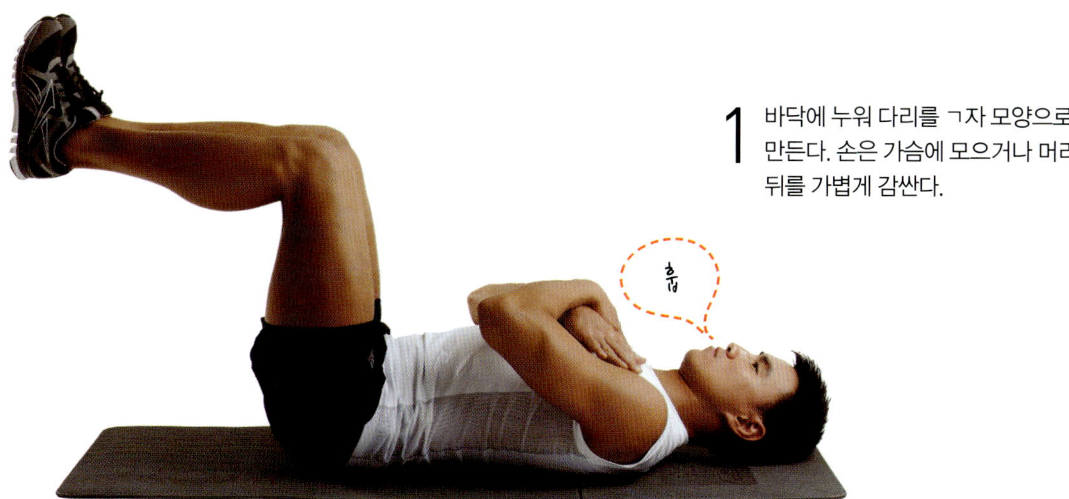

1 바닥에 누워 다리를 ㄱ자 모양으로
만든다. 손은 가슴에 모으거나 머리
뒤를 가볍게 감싼다.

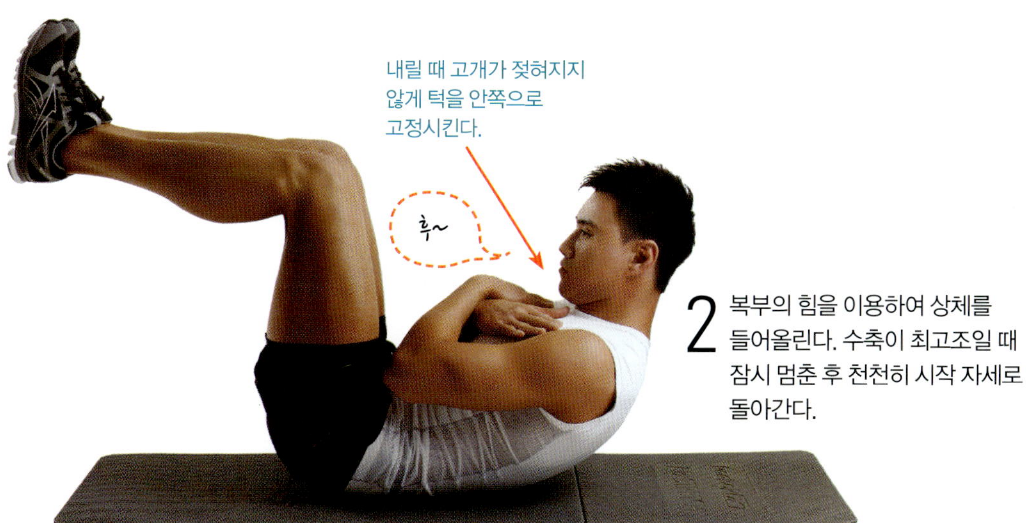

2 복부의 힘을 이용하여 상체를
들어올린다. 수축이 최고조일 때
잠시 멈춘 후 천천히 시작 자세로
돌아간다.

하체는 자세를 고정한다.

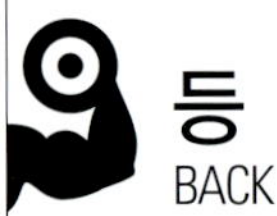

바벨 데드리프트

Barbell Deadlift

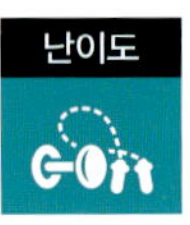

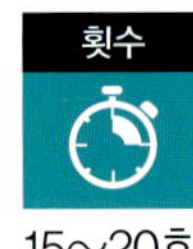

보디빌딩 3대 운동 중 하나로 등 근육을 포함한 뒷면 근육을 전체적으로 발달시키는 복합 운동이다.

1 양발을 어깨 너비로 벌리고 무릎을 약간 굽힌 후 허리를 숙여 바벨을 잡는다. 엉덩이를 뒤로 내밀고 등과 허리를 쭉 편 상태에서 하체로 중심을 잡으며 천천히 바벨을 들어올린다.

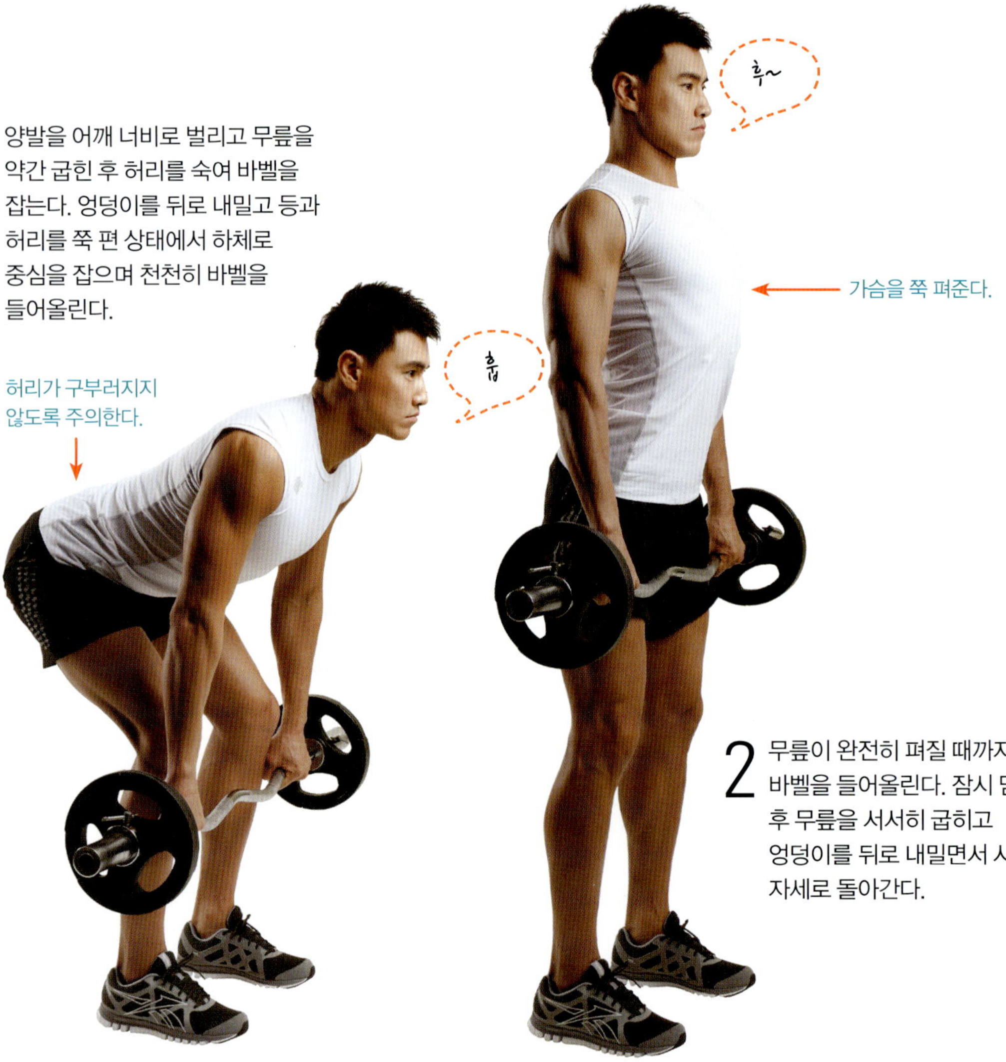

허리가 구부러지지 않도록 주의한다.

가슴을 쭉 펴준다.

2 무릎이 완전히 펴질 때까지 바벨을 들어올린다. 잠시 멈춘 후 무릎을 서서히 굽히고 엉덩이를 뒤로 내밀면서 시작 자세로 돌아간다.

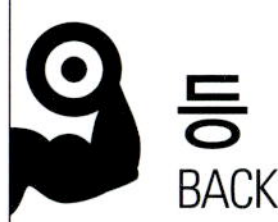

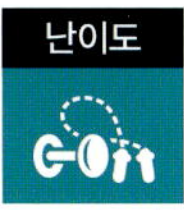

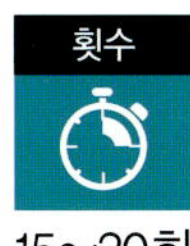

벤트오버 바벨 로우

Bent-over Barbell Row

등 근육 전체를 크고 두껍게 만들어주는 운동으로 광배근에 집중하며 실시한다. 어설픈 자세로 굳어지면 나중에 고치기 어려우므로 허리 힘을 충분히 기른 후에 실시하자.

1 발을 어깨 너비로 벌리고 무릎을 약간 굽혀 안정된 자세를 취한 후 허리를 편 상태에서 상체를 앞으로 구부려 바벨을 잡는다.

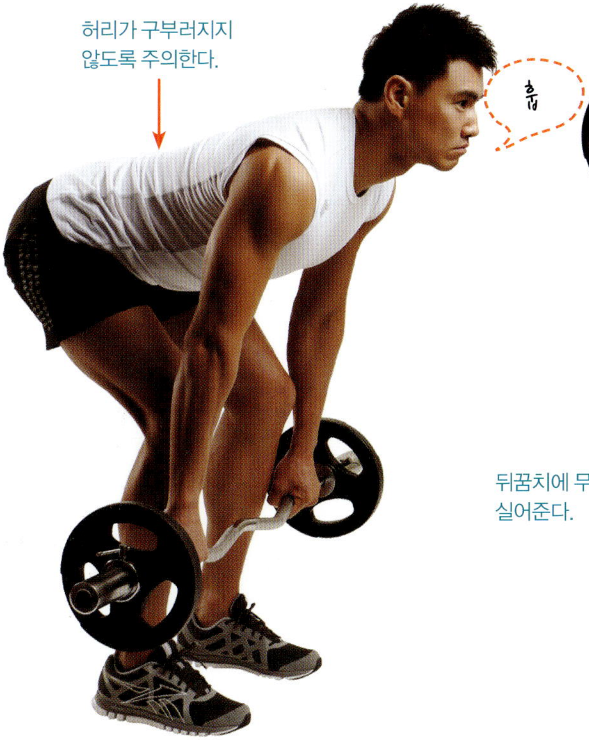

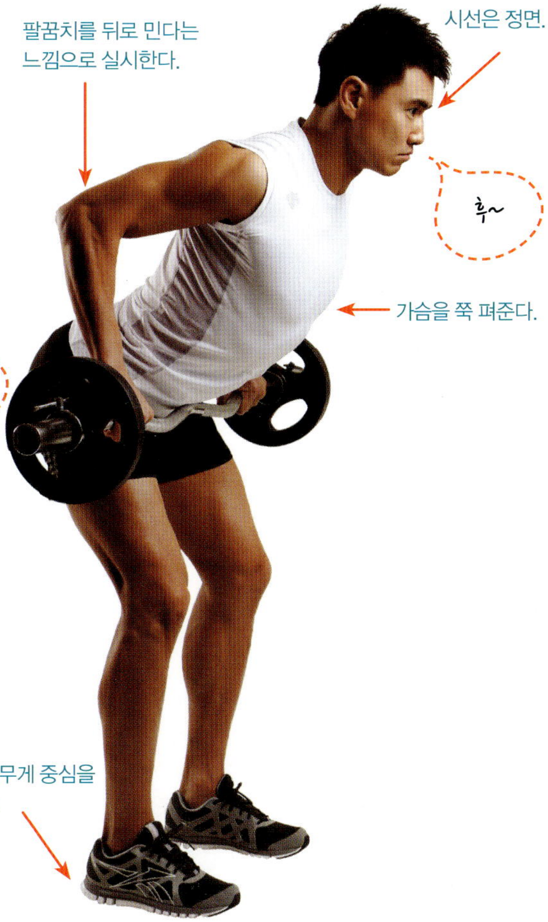

2 어깨 너비로 바벨을 잡고 바가 배꼽 쪽으로 오도록 팔을 당긴다. 천천히 원래 위치로 돌아간다.

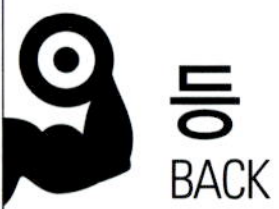

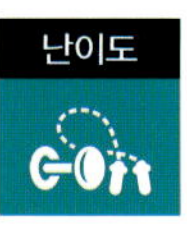

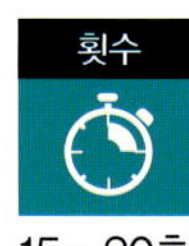

바벨 풀오버
Barbell Pullover

등 근육뿐만 아니라 가슴, 팔 근육에 자극을 주는 운동이다. 바벨을 사용해 그립을 넓게 잡을 경우 등 근육을 집중적으로 자극하고 덤벨을 사용해서 같은 동작을 할 경우 가슴 근육 수축에 도움이 된다.

1 벤치나 매트에 누워서 덤벨을 양손으로 잡고 가슴 위로 팔을 뻗는다.

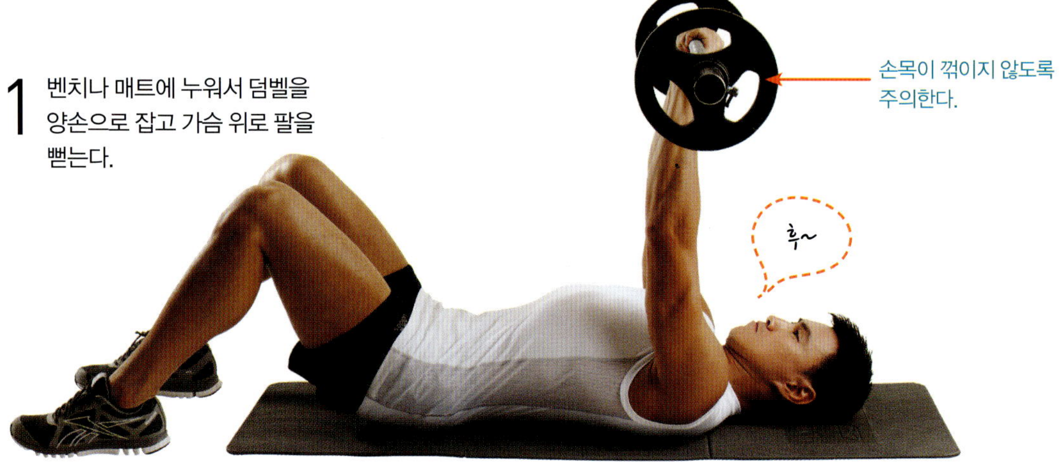

2 두 팔을 반원을 그리면서 천천히 머리 위쪽 바닥을 향해 내린다. 다시 덤벨을 가슴 앞까지 올렸다가 내리는 동작을 반복한다.

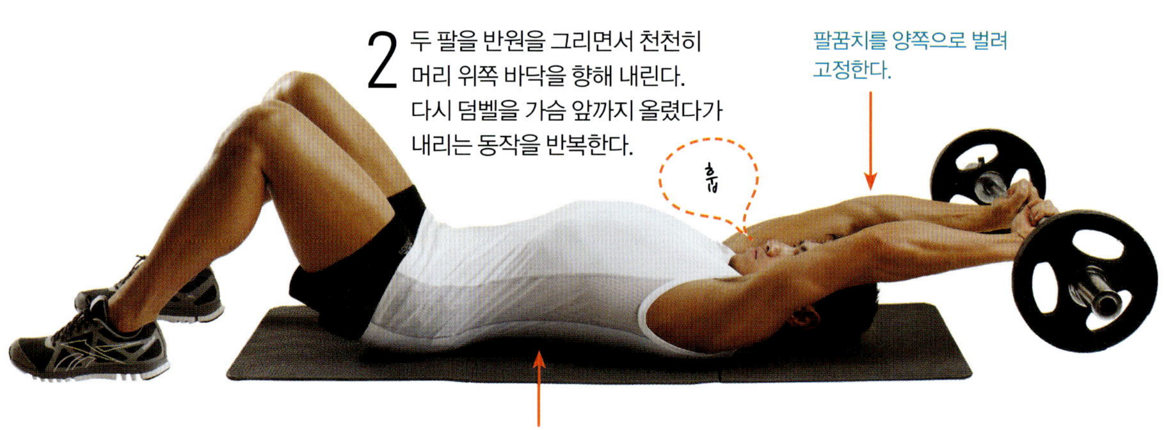

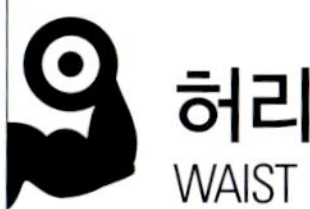

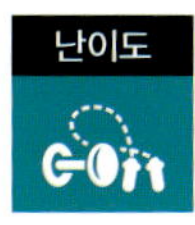

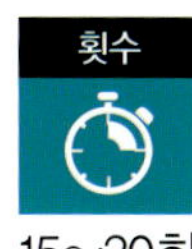

굿모닝

Good Morning

등 하부와 허리 근육 그리고 허벅지 뒷면에도 자극을 줄 수 있는 운동이다.
천천히 실시하고 특히 들어올리는 순간에 허리를 주의한다.

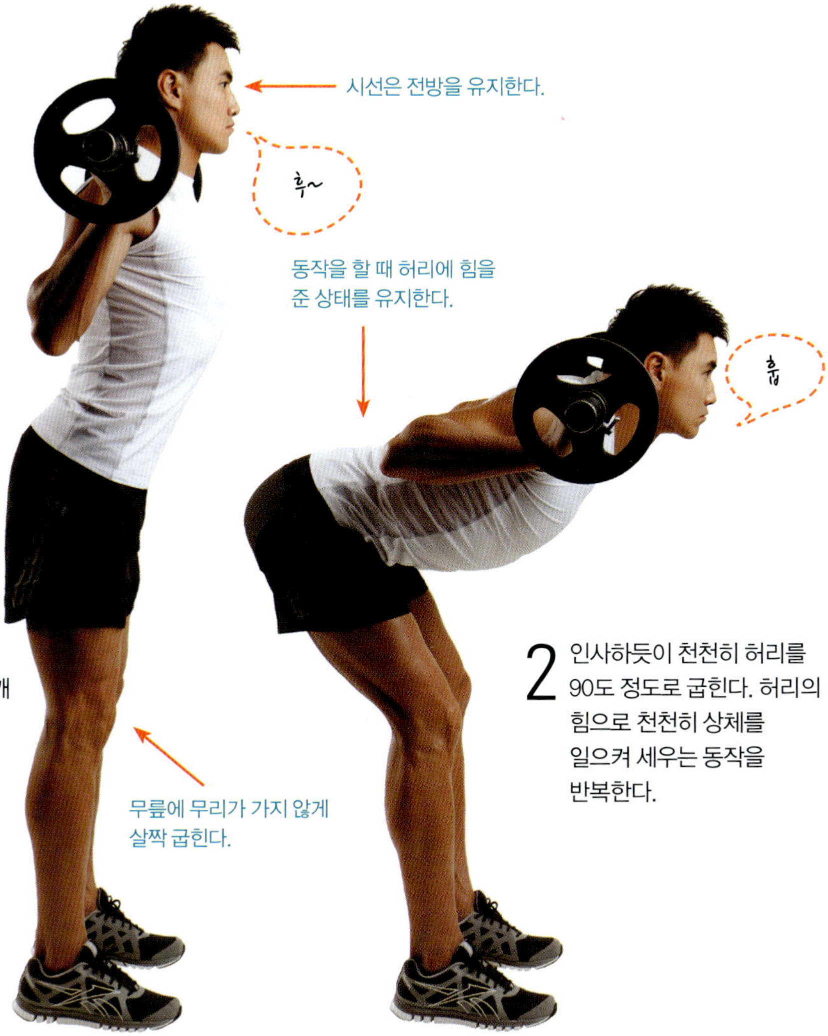

1 양발을 어깨 너비로
벌리고 선 상태에서 어깨
너비보다 약간 넓게
바벨을 잡고 머리 위로
들어올려 목 뒤쪽
승모근에 올린다.

2 인사하듯이 천천히 허리를
90도 정도로 굽힌다. 허리의
힘으로 천천히 상체를
일으켜 세우는 동작을
반복한다.

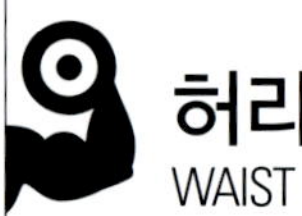
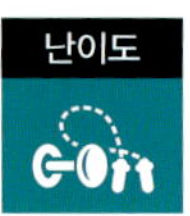
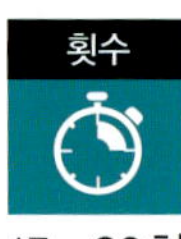

난이도 ★★☆

횟수 15〜20회

백 익스텐션
Back Extension

등 하부와 허리 근육을 동시에 강화하는 데 효과적이며 둔근도 자극할 수 있는 맨몸 운동이다. 들어올릴 때 허리 근육에 집중하여 실시한다.

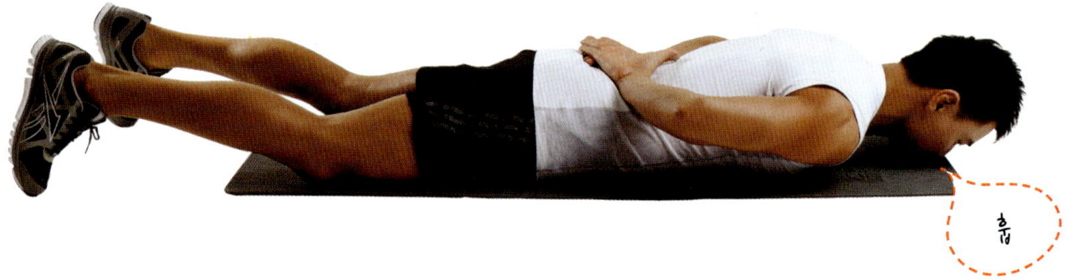

1 바닥에 엎드린 상태에서 양손은 가볍게 포개어 허리에 올린다. 양발은 어깨 너비로 벌리고 엉덩이에 힘을 주어 자세를 고정시킨다.

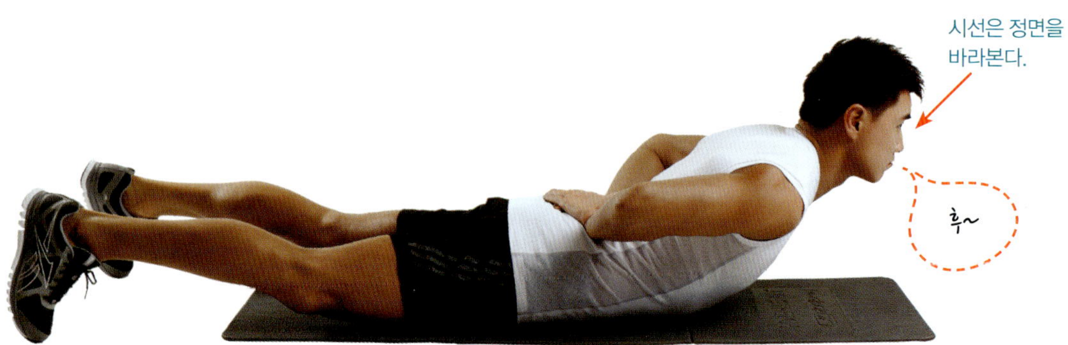

2 숨을 내쉬면서 상체를 살짝 들어 가슴이 바닥에서 떨어지도록 올려준다. 잠시 멈춘 후 숨을 들이마시면서 천천히 시작 자세로 돌아온다.

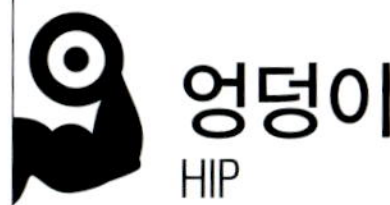

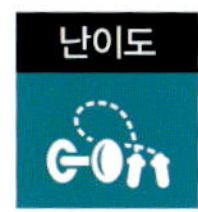

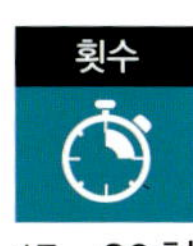

레그 백 레이즈
Leg Back Raise

둔근에 전체적인 자극을 주며 허리 근육 발달에도 도움을 주는 운동이다.
반동 없이 엉덩이에 집중하여 실시한다.

1 팔굽혀펴기 하는 자세로 양손을 바닥에 짚고 엎드린다.

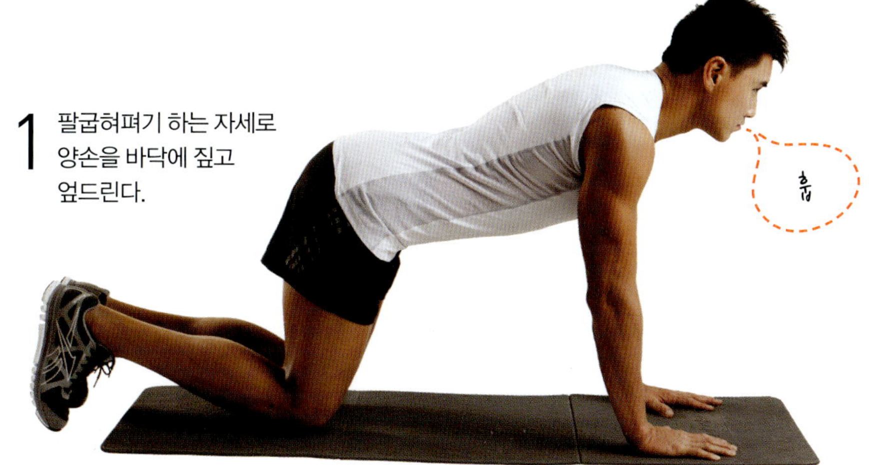

2 한쪽 다리는 바닥에 고정시키고 한쪽 다리는 숨을 내쉬면서 엉덩이 위쪽으로 들어올린다. 엉덩이를 수축하며 1~2초간 정지한 후 숨을 들이마시면서 다리를 내린다.

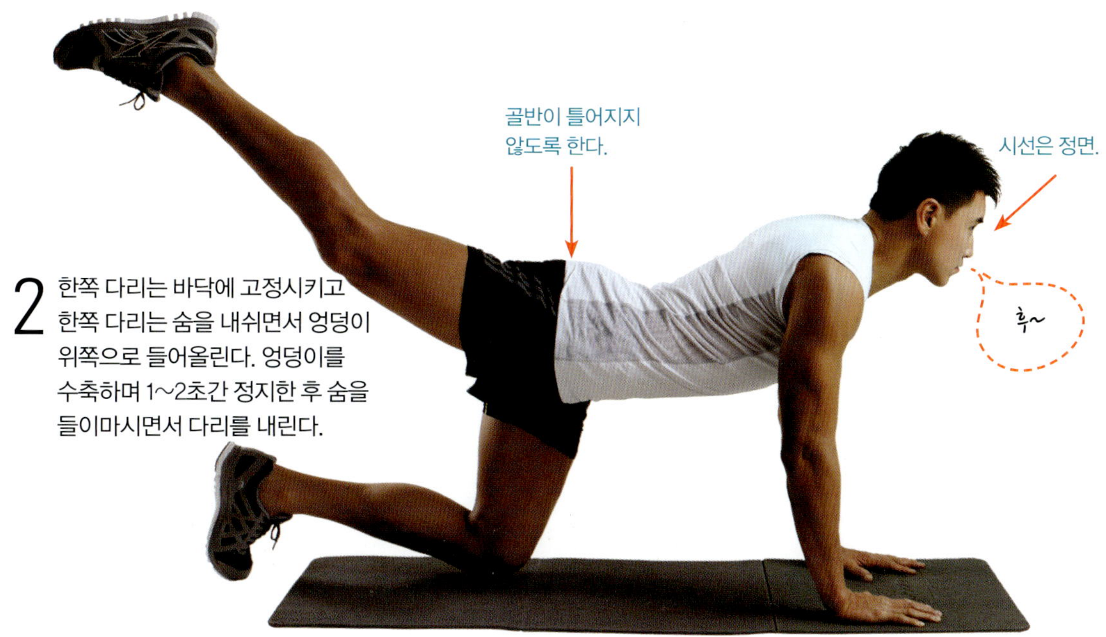

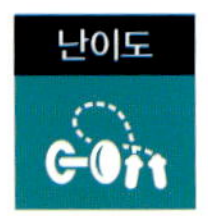

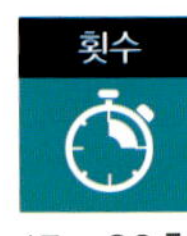

힙 리프트

Hip Lift

둔근을 포함한 허리 근육에도 자극을 줄 수 있는 운동이다.
엉덩이와 허리에 집중하며 실시한다.

1 천장을 보고 바르게 누운 후 양팔은
펴서 바닥에 댄다. 다리가 A자 모양을
이루도록 무릎을 굽혀 세운다.

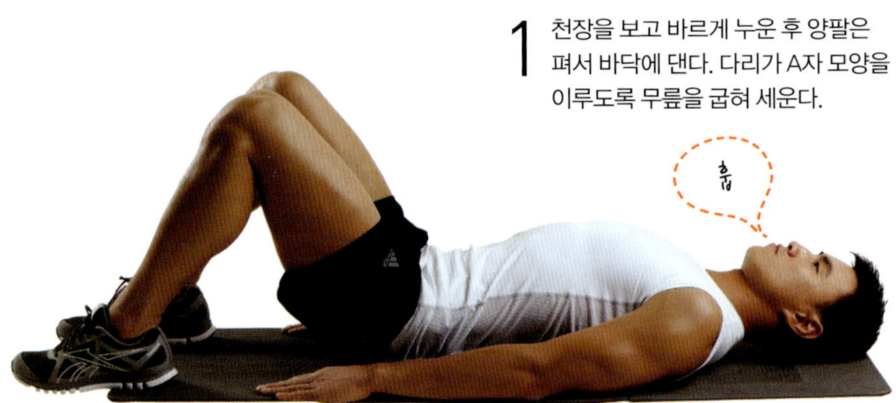

무릎이 벌어지거나
모이지 않도록 고정.

2 숨을 내쉬면서 골반을 위쪽으로 들어
올린다. 1~2초간 정지를 해 엉덩이에
수축을 지속시켜 준 후 숨을
들이마시면서 골반을 내린다.

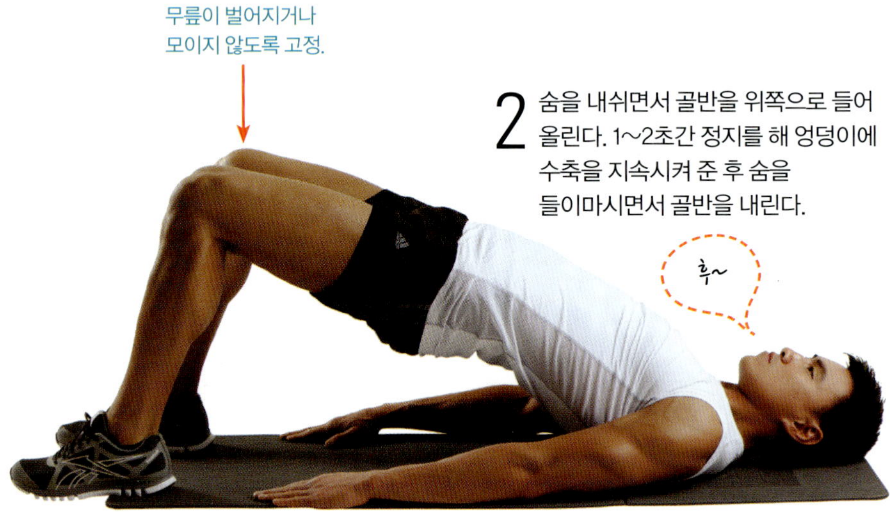

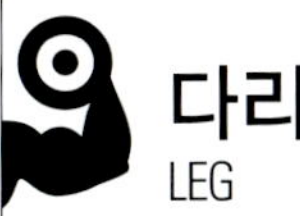

다리
LEG

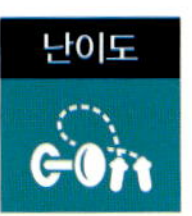
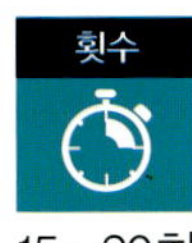

난이도
★★★

횟수
15~20회

스쿼트
Squat

보디빌딩의 3대 운동 중 하나로 허벅지 앞면을 포함한 하체 전체를 자극할 수 있다. 또한 엉덩이와 허리 근력까지 키울 수 있는 복합 운동이다.

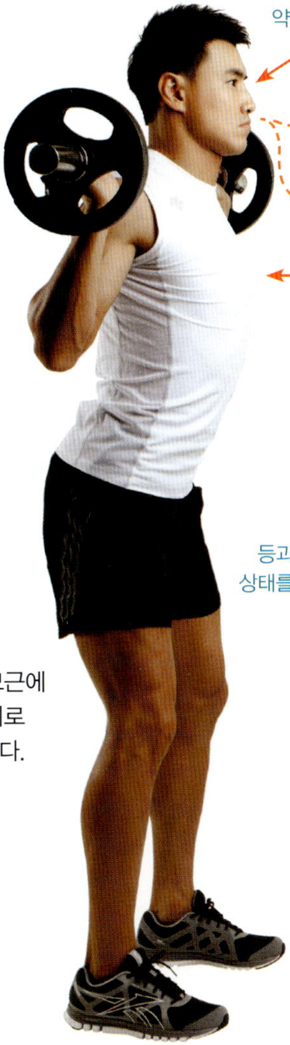

1 바벨을 목 뒤 승모근에 걸친 후 어깨 너비로 양발을 벌리고 선다.

2 천천히 엉덩이를 뒤로 빼면서 무릎을 굽혀 90도 각도로 앉은 자세를 취한다. 하체의 힘으로 바벨을 들어올리며 시작 자세로 돌아온다.

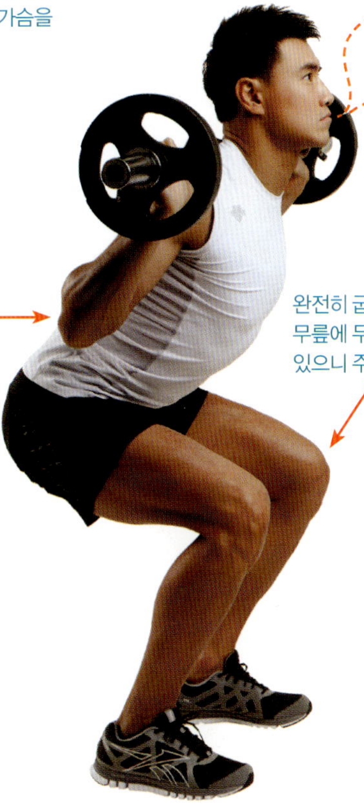

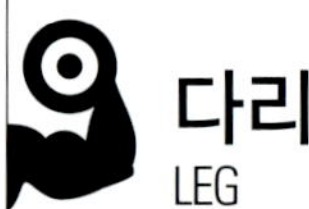

다리
LEG

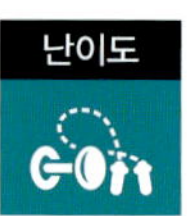

난이도
★★★

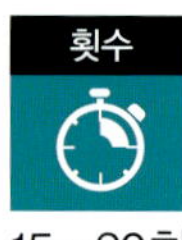

횟수
15~20회

런지
Lunge

대퇴근의 앞부분을 발달시키며 둔근에 강한 자극을 줄 수 있는 운동이다.
양쪽에 골고루 자극을 줄 수 있도록 보폭을 바꾸어가며 천천히 실시한다.

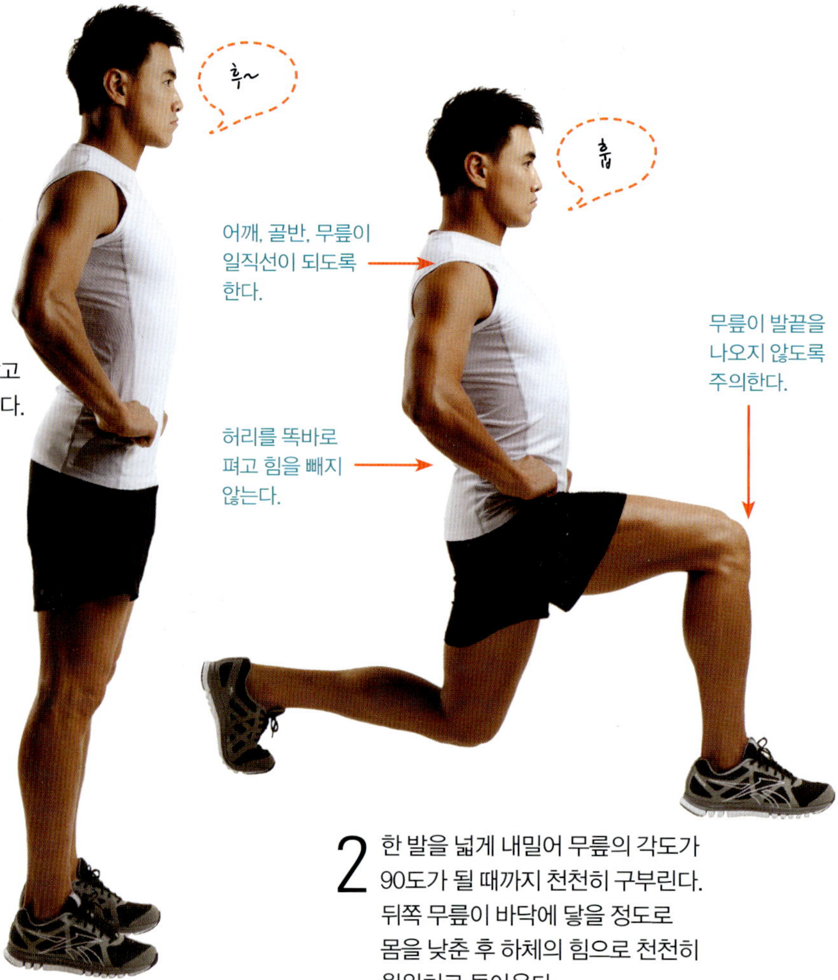

1 양손으로 허리를 잡고
시선은 전방을 향한다.

2 한 발을 넓게 내밀어 무릎의 각도가
90도가 될 때까지 천천히 구부린다.
뒤쪽 무릎이 바닥에 닿을 정도로
몸을 낮춘 후 하체의 힘으로 천천히
원위치로 돌아온다.

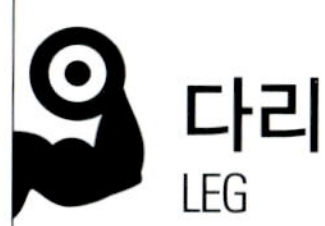
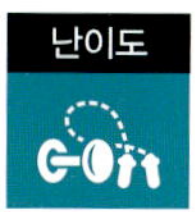
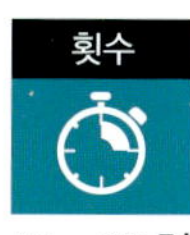

난이도	횟수
★★★	15~20회

스티프 레그 데드리프트
Stiff Leg Deadlift

허벅지 뒷면의 슬와근과 둔근, 허리 근육을 집중적으로 자극하기 위한 운동이다. 무거운 무게보다는 적정한 바벨을 선택해 정확한 자세를 취할 수 있도록 한다.

1 골반 너비만큼 발을 벌리고 어깨 너비만큼 손을 벌려 바벨을 잡는다.

2 턱을 살짝 들고 시선은 정면을 향한 상태로 무릎을 살짝 구부리고 허리를 천천히 낮춰 바벨을 내린다. 슬와근과 둔근을 수축시키고 힙을 앞으로 내밀어 몸을 일으킨다.

08

글래디에이터 서킷 프로그램 A~E

글래디에이터 서킷 트레이닝은 코어 근육을 중심으로 몸의 여러 근육과 관절을 사용할 수 있게 구성한 것이다. A부터 E까지 5개의 코스로 A에서 D로 가면서 점점 운동의 강도가 강해진다. 마지막 E 코스는 짐볼을 이용하는 운동으로 몸의 균형 감각을 키워준다. 각 코스마다 5가지의 동작으로 구성되어 있고 1~5번까지 동작을 모두 실시하면 1세트다. 동작과 동작 사이에는 쉬지 않고 세트와 세트 사이 30~60초 정도 휴식을 취하면서 실시한다.

글래디에이터 서킷 프로그램 A

A-1 푸시업 앤 로우

A-2 플레이트 사이드 스윙

A-3 바벨 스쿼트 앤 업 라이트 로우

A-4 스쿼트 바벨 컬

A-5 AB 슬라이드

글래디에이터 서킷 프로그램 C

C-1 푸시업 코어

C-2 플레이트 울트라 스윙

C-3 파워 클린 앤 저크

C-4 풀스쿼트 바벨 컬

C-5 울트라 크런치

글래디에이터 서킷 프로그램 E

E-1 볼 푸시업

E-2 볼 버피 앤 업

E-3 볼 런지 앤 트위스트 업

E-4 볼 컬 앤 프레스

E-5 볼 니킥

글래디에이터 서킷 프로그램 B

B-1 덤벨 푸시업 앤 플라이

B-2 플레이트 슈퍼 스윙

B-3 파워 클린

B-4 스쿼트 리스트 컬

B-5 AB 슬라이드 II

글래디에이터 서킷 프로그램 D

D-1 푸시업 고 백

D-2 케틀벨 스윙

D-3 바벨 프레스 앤 스쿼트

D-4 스티프 데드리프트 바벨 컬

D-5 트위스트 니킥

글래디에이터 서킷 프로그램 A

QR코드로 운동
동영상 확인하기

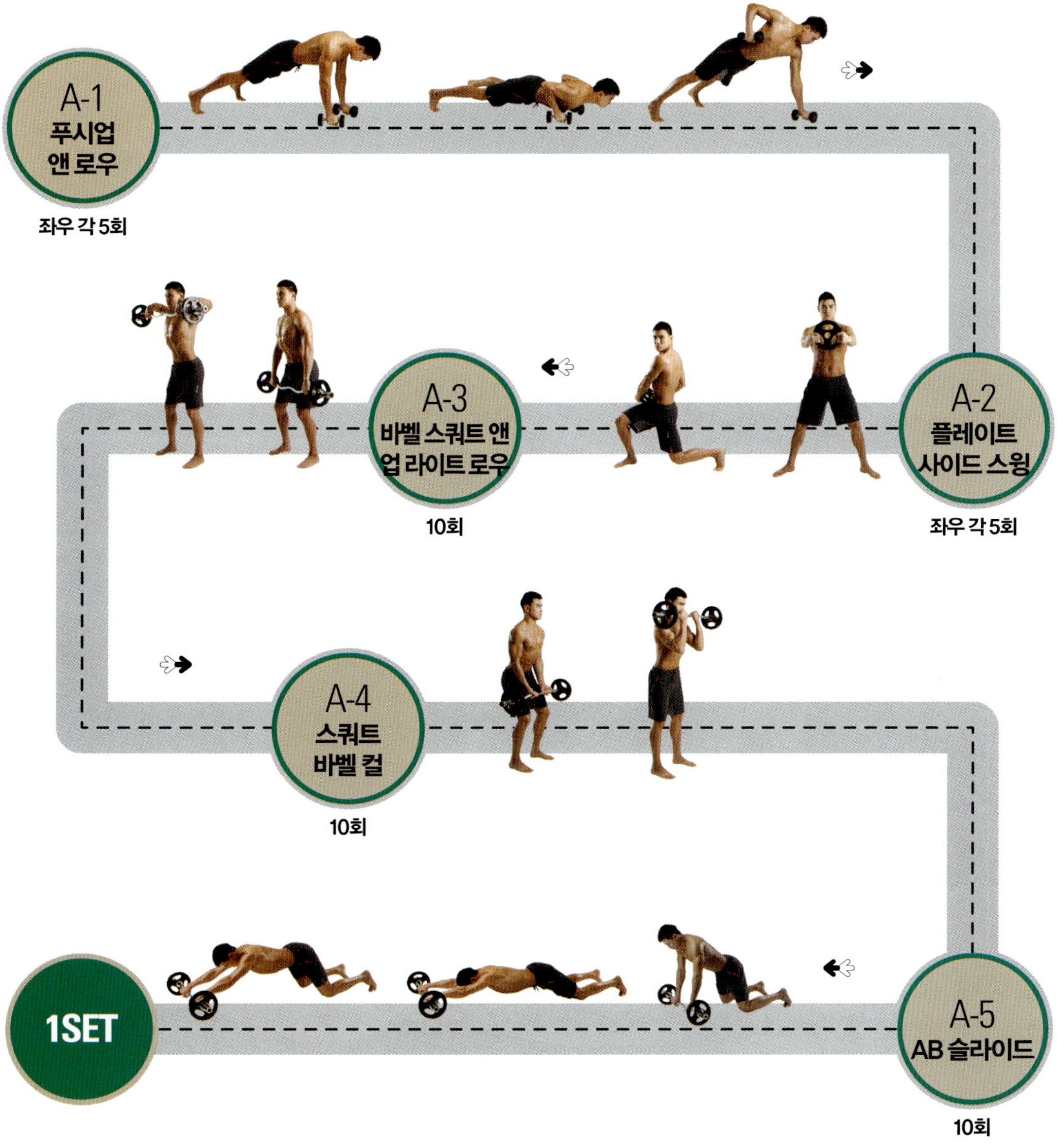

A-1
푸시업
앤 로우

좌우 각 5회

A-2
플레이트
사이드 스윙

좌우 각 5회

A-3
바벨 스쿼트 앤
업 라이트 로우

10회

A-4
스쿼트
바벨 컬

10회

A-5
AB 슬라이드

10회

1SET

자극 부위	난이도	횟수
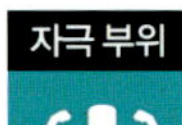	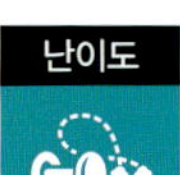	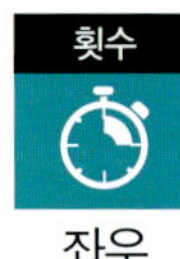
가슴·등 팔·코어	★☆☆	좌우 각5회

A-1 Push-up And Row
푸시업 앤 로우
푸시업 하며 팔꿈치 끌어당기기

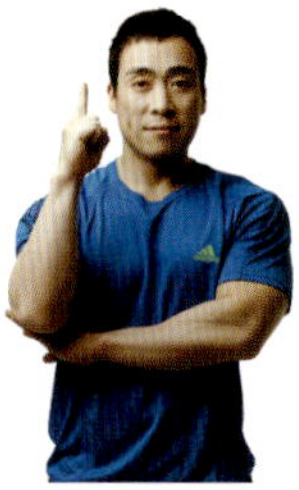

처음에는 쉽게 들 수 있는 가벼운 덤벨로 시작하고 익숙해질 때까지 맨손으로 해도 상관없다. 힘들면 무릎을 바닥에 대고 따라 하며 동작을 익히자.

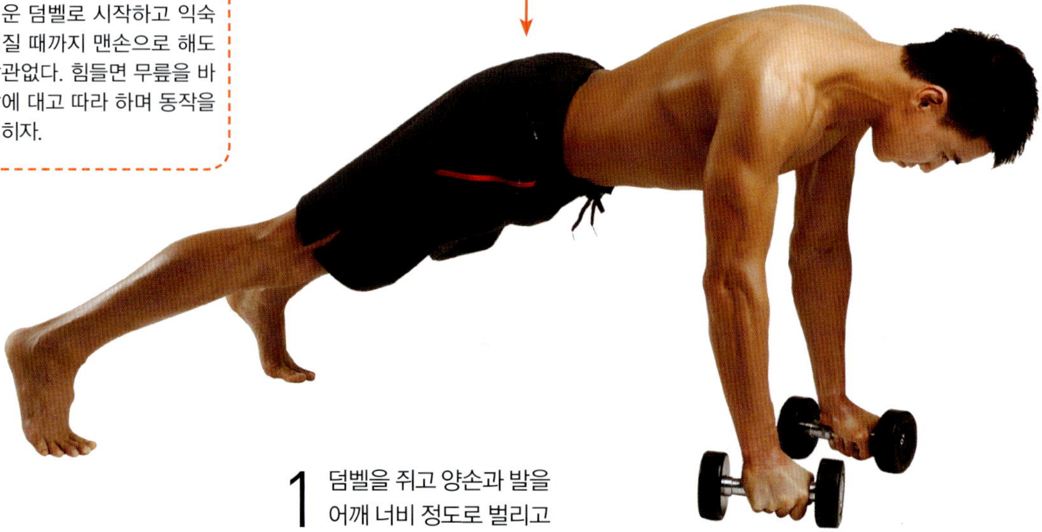

1 덤벨을 쥐고 양손과 발을 어깨 너비 정도로 벌리고 푸시업 자세를 취한다.

2 양쪽 가슴이 지면과
가까워지도록 가능한 한
자세를 낮춘 뒤 잠시
멈춘다.

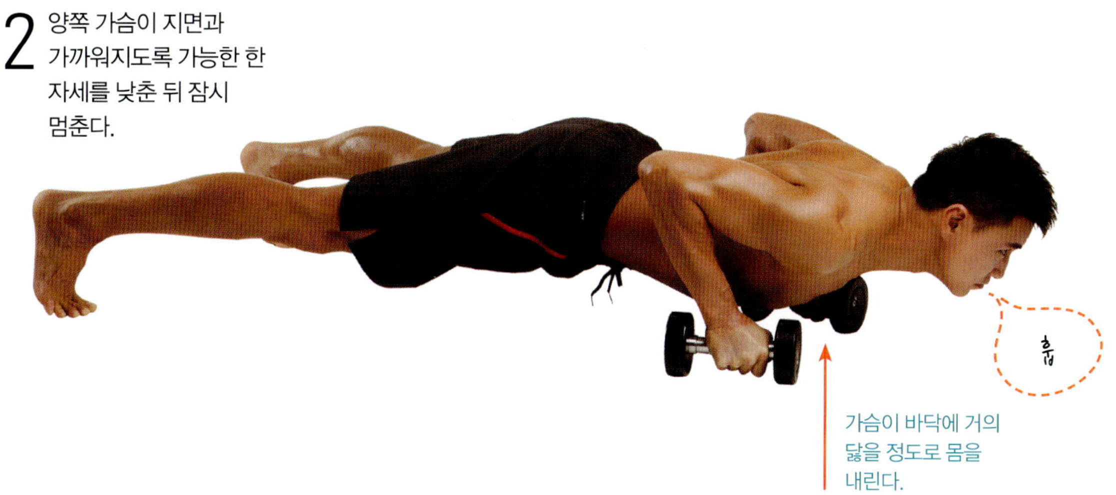

가슴이 바닥에 거의
닿을 정도로 몸을
내린다.

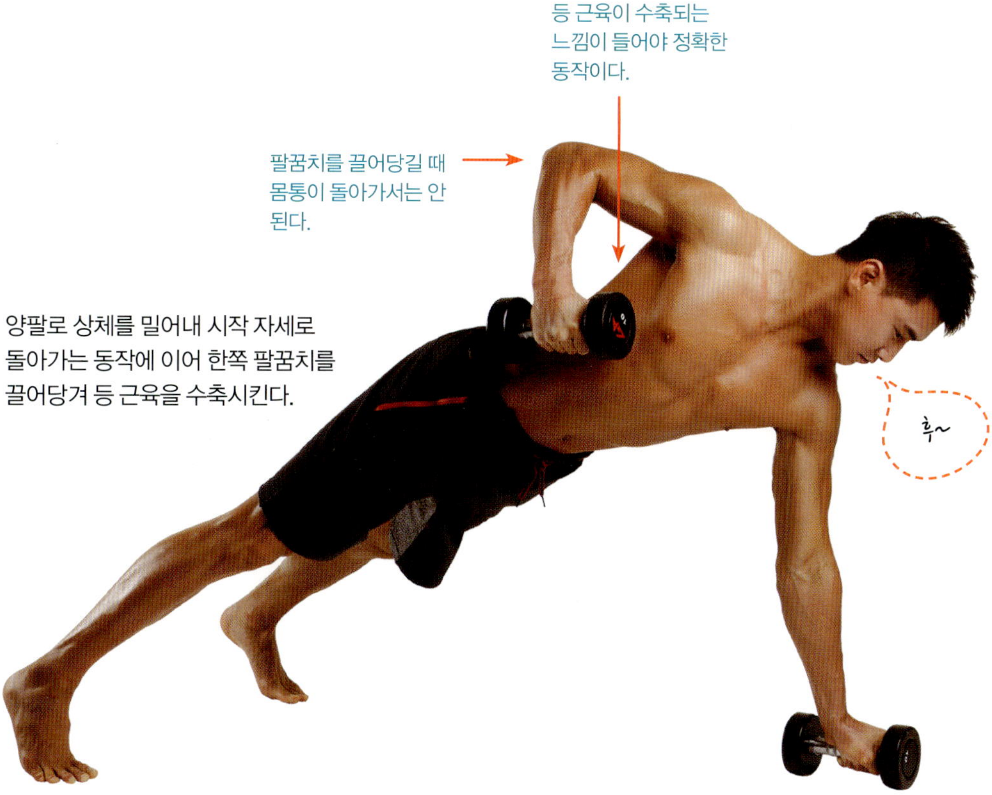

등 근육이 수축되는
느낌이 들어야 정확한
동작이다.

팔꿈치를 끌어당길 때
몸통이 돌아가서는 안
된다.

3 양팔로 상체를 밀어내 시작 자세로
돌아가는 동작에 이어 한쪽 팔꿈치를
끌어당겨 등 근육을 수축시킨다.

A-2 Plate Side Swing
플레이트 사이드 스윙
원판 들고 몸통 돌리기

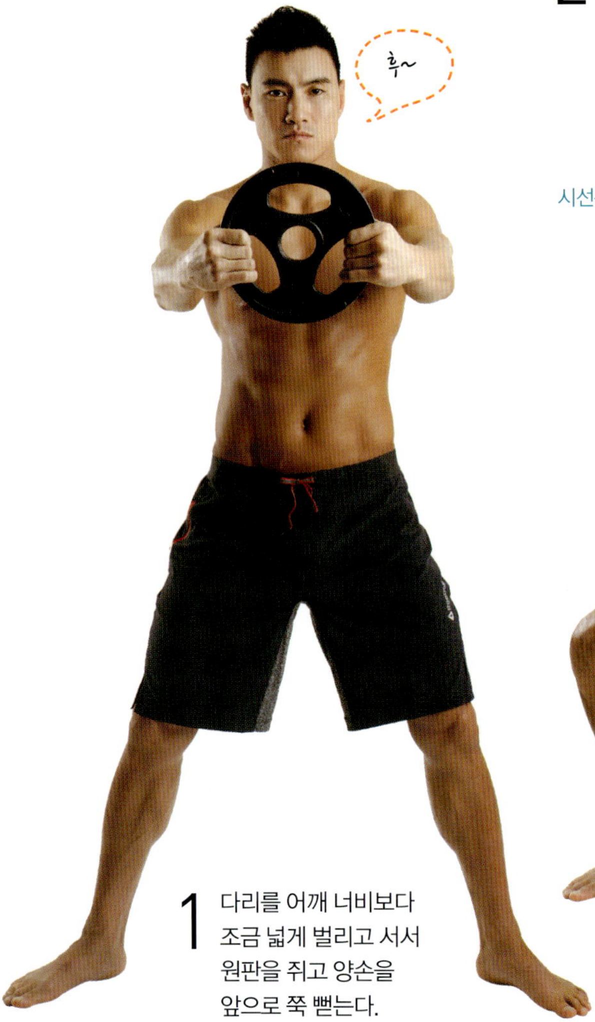

자극 부위	난이도	횟수
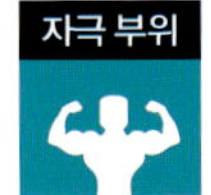	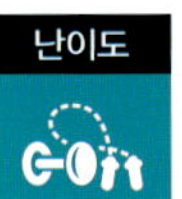	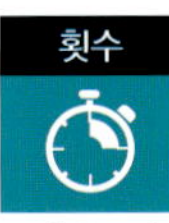
하체·등 코어	★☆☆	좌우 각 5회

2 원심력으로 허리를 옆으로 틀며 무릎을 굽혀준다. 원판은 옆구리 높이까지 낮춰준다. 좌우로 번갈아가며 반복해서 실시한다.

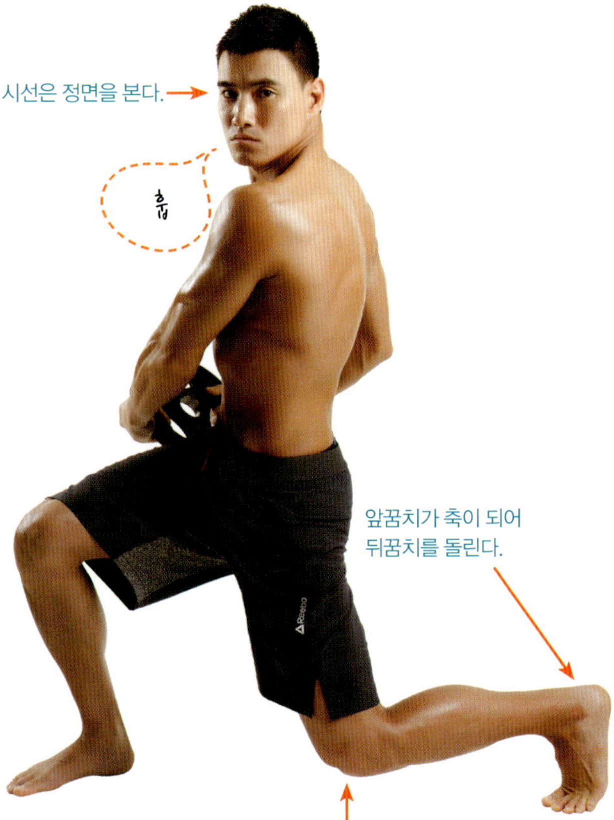

1 다리를 어깨 너비보다 조금 넓게 벌리고 서서 원판을 쥐고 양손을 앞으로 쭉 뻗는다.

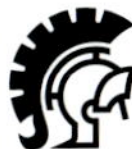
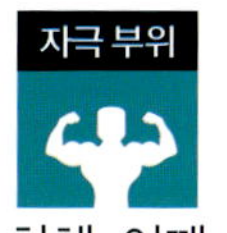
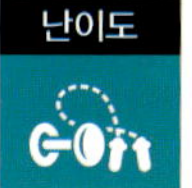
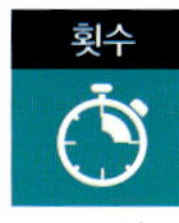

자극 부위	난이도	횟수
하체 · 어깨 코어	★ ☆ ☆	10회

A-3 Barbell Squat And Up Light Row
바벨 스쿼트 앤 업 라이트 로우
앉았다 일어서며 팔꿈치 들어 올리기

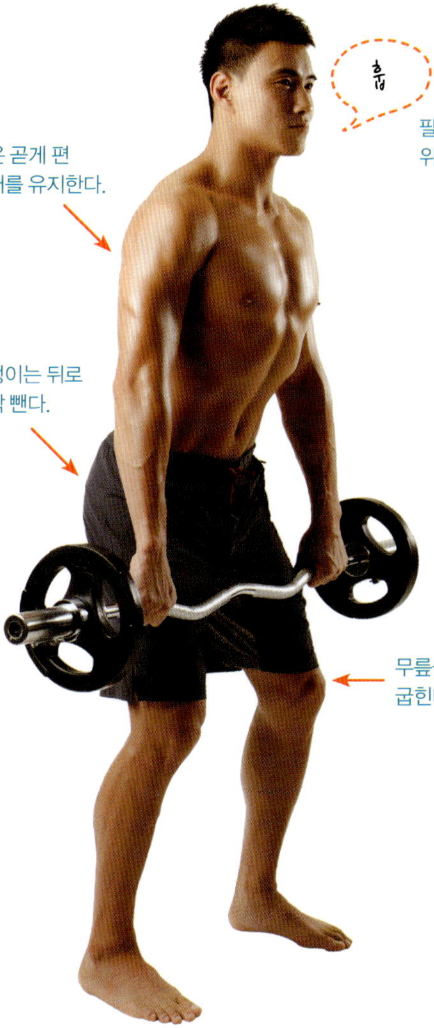

1 발을 어깨 너비로 벌리고 팔은 어깨 너비보다 약간 넓게 벌려 바벨을 잡고 선다.

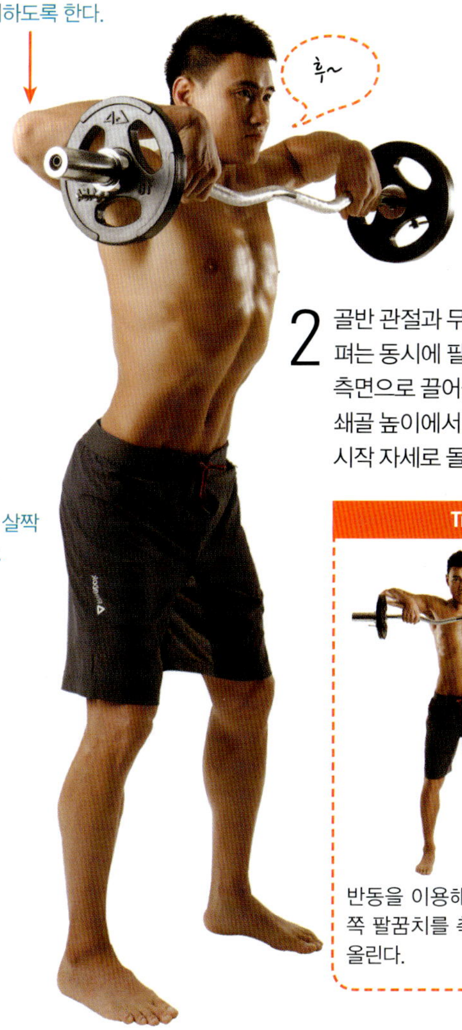

2 골반 관절과 무릎 관절을 펴는 동시에 팔꿈치를 굽혀 측면으로 끌어올린다. 바를 쇄골 높이에서 잠시 멈춘 뒤 시작 자세로 돌아간다.

Tip

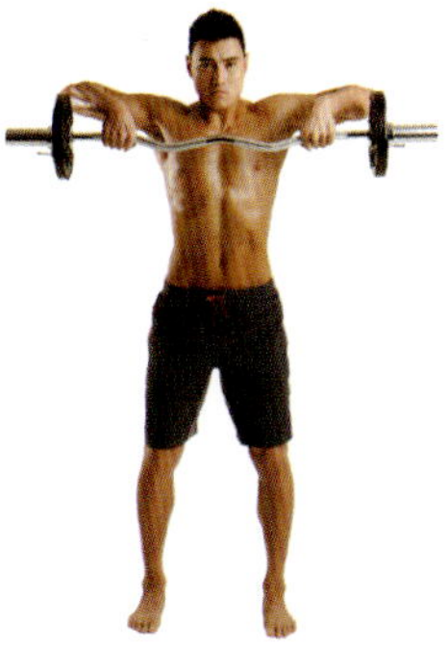

반동을 이용해 날개처럼 양쪽 팔꿈치를 측면으로 끌어 올린다.

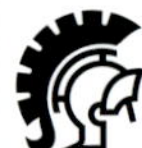

A-4 Squat Barbell Curl
스쿼트 바벨 컬
팔꿈치를 구부려 바벨 들어올리기

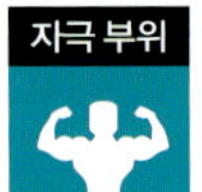

자극 부위

하체·이두
코어

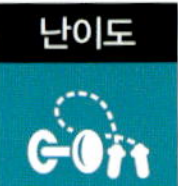

난이도

★☆☆

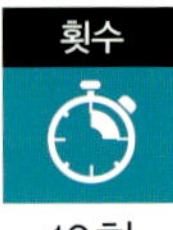

횟수

10회

등은 곧게 편
상태를
유지한다.

엉덩이는 뒤로
살짝 뺀다.

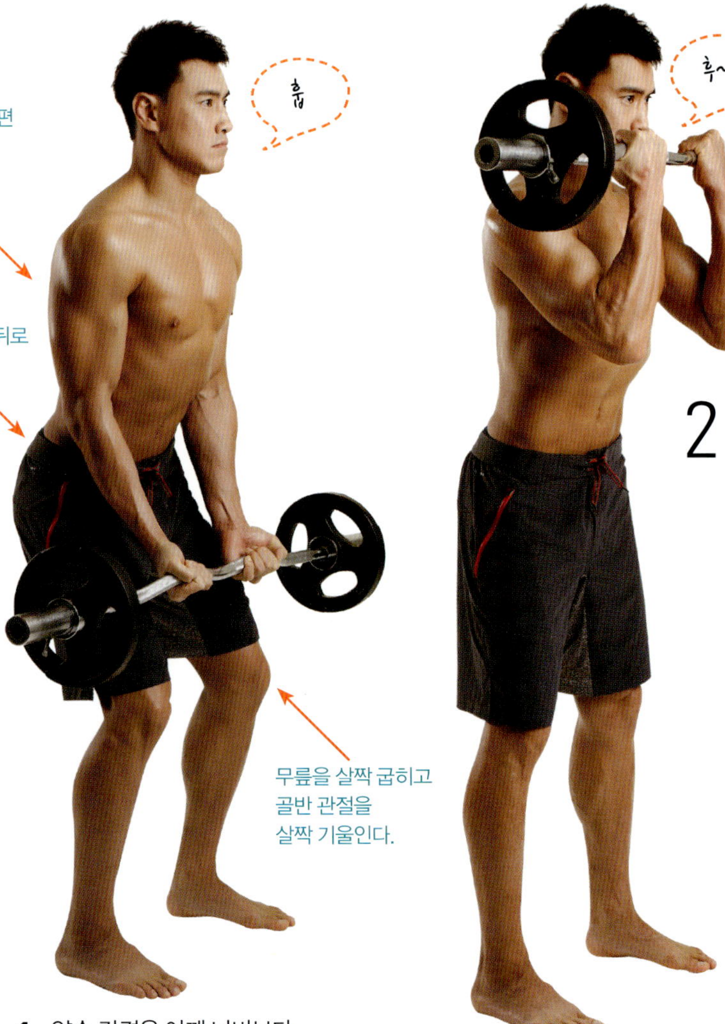

무릎을 살짝 굽히고
골반 관절을
살짝 기울인다.

1 양손 간격은 어깨 너비보다
조금 좁게 하고 손바닥이 앞을
보도록 바벨을 잡고 선다.

2 골반 관절과 무릎 관절을
펴는 동시에 팔꿈치를
구부려 바벨을 턱 아래로
끌어올린다.

Tip

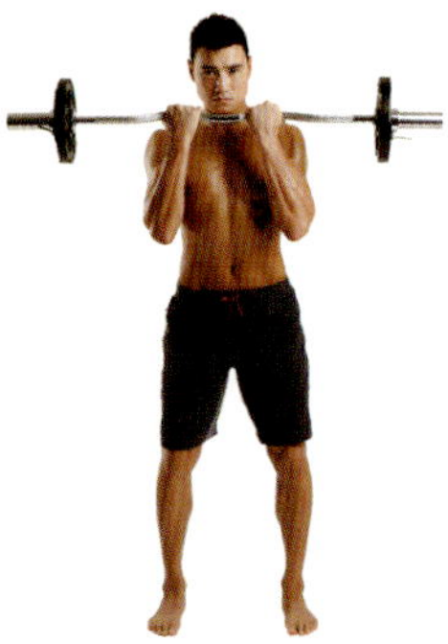

팔꿈치가 벌어지지 않게 하
고 몸의 반동을 지나치게 쓰
지 않는다. 바벨을 넓은 그립
으로 잡으면 이두근 내측에
자극을 준다. 좁은 그립은 이
두근 외측에 자극을 준다.

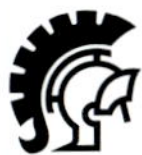

자극 부위	난이도	횟수
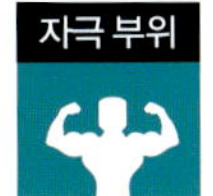	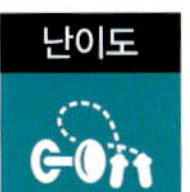	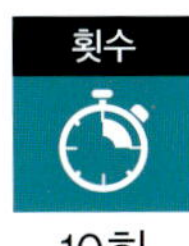
코어·복근	★☆☆	10회

A-5 AB Slide
AB 슬라이드
바벨 잡고 앞뒤로 밀어주기

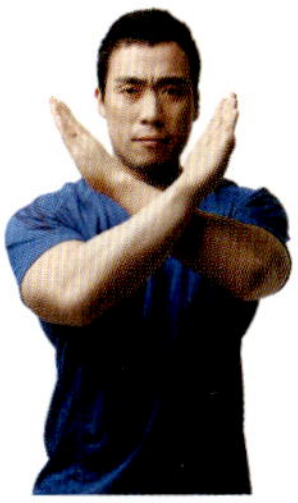

바벨을 무리해서 멀리 밀었다간 부상의 위험이 있다. 천천히 돌아올 수 있는 만큼만 전진한다.

1 무릎을 구부리고 엎드려 바벨을 잡는다.

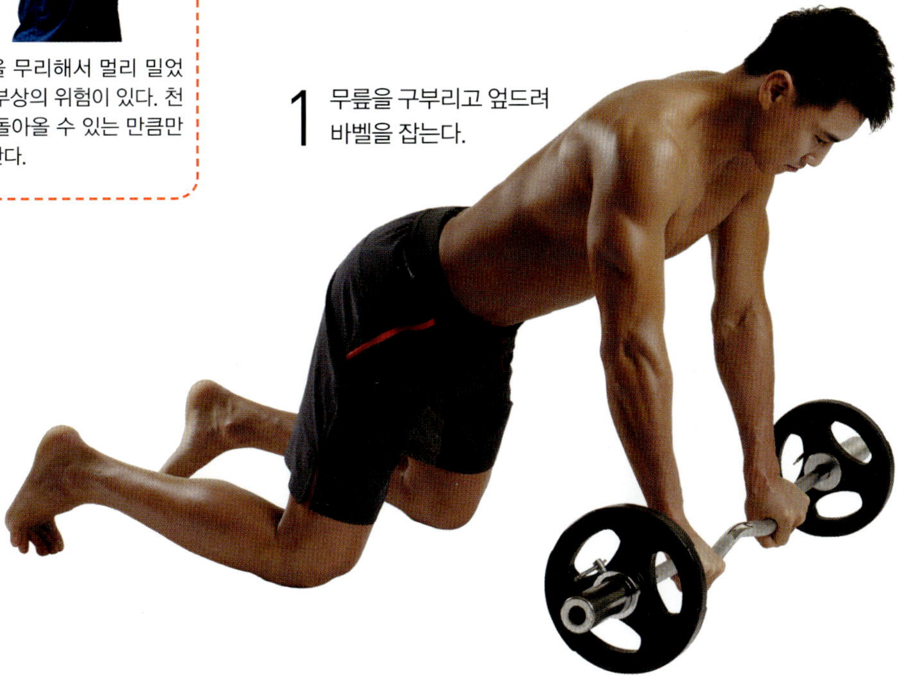

2 골반 관절이 완전히 펴질
때까지 바벨을 밀어 앞으로
전진한다.

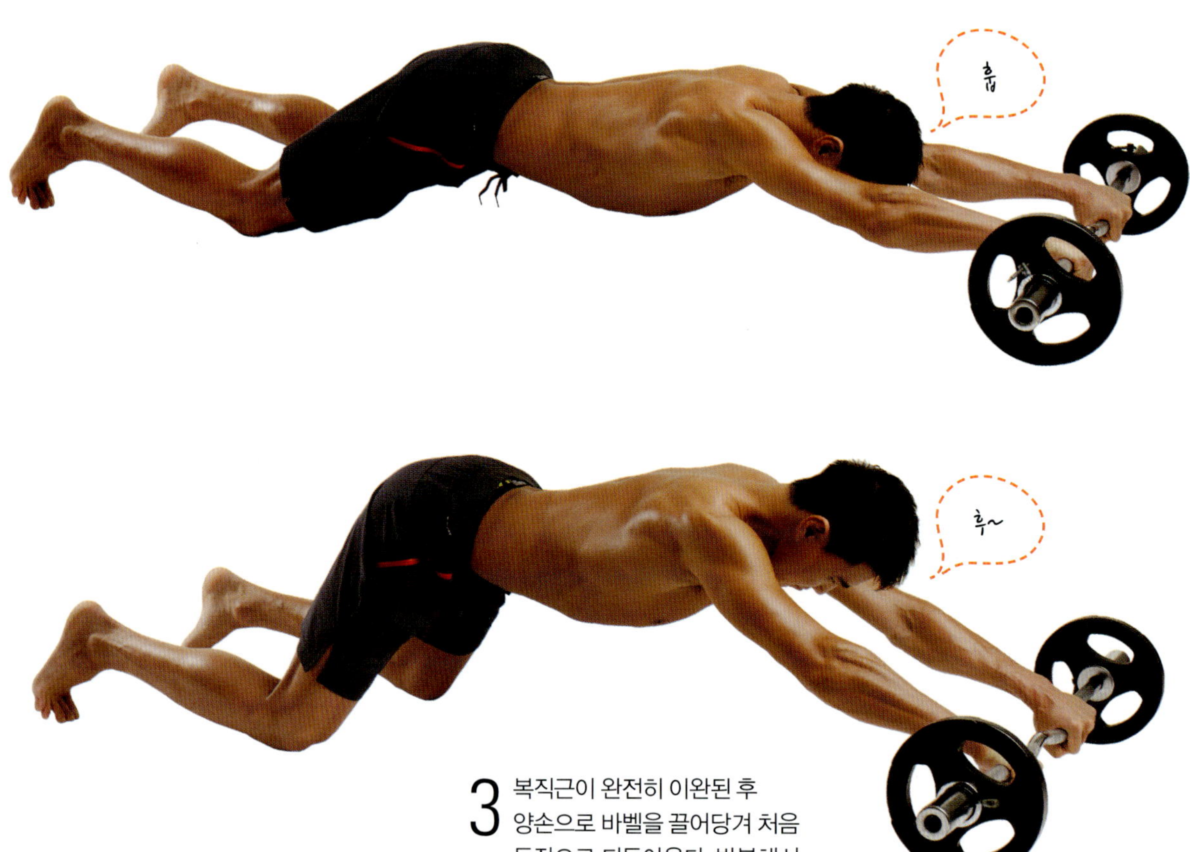

3 복직근이 완전히 이완된 후
양손으로 바벨을 끌어당겨 처음
동작으로 되돌아온다. 반복해서
실시한다.

글래디에이터 서킷 프로그램 B

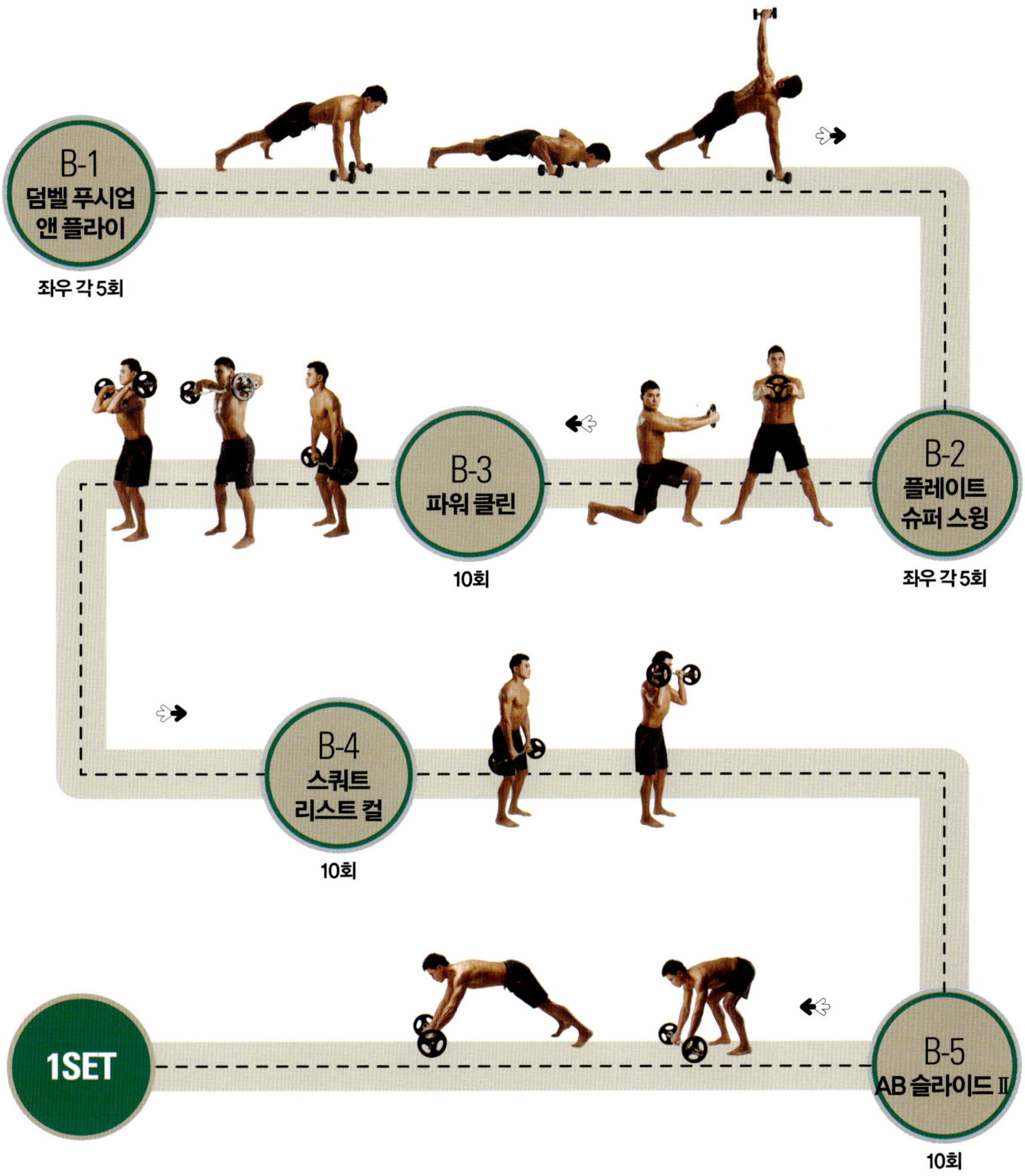

B-1
덤벨 푸시업
앤 플라이

좌우 각 5회

B-2
플레이트
슈퍼 스윙

좌우 각 5회

B-3
파워 클린

10회

B-4
스쿼트
리스트 컬

10회

B-5
AB 슬라이드 II

10회

1SET

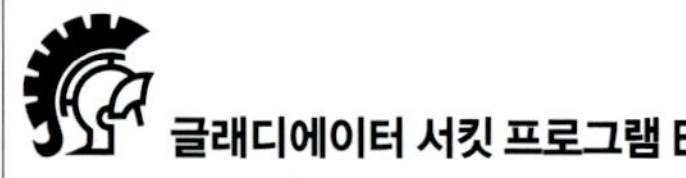

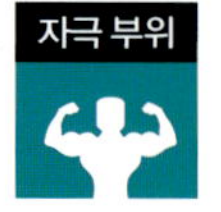
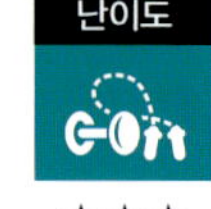
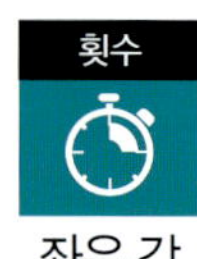

B-1 Dumbbell Push-up And Fly
덤벨 푸시업 앤 플라이
푸시업 하며 손 들어올리기

1 덤벨을 쥐고 푸시업 자세를
취한다.

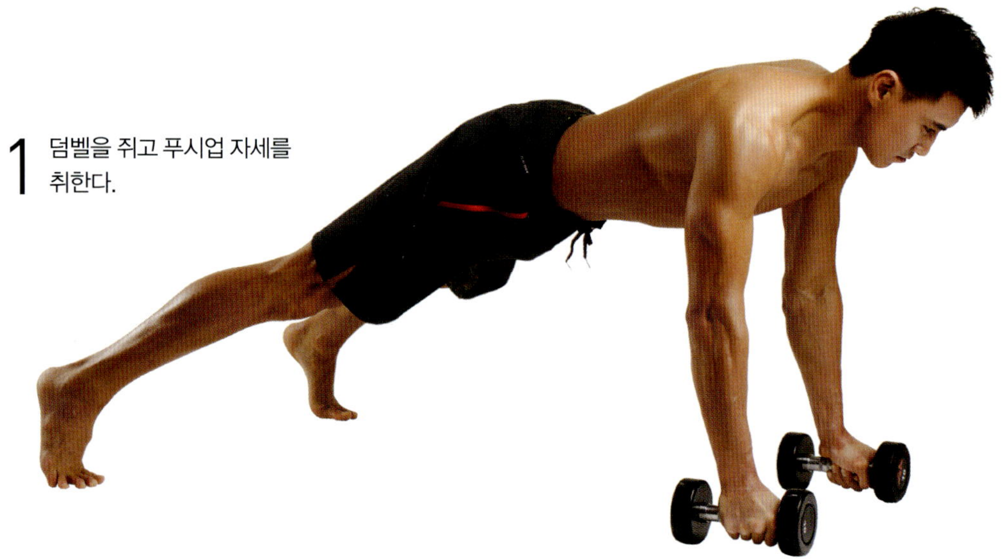

2 팔꿈치를 구부려 양쪽
가슴이 지면과 가까워지도록
몸을 최대한 낮춘다.

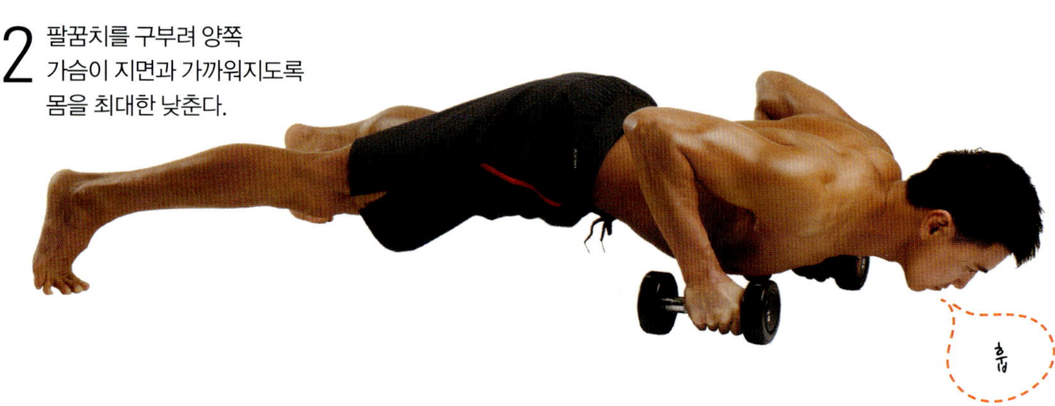

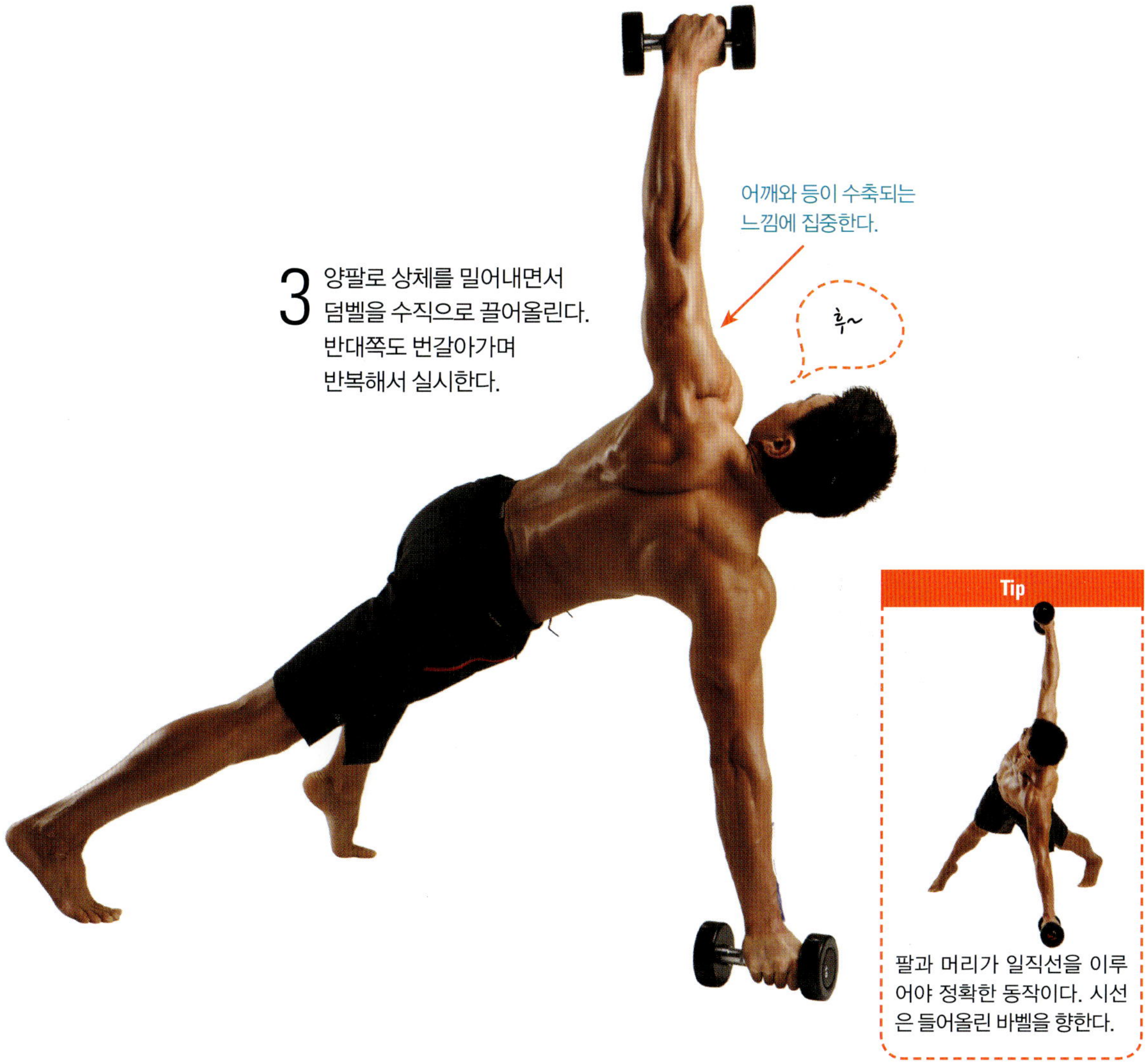

3 양팔로 상체를 밀어내면서
덤벨을 수직으로 끌어올린다.
반대쪽도 번갈아가며
반복해서 실시한다.

팔과 머리가 일직선을 이루
어야 정확한 동작이다. 시선
은 들어올린 바벨을 향한다.

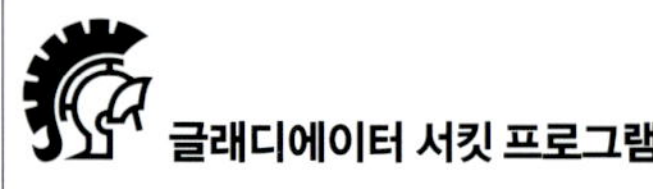
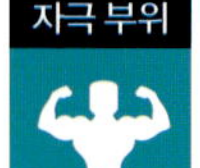
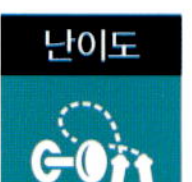
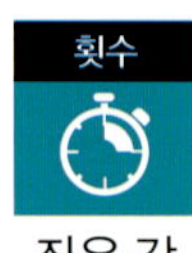

자극 부위	난이도	횟수
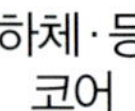		
하체·등 코어	★ ☆ ☆	좌우 각 5회

B-2 Plate Super Swing
플레이트 슈퍼 스윙
원판 들고 몸통 돌리기

1 다리를 어깨 너비보다 조금 넓게 벌리고 서서 원판을 쥐고 양손을 앞으로 쭉 뻗는다.

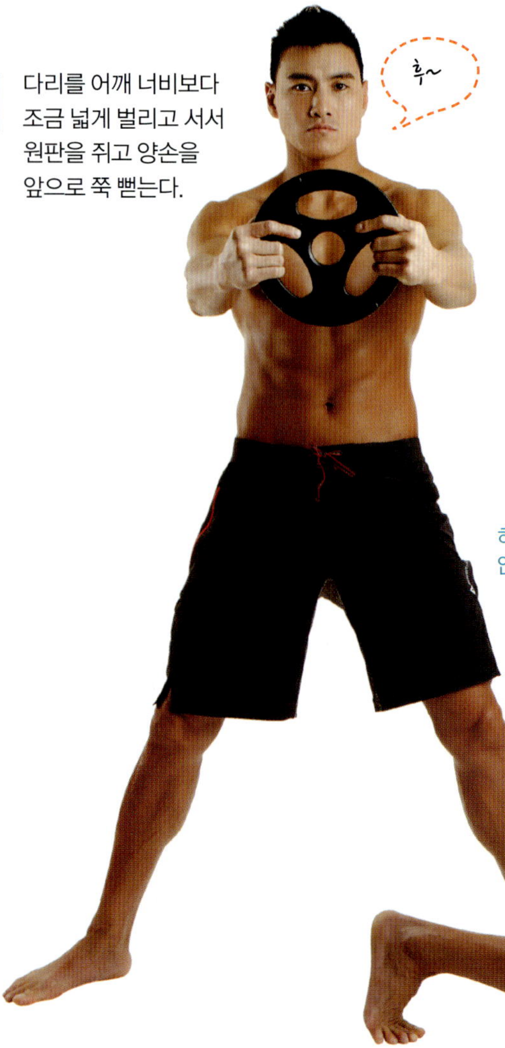

2 원판을 어깨 높이로 유지하며 무릎을 구부리고 허리를 옆으로 틀어준다. 좌우로 번갈아가며 반복해서 실시한다.

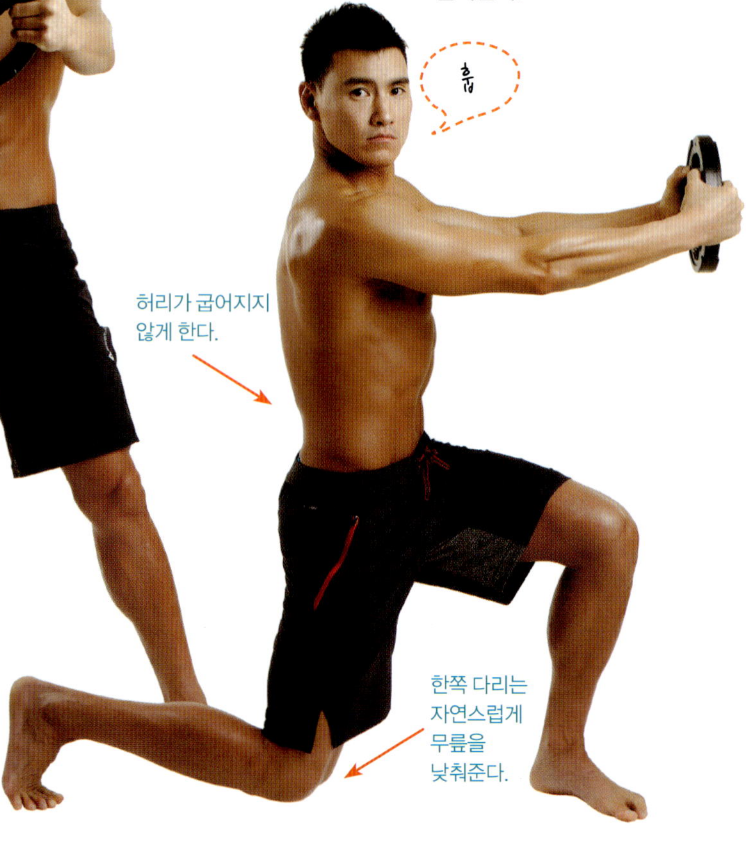

허리가 굽어지지 않게 한다.

한쪽 다리는 자연스럽게 무릎을 낮춰준다.

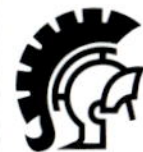
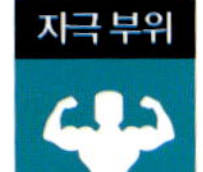
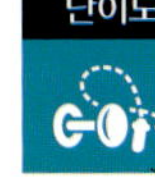
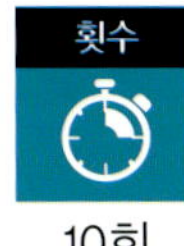

B-3 Power Clean
파워 클린
바벨을 들어올려 어깨에 걸치기

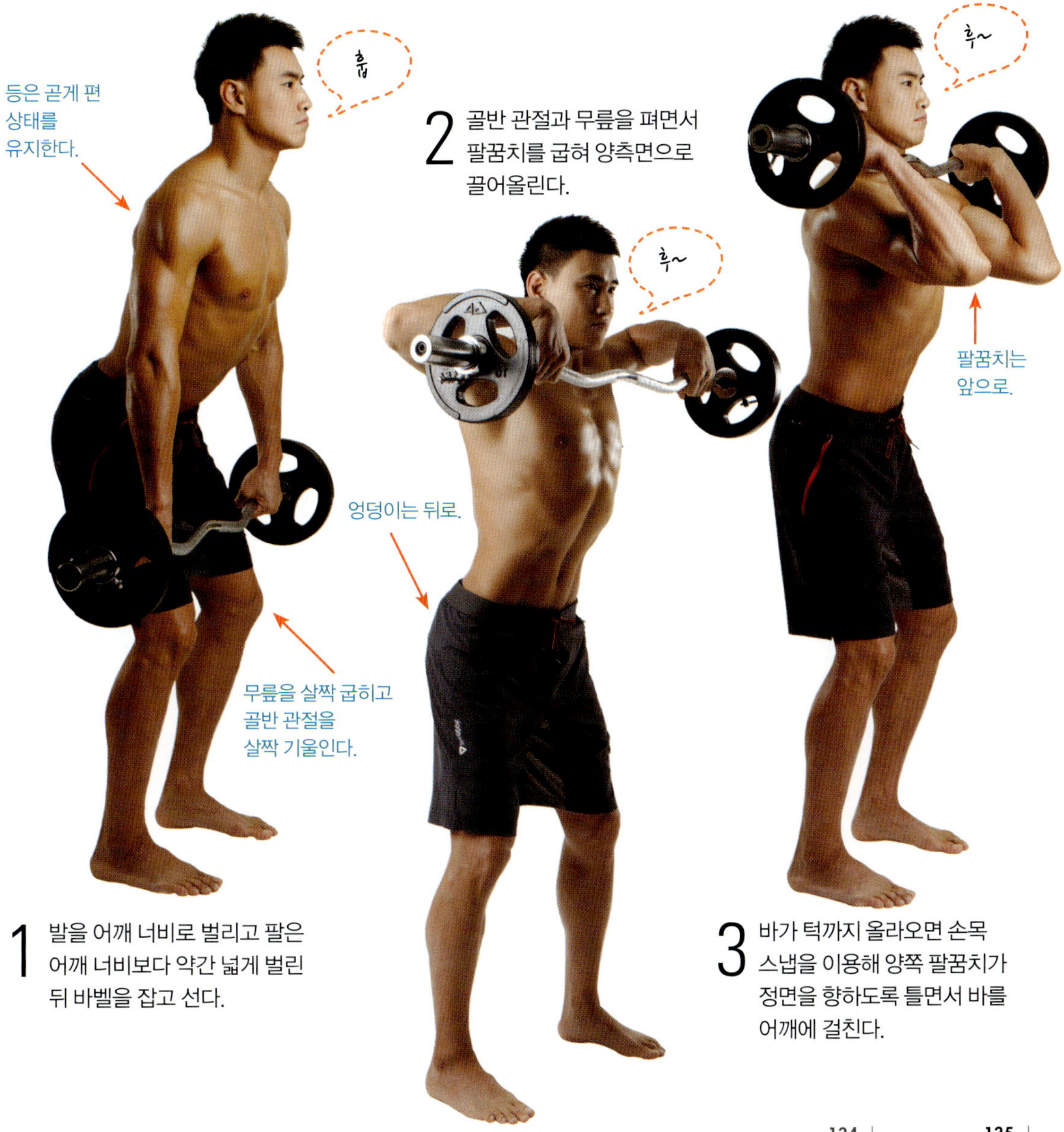

자극 부위	난이도	횟수
하체·어깨 코어	★★☆	10회

1 발을 어깨 너비로 벌리고 팔은 어깨 너비보다 약간 넓게 벌린 뒤 바벨을 잡고 선다.

2 골반 관절과 무릎을 펴면서 팔꿈치를 굽혀 양측면으로 끌어올린다.

3 바가 턱까지 올라오면 손목 스냅을 이용해 양쪽 팔꿈치가 정면을 향하도록 틀면서 바를 어깨에 걸친다.

자극 부위	난이도	횟수
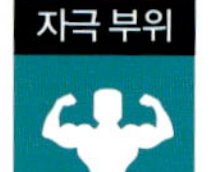	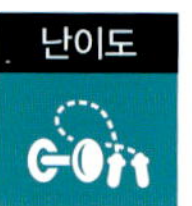	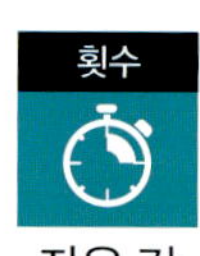
하체·팔 코어	★☆☆	좌우 각 5회

B-4 Squat Wrist Curl
스쿼트 리스트 컬
앉았다 일어서며 바벨 들어올리기

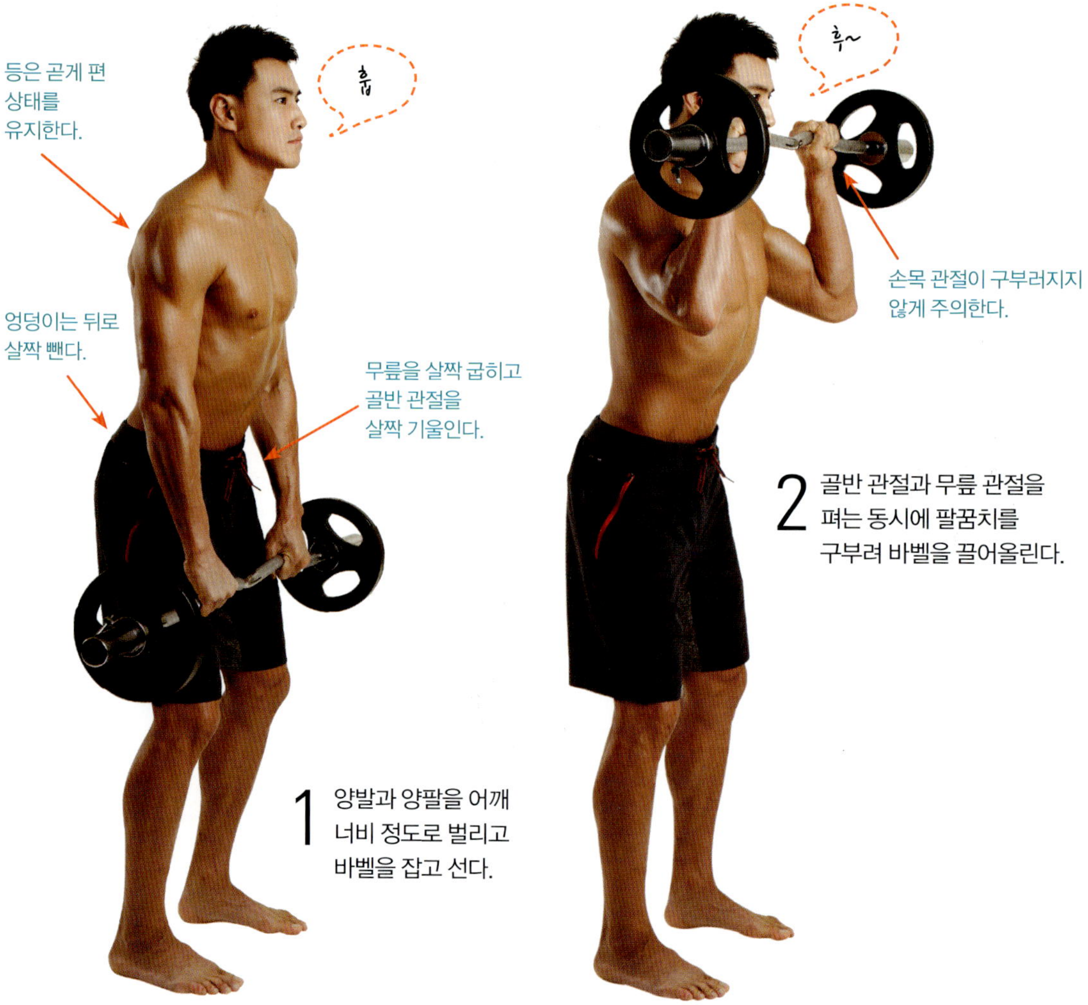

1 양발과 양팔을 어깨 너비 정도로 벌리고 바벨을 잡고 선다.

2 골반 관절과 무릎 관절을 펴는 동시에 팔꿈치를 구부려 바벨을 끌어올린다.

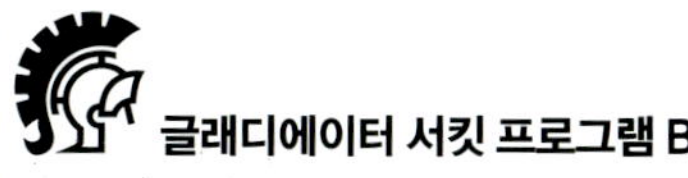

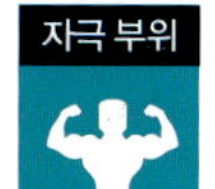
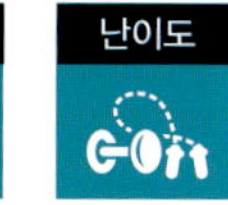
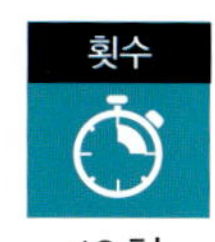

자극 부위	난이도	횟수
코어·복근	★★☆	10회

B-5 AB Slide Ⅱ
AB 슬라이드 Ⅱ
바벨 잡고 앞뒤로 밀어주기

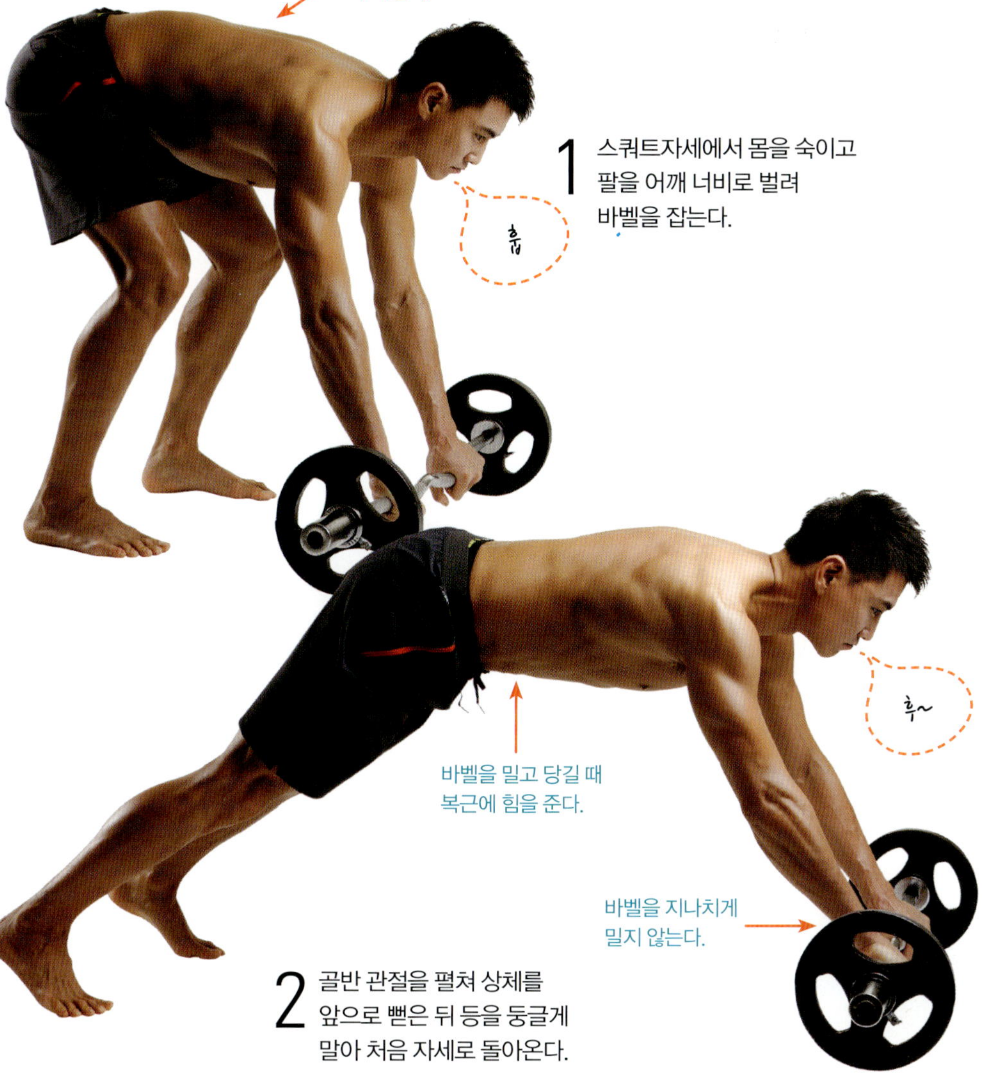

1 스쿼트자세에서 몸을 숙이고 팔을 어깨 너비로 벌려 바벨을 잡는다.

2 골반 관절을 펼쳐 상체를 앞으로 뻗은 뒤 등을 둥글게 말아 처음 자세로 돌아온다.

글래디에이터 서킷 프로그램 C

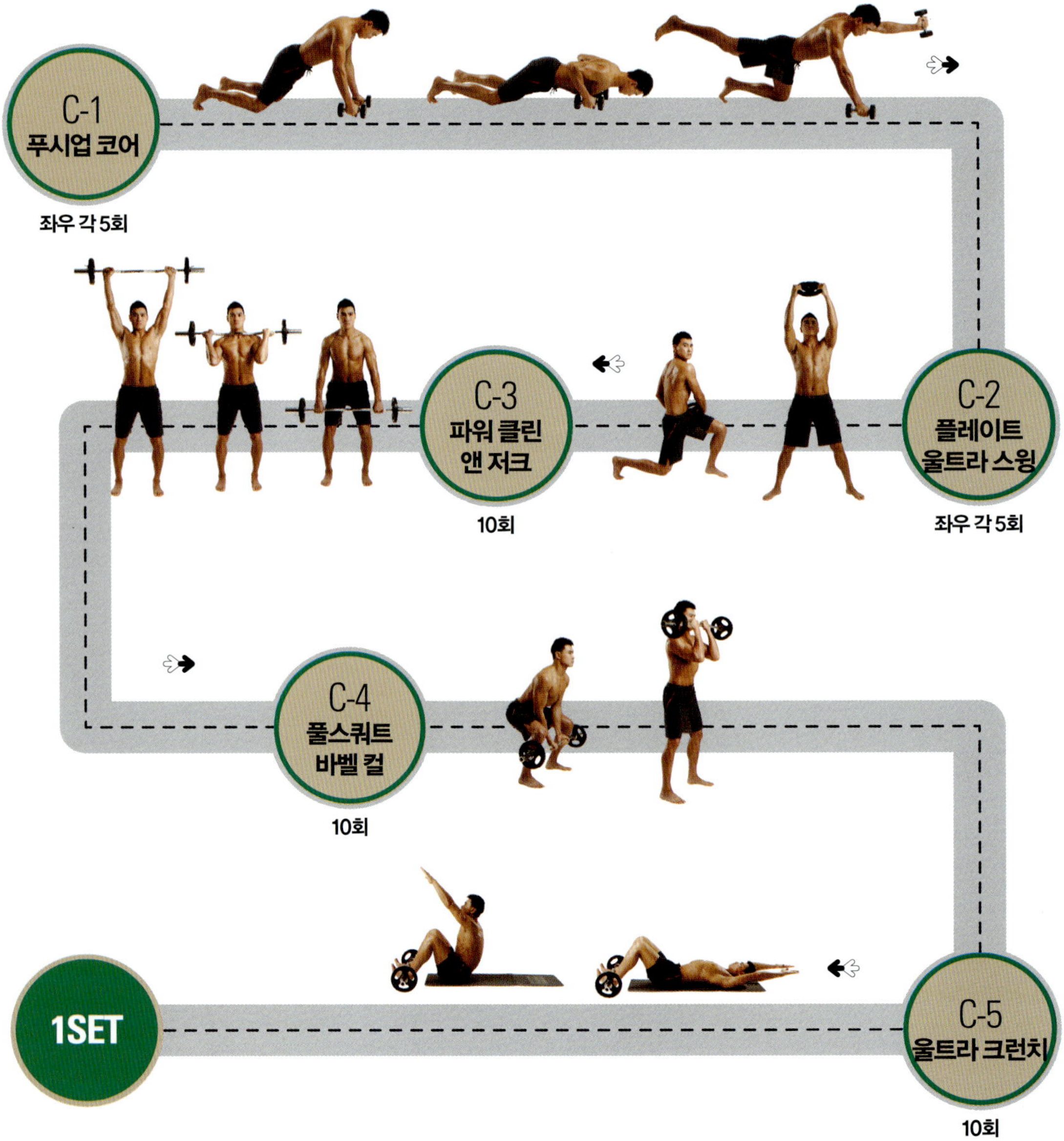

C-1
푸시업 코어

좌우 각 5회

C-2
플레이트
울트라 스윙

좌우 각 5회

C-3
파워 클린
앤 저크

10회

C-4
풀스쿼트
바벨 컬

10회

C-5
울트라 크런치

10회

1SET

자극 부위	난이도	횟수
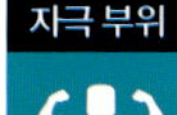	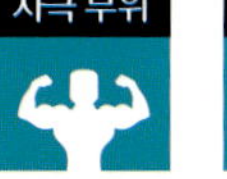	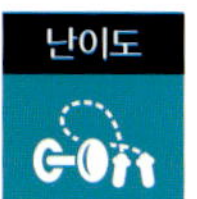
가슴·팔 하체·코어	★★★	좌우 각 5회

C-1 Push-up Core
푸시업 코어
푸시업 하며 팔 다리 뻗어주기

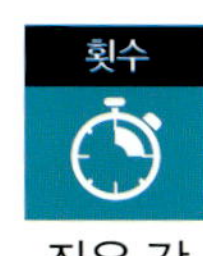

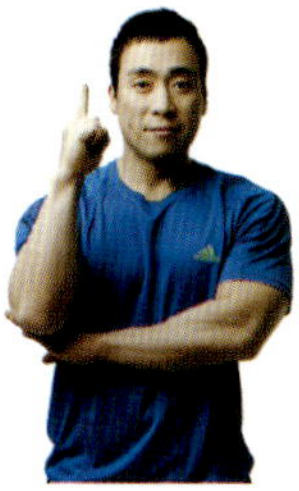

푸시업 자세가 기본 동작이지만 쉽지 않은 동작이므로 무릎을 바닥에 대고 실시해도 좋다. 초보자는 맨손으로 실시해 정확한 자세를 익힌다.

1 덤벨을 쥐고 푸시업 자세를 취한다.

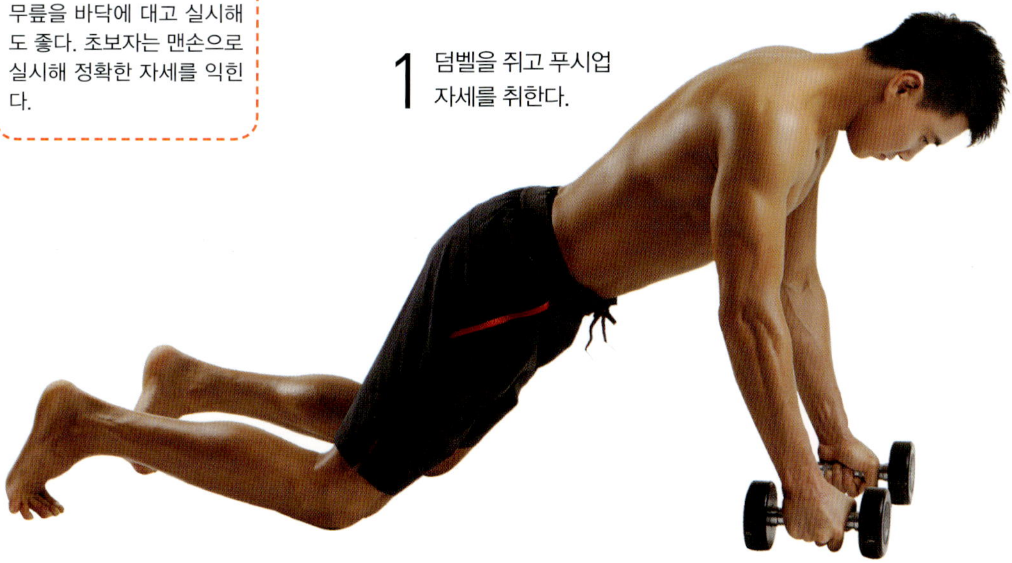

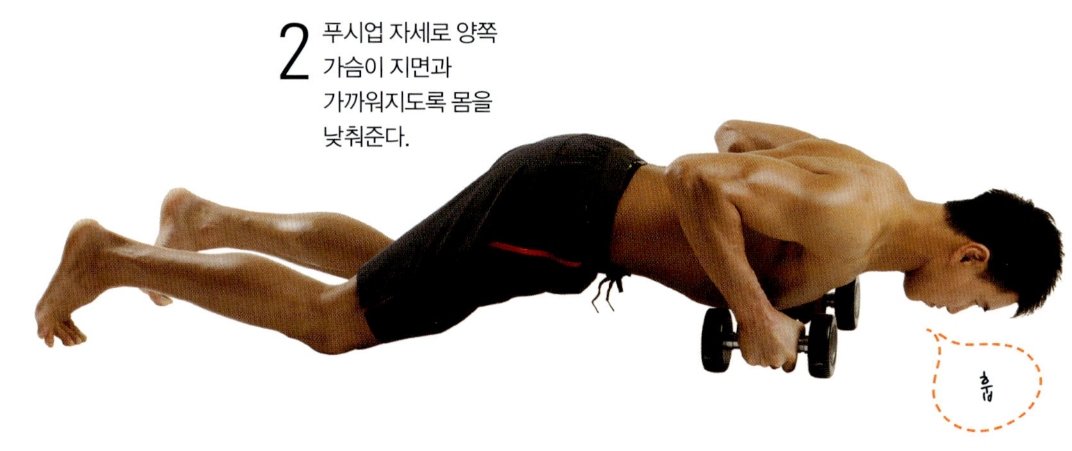

2 푸시업 자세로 양쪽 가슴이 지면과 가까워지도록 몸을 낮춰준다.

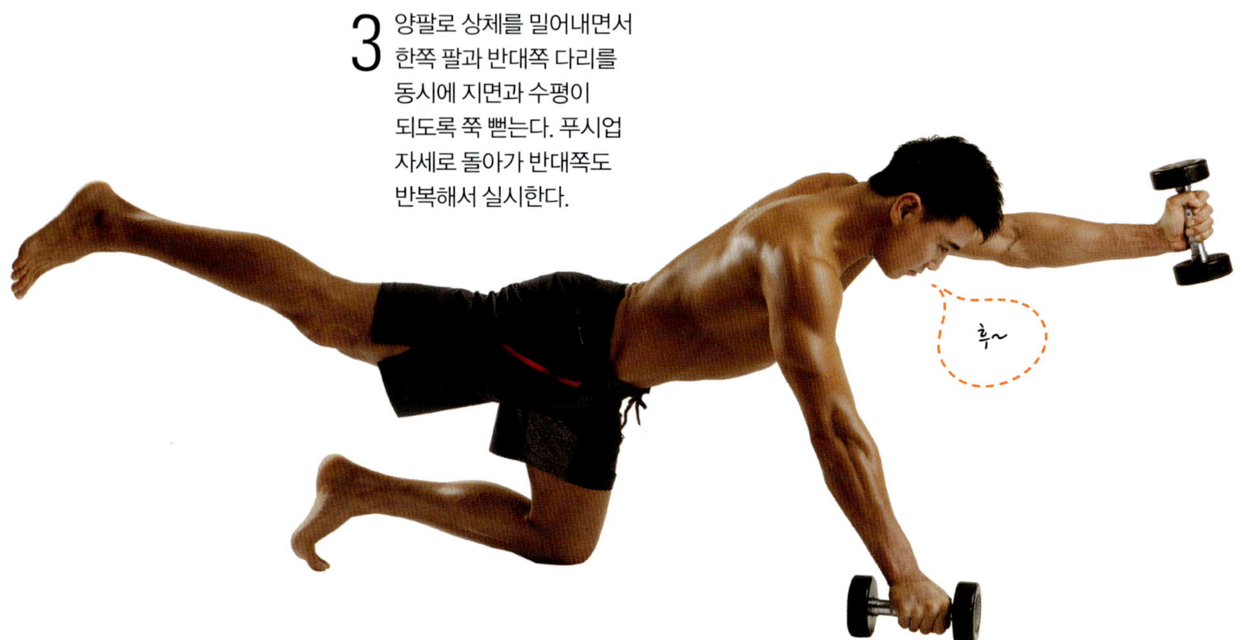

3 양팔로 상체를 밀어내면서 한쪽 팔과 반대쪽 다리를 동시에 지면과 수평이 되도록 쭉 뻗는다. 푸시업 자세로 돌아가 반대쪽도 반복해서 실시한다.

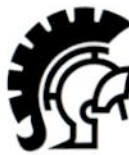
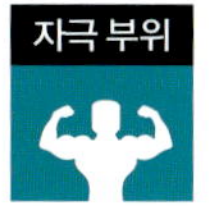
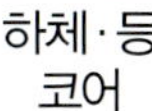
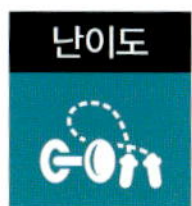
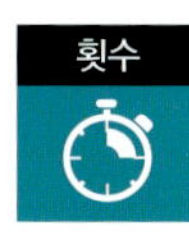

자극 부위	난이도	횟수
하체·등 코어	★★★	좌우 각 5회

C-2 Plate Ultra Swing
플레이트 울트라 스윙
원판 잡고 몸통 돌려주기

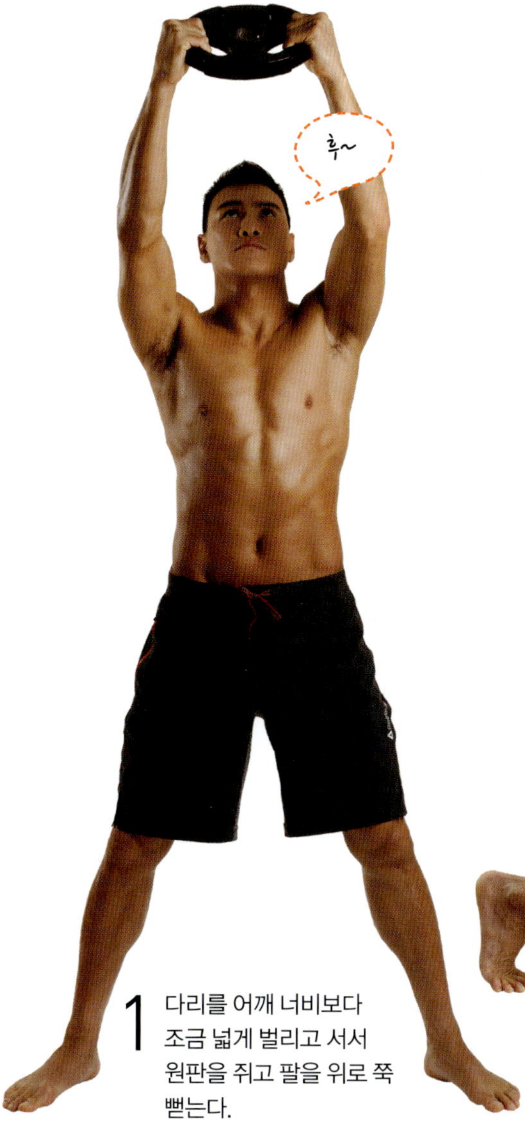

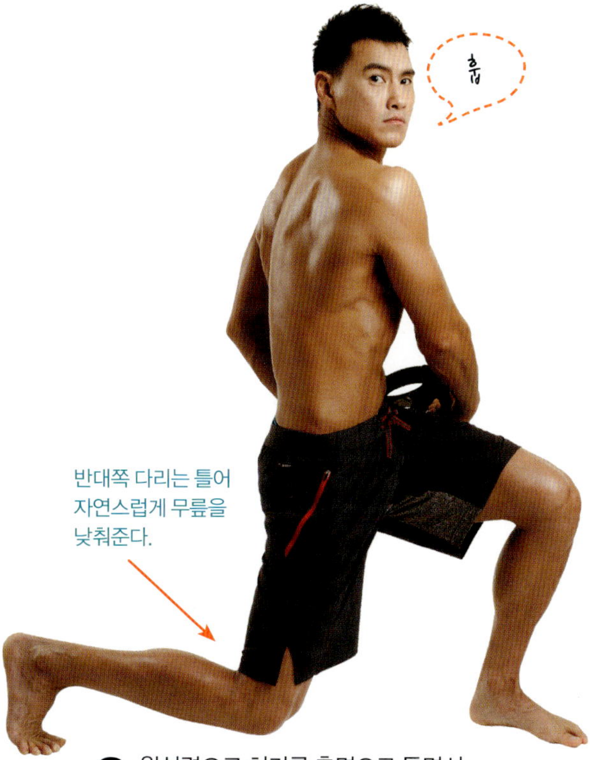

1 다리를 어깨 너비보다 조금 넓게 벌리고 서서 원판을 쥐고 팔을 위로 쭉 뻗는다.

2 원심력으로 허리를 측면으로 틀면서 한쪽 무릎을 굽힌다. 동시에 원판을 옆구리 높이까지 낮춰준다. 좌우로 번갈아가며 반복해서 실시한다.

C-3 Power Clean And Jerk
파워 클린 앤 저크
바벨 들어올려 머리 위로 올리기

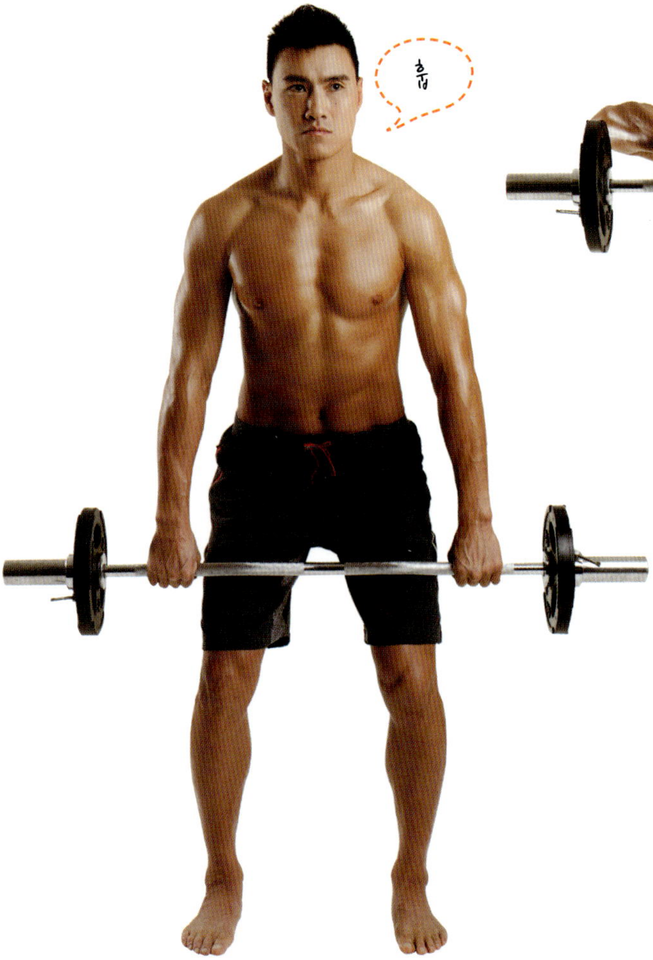

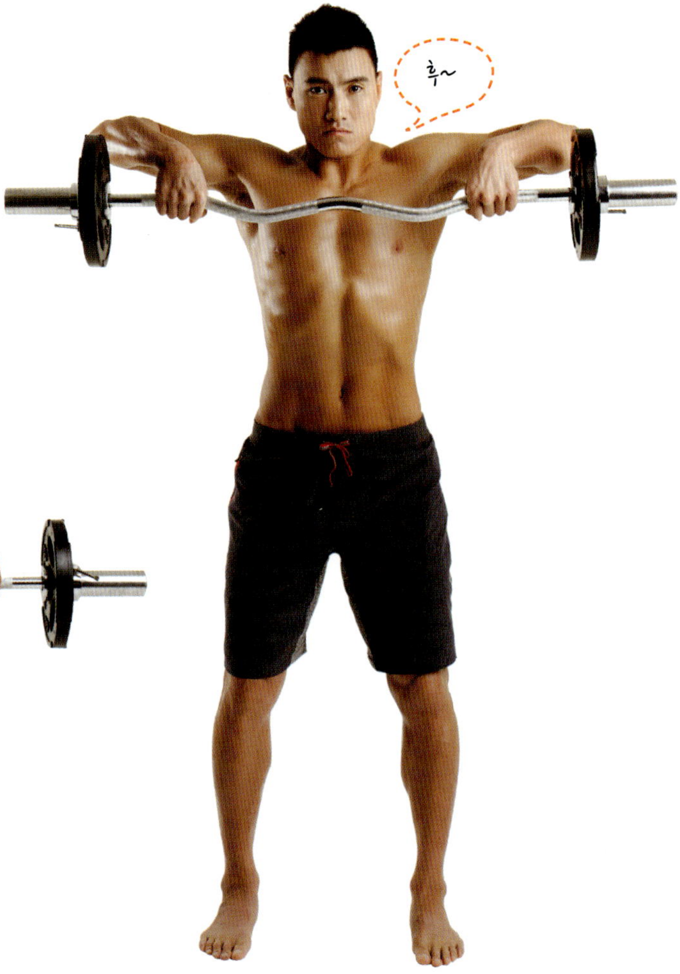

자극 부위	난이도	횟수
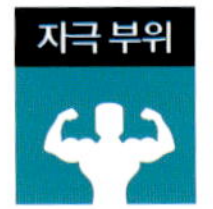	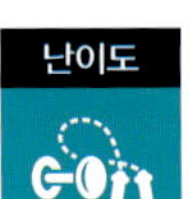	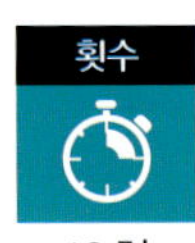
하체·어깨 코어	★★★	10회

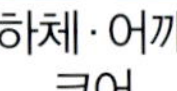

1 발을 어깨 너비로 벌리고 팔은 어깨 너비보다 약간 넓게 벌린 뒤 바벨을 잡고 선다.

2 골반 관절과 무릎을 펴면서 팔꿈치를 굽혀 양 측면으로 끌어올린다.

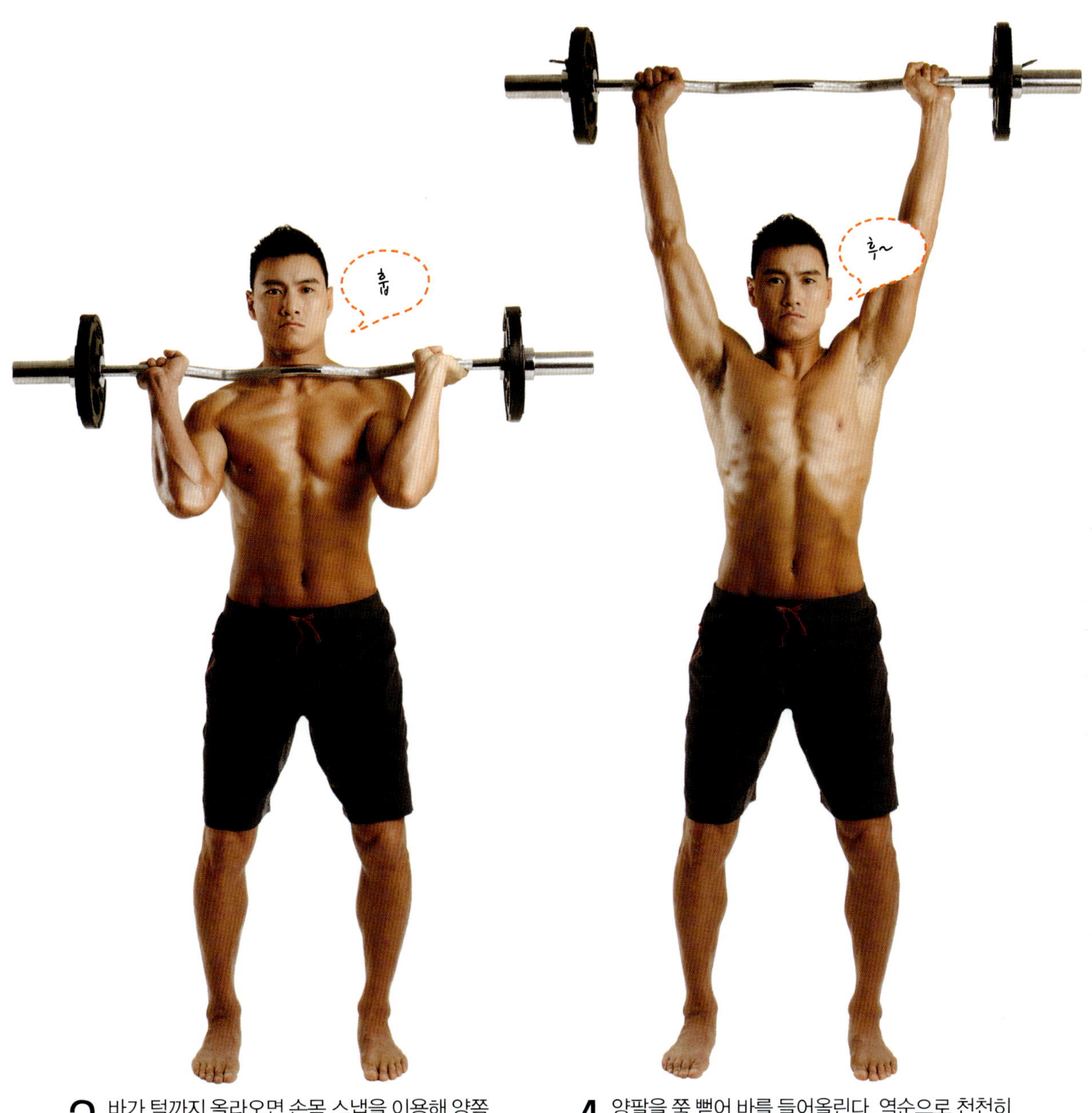

3 바가 턱까지 올라오면 손목 스냅을 이용해 양쪽
팔꿈치가 정면을 향하도록 틀면서 바를 어깨에
걸친다.

4 양팔을 쭉 뻗어 바를 들어올린다. 역순으로 천천히
내려와 시작 자세로 돌아간다.

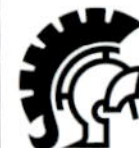
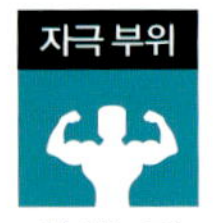
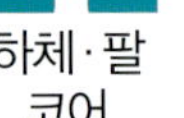
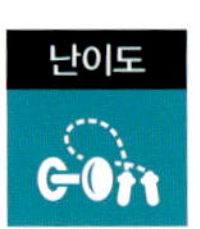
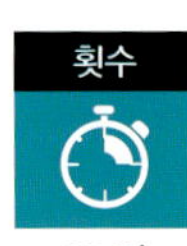

자극 부위	난이도	횟수
하체·팔 코어	★★★	10회

C-4 Full Squat Barbell Curl
풀스쿼트 바벨 컬
앉았다가 일어서며 바벨 들어올리기

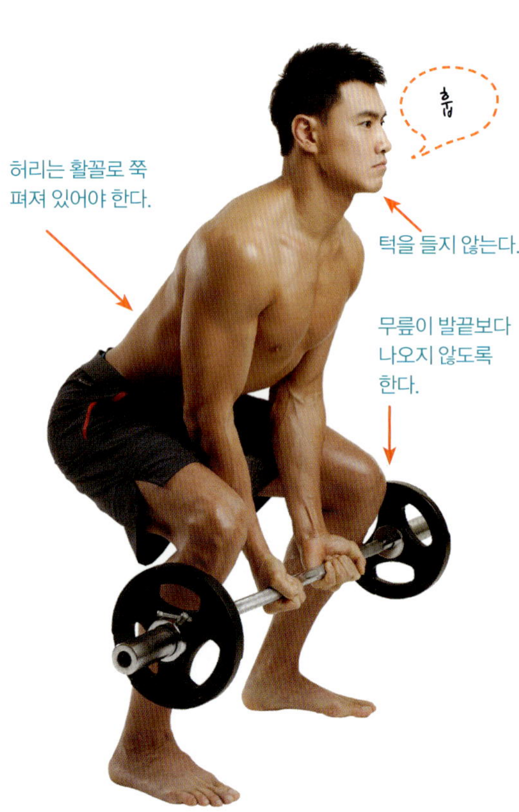

1 양발을 약간 넓게 벌리고 무릎을 충분히 구부려 바벨을 잡는다.

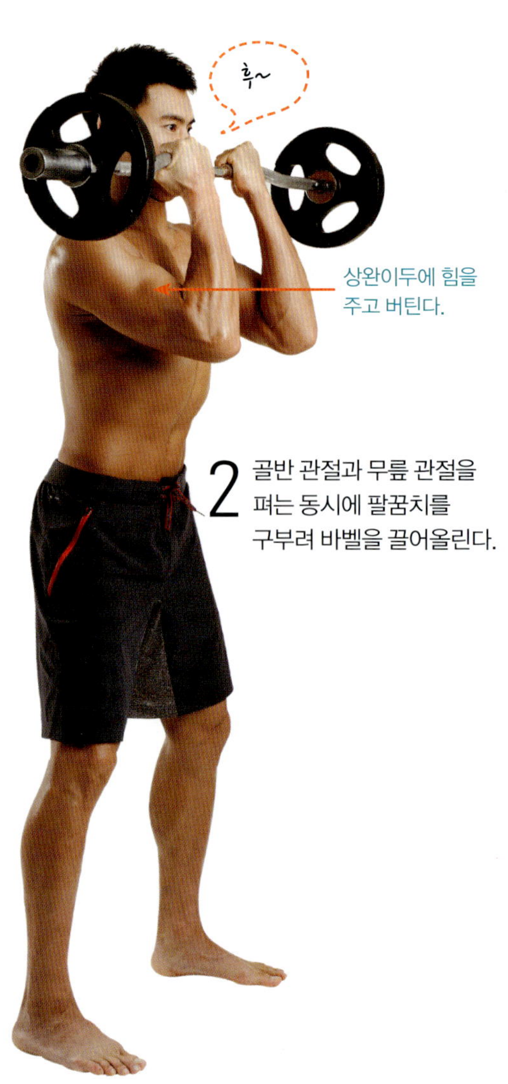

2 골반 관절과 무릎 관절을 펴는 동시에 팔꿈치를 구부려 바벨을 끌어올린다.

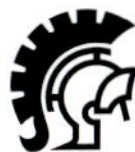
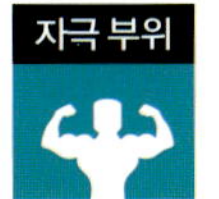
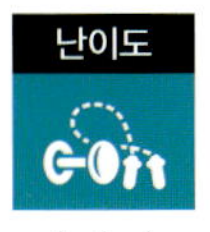
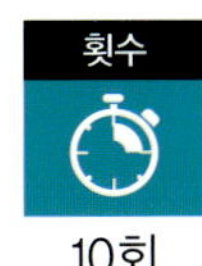

자극 부위	난이도	횟수
코어·복근	★★★	10회

C-5 Ultra Crunch
울트라 크런치
상체 들어올리기

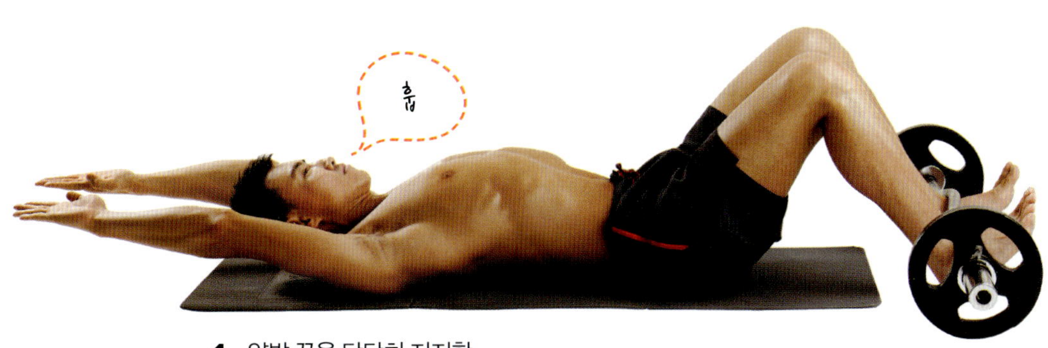

1 양발 끝을 단단히 지지한
채 양팔을 머리 위로 쭉
뻗고 눕는다.

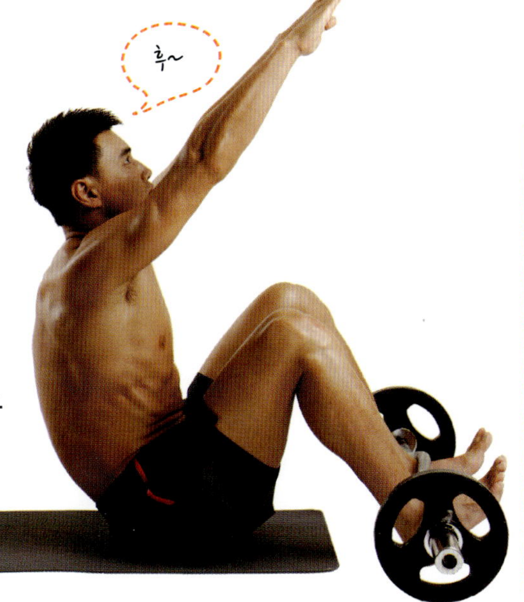

2 양팔을 힘차게 끌어당겨
상체를 일으켜 세운 다음
연결해서 완전히 바로 선다.

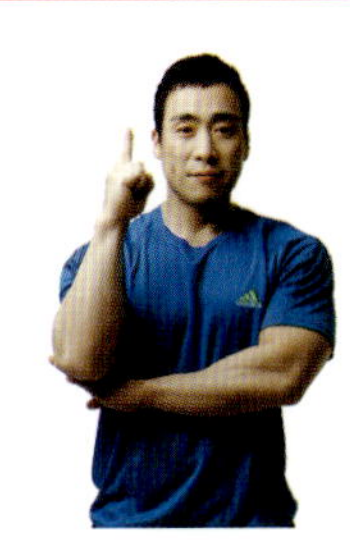

Tip

보조자가 바벨을 잡거나 밟
아 단단히 고정해준다. 근력
에 따라 보조자의 손을 잡고
일어서거나 누워서 하이파이
브만 실시한다.

글래디에이터 서킷 프로그램 D

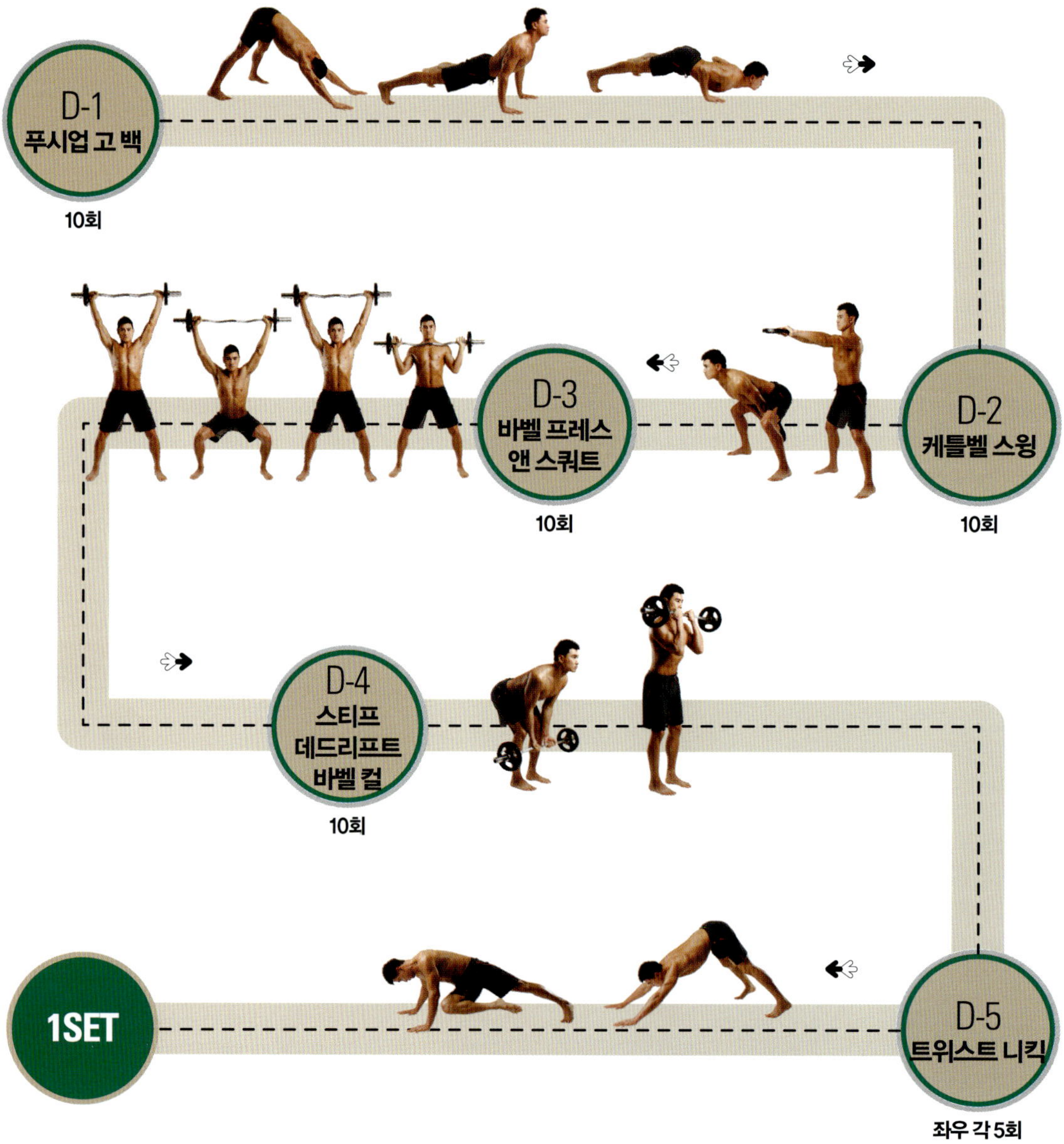

D-1
푸시업 고 백

10회

D-2
케틀벨 스윙

10회

D-3
바벨 프레스
앤 스쿼트

10회

D-4
스티프
데드리프트
바벨 컬

10회

D-5
트위스트 니킥

좌우 각 5회

1SET

D-1 Push-up Go Back
푸시업 고 백
푸시업 하며 몸 앞뒤로 움직이기

자극 부위	난이도	횟수
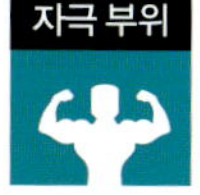	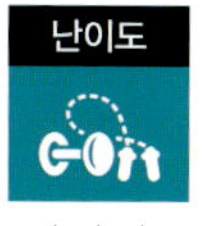	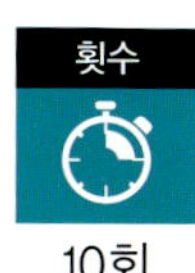
가슴·등 팔·코어	★★★	10회

1 푸시업 자세에서 엉덩이를 뒤쪽으로 쭉 뺀다.

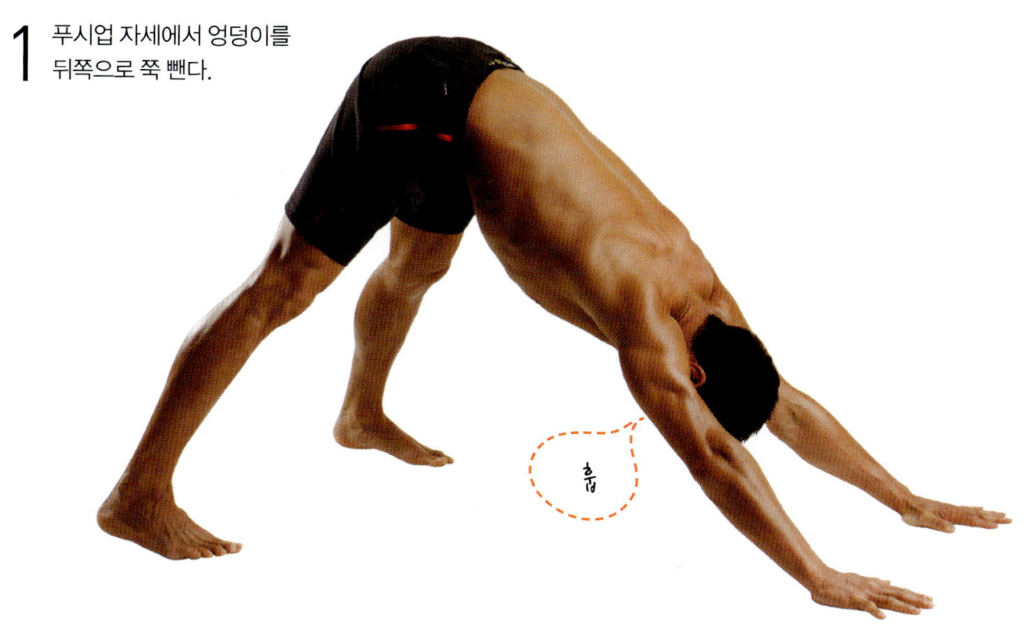

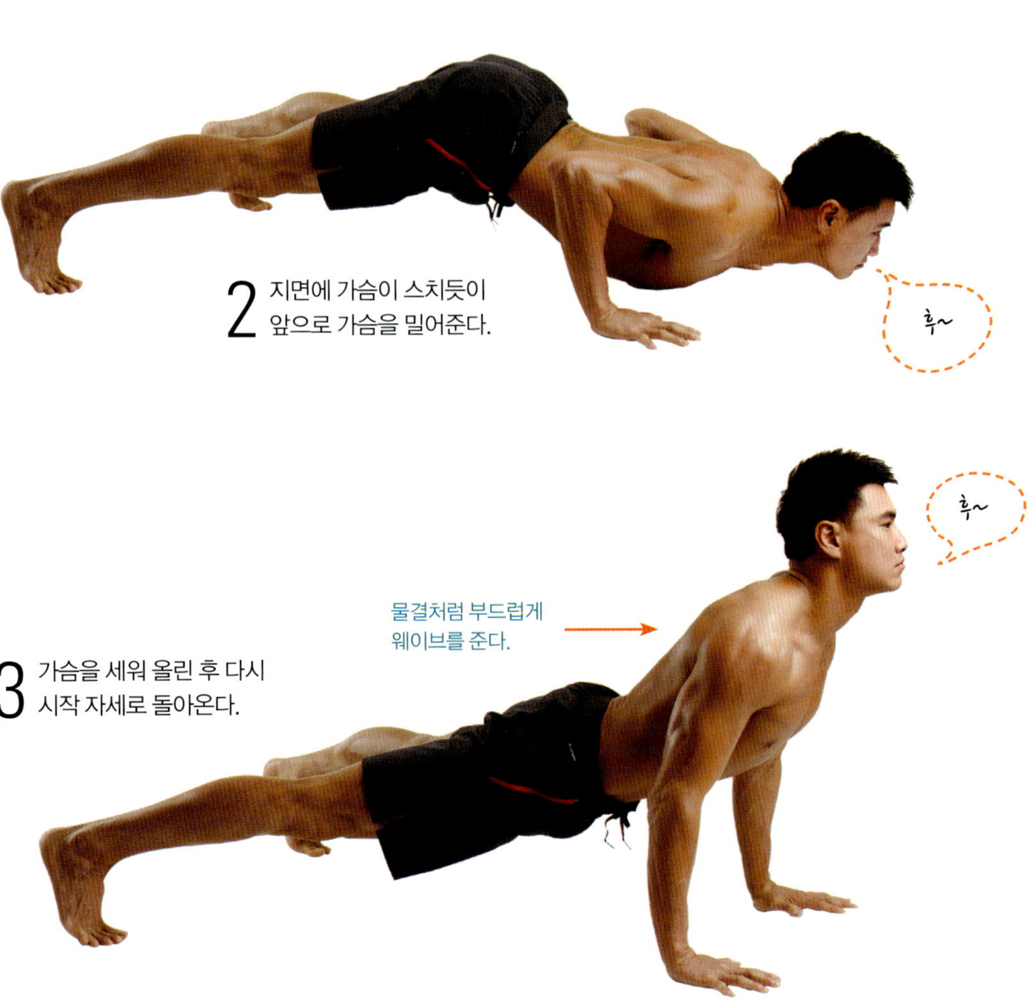

2 지면에 가슴이 스치듯이
앞으로 가슴을 밀어준다.

3 가슴을 세워 올린 후 다시
시작 자세로 돌아온다.

D-2 Kettlebell Swing
케틀벨 스윙
케틀벨 잡고 앉았다 일어서며 던지기

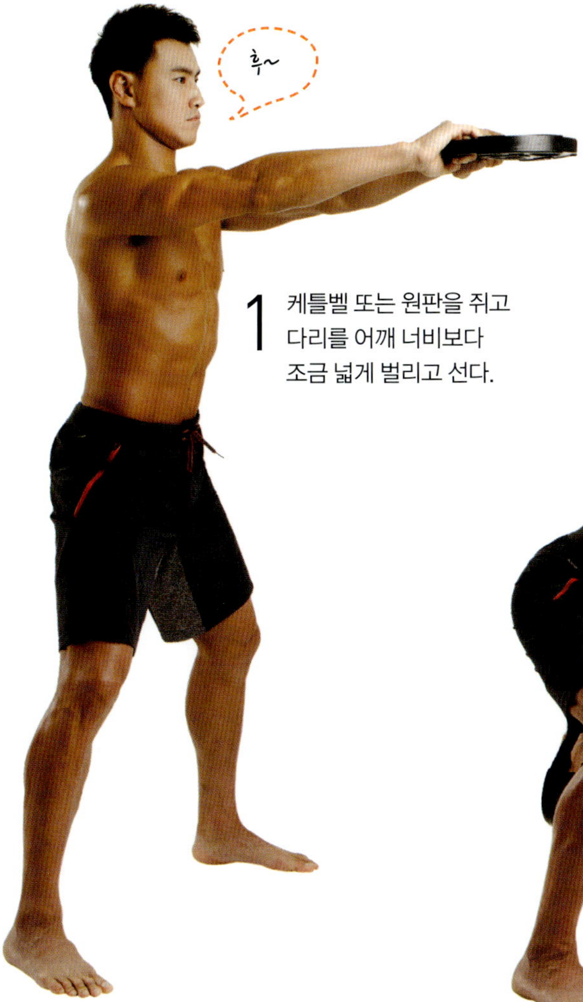

자극 부위	난이도	횟수
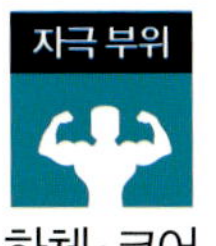	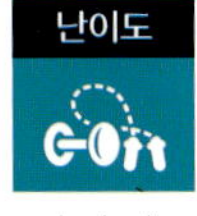	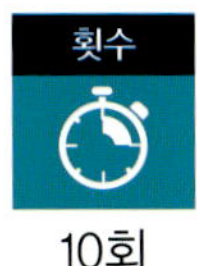
하체·코어 등	★★★	10회

1 케틀벨 또는 원판을 쥐고 다리를 어깨 너비보다 조금 넓게 벌리고 선다.

허리가 구부러지지 않게 한다.

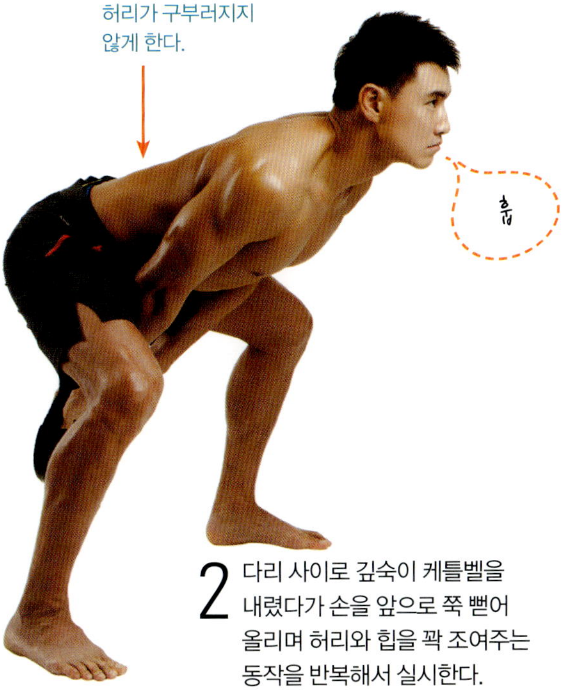

2 다리 사이로 깊숙이 케틀벨을 내렸다가 손을 앞으로 쭉 뻗어 올리며 허리와 힙을 꽉 조여주는 동작을 반복해서 실시한다.

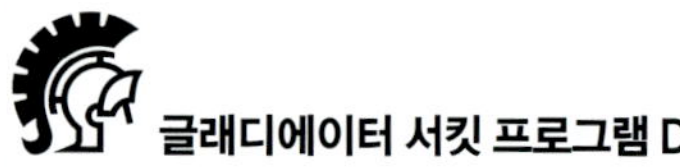

D-3 Barbell Press And Squat
바벨 프레스 앤 스쿼트
바벨 잡고 앉았다 일어서며 바벨 들어올리기

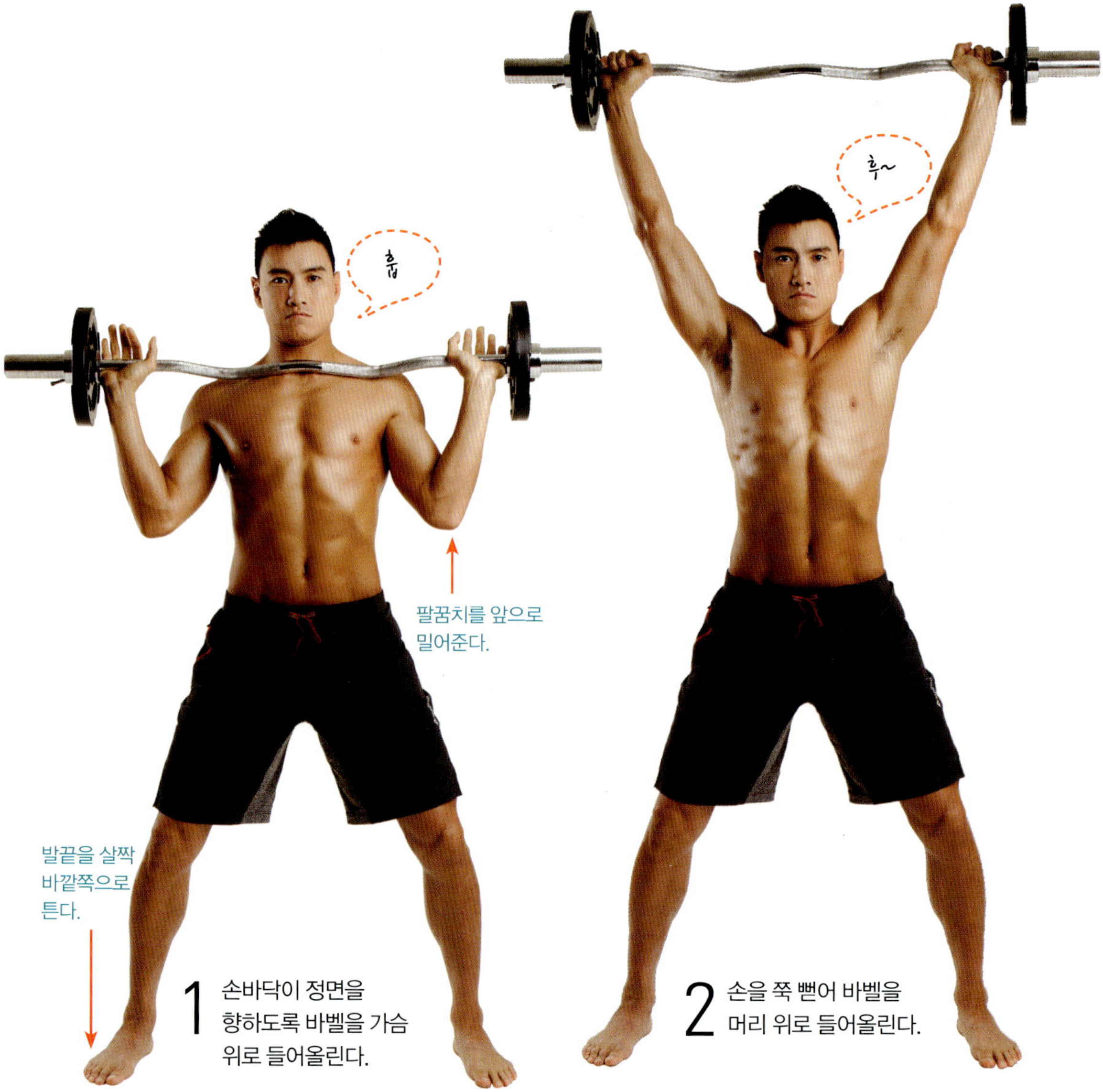

자극 부위	난이도	횟수
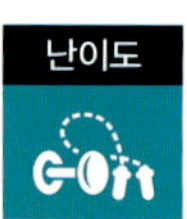	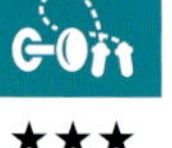	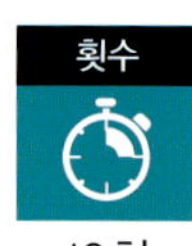
하체·어깨 코어	★★★	10회

팔꿈치를 앞으로 밀어준다.

발끝을 살짝 바깥쪽으로 튼다.

1 손바닥이 정면을 향하도록 바벨을 가슴 위로 들어올린다.

2 손을 쭉 뻗어 바벨을 머리 위로 들어올린다.

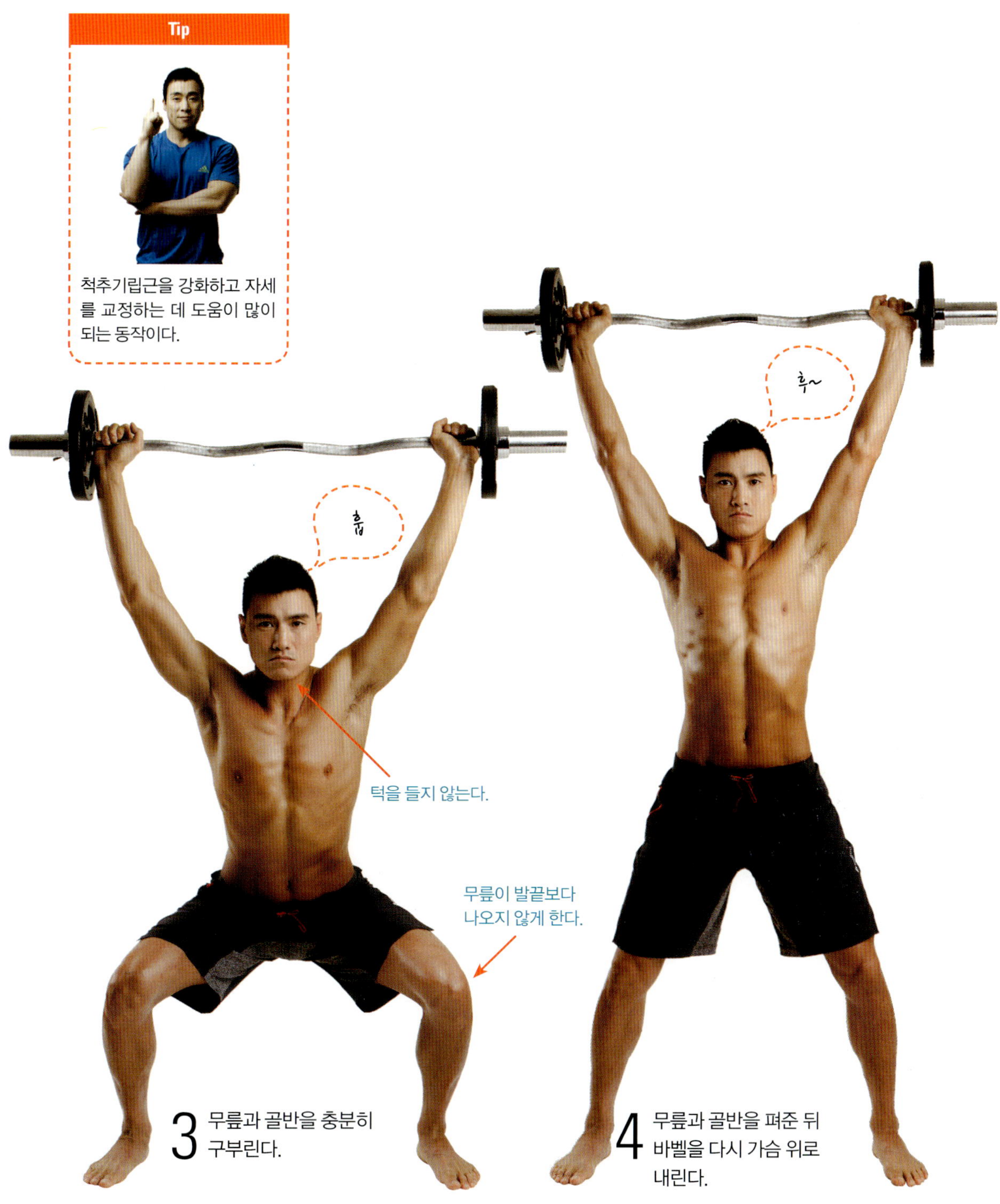

3 무릎과 골반을 충분히
구부린다.

4 무릎과 골반을 펴준 뒤
바벨을 다시 가슴 위로
내린다.

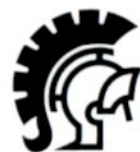
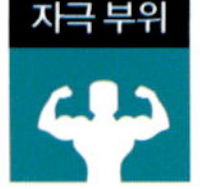
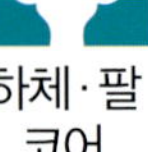
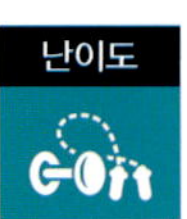
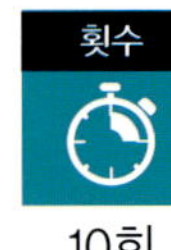

자극 부위	난이도	횟수
하체·팔 코어	★★★	10회

D-4 Stiff Deadlift Barbell Curl
스티프 데드리프트 바벨 컬
몸통 숙였다가 일어서며 바벨 들어올리기

1 허리를 충분히 숙이고 무릎을 살짝 굽혀 바벨을 잡는다.

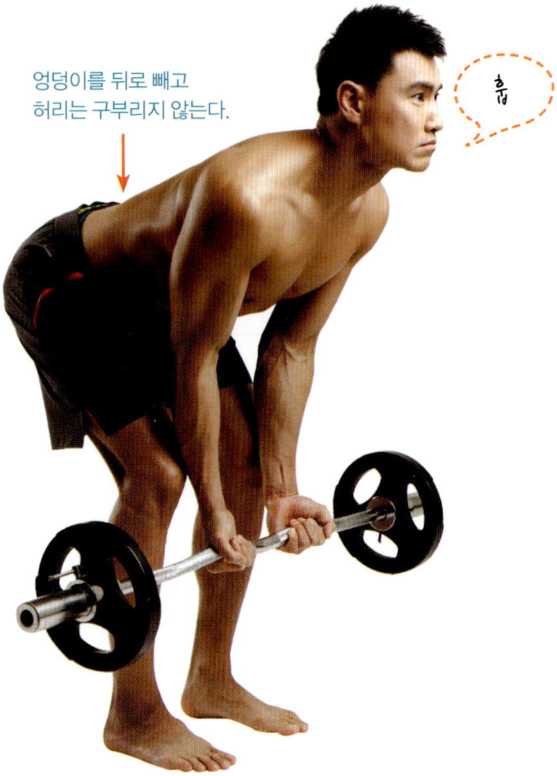

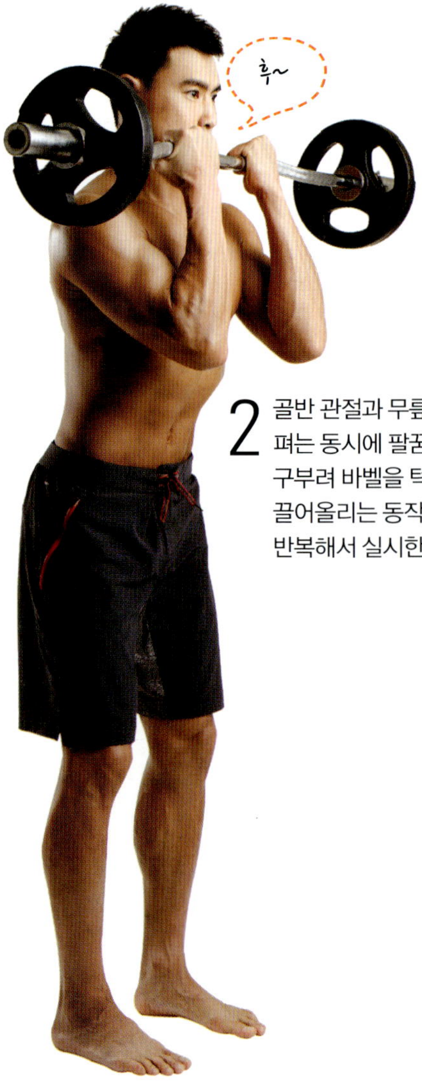

2 골반 관절과 무릎 관절을 펴는 동시에 팔꿈치를 구부려 바벨을 턱까지 끌어올리는 동작을 반복해서 실시한다.

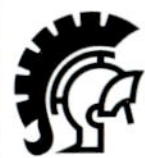

D-5 Twist Knee Kick
트위스트 니킥
엎드려 몸통 비틀며 무릎 밀어주기

자극 부위	난이도	횟수
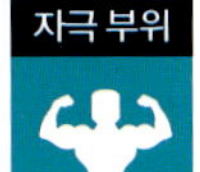	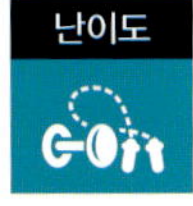	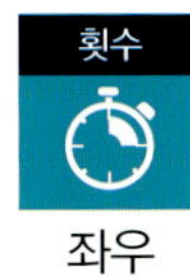
복근·코어	★★★	좌우 각5회

1 푸시업 자세에서 양발을 넓게 벌린 후 엉덩이를 뒤쪽으로 뺀다.

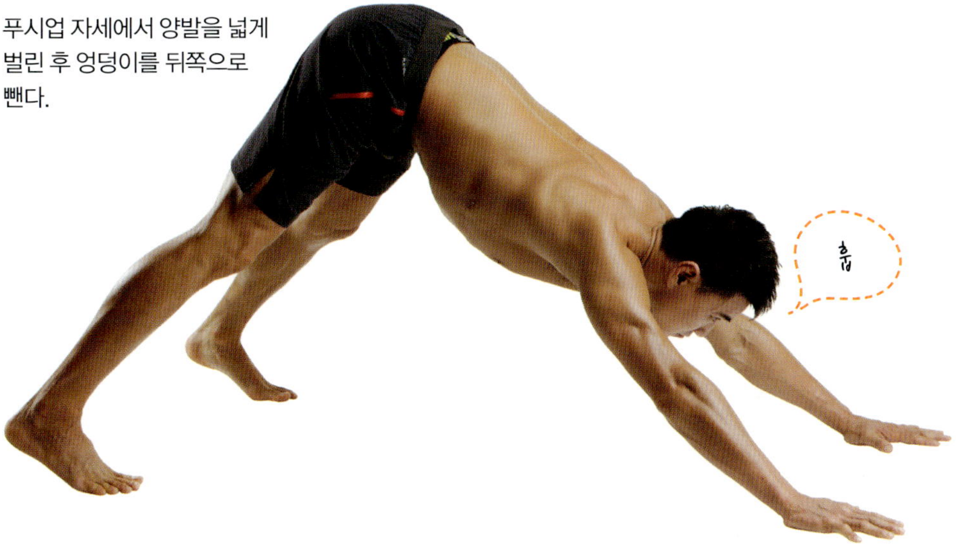

2 몸을 틀어 한쪽 무릎을 반대쪽 손의 위치로 그대로 밀었다가 제자리로 돌아온다. 반대쪽 다리도 마찬가지로 반복해서 실시한다.

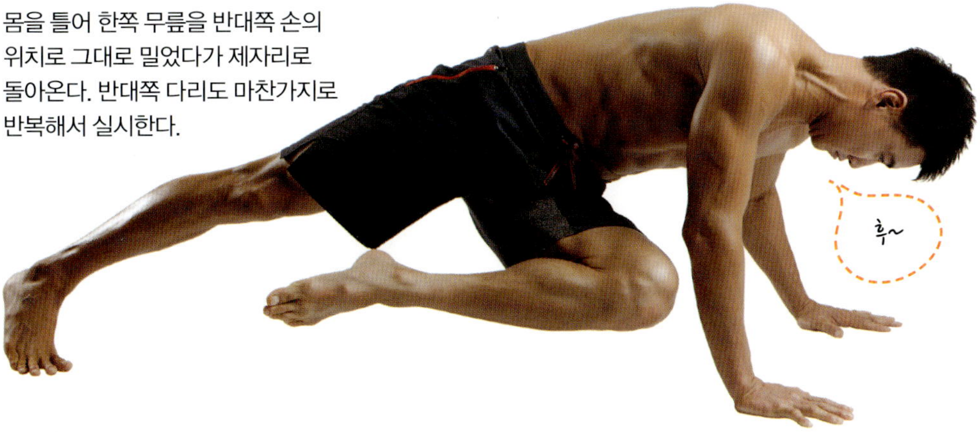

글래디에이터 서킷 프로그램 E

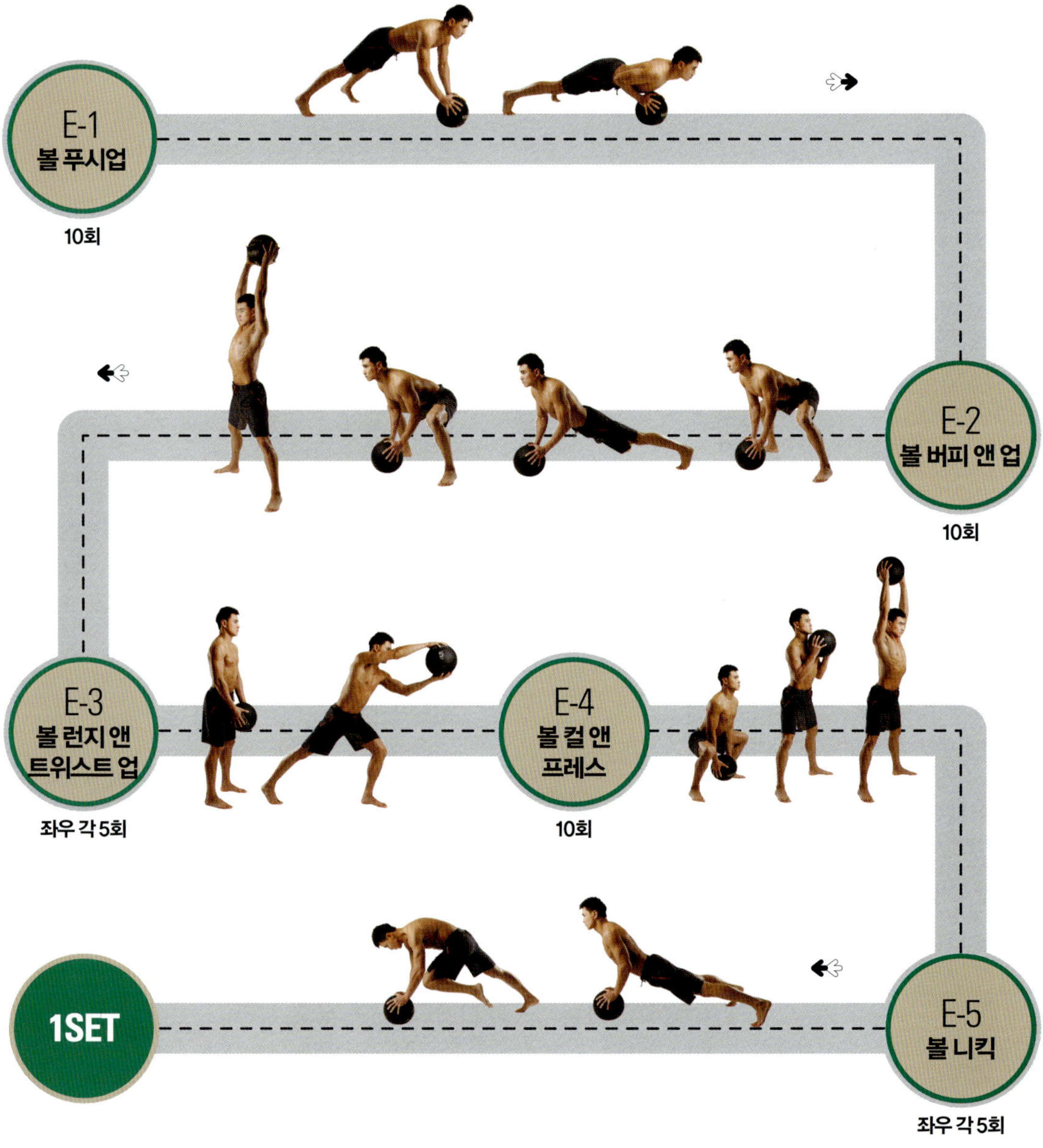

E-1
볼 푸시업
10회

E-2
볼 버피 앤 업
10회

E-3
**볼 런지 앤
트위스트 업**
좌우 각 5회

E-4
**볼 컬 앤
프레스**
10회

E-5
볼 니킥
좌우 각 5회

1SET

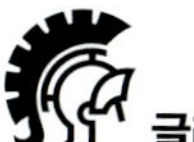
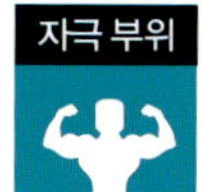
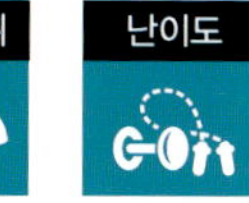
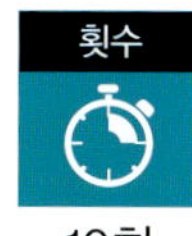

자극 부위	난이도	횟수
가슴·팔 코어	★★★	10회

E-1 Ball Push-up
볼 푸시업
볼 잡고 푸시업 하기

1 볼 위에 양손을 올려 푸시업 자세를 잡는다.

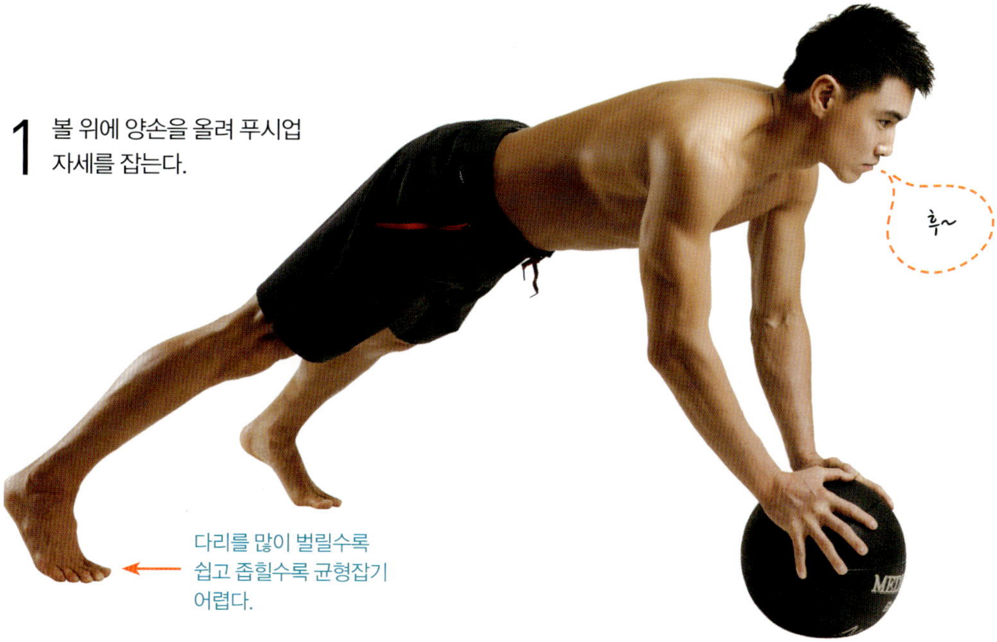

다리를 많이 벌릴수록 쉽고 좁힐수록 균형잡기 어렵다.

올라가고 내려갈 때 허리에 힘을 준다.

2 명치를 볼 위치에 맞추어 푸시업 동작을 반복해서 실시한다.

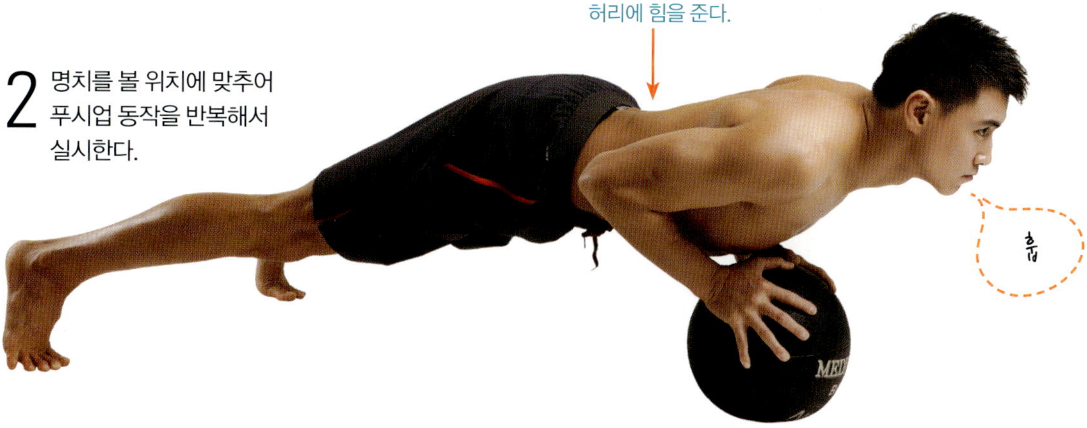

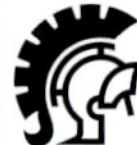

E-2 Ball Berpee And Up
볼 버피 앤 업
볼 잡고 점프 후 볼 들어올리기

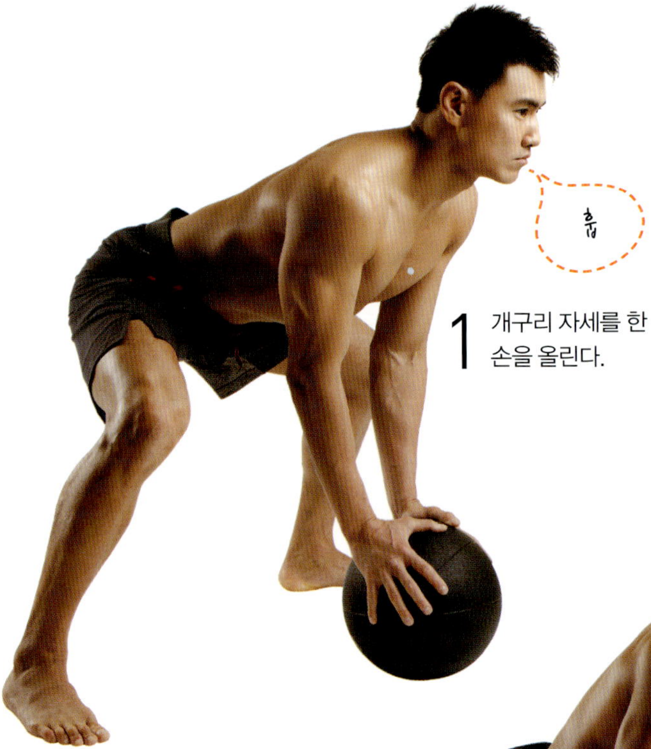

자극 부위	난이도	횟수
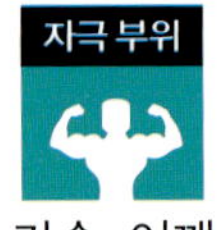	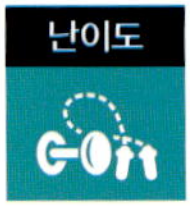	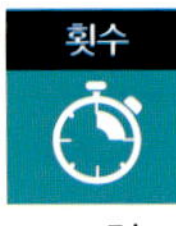
가슴·어깨 하체·코어 등	★★★	10회

1 개구리 자세를 한 뒤 볼 위에 손을 올린다.

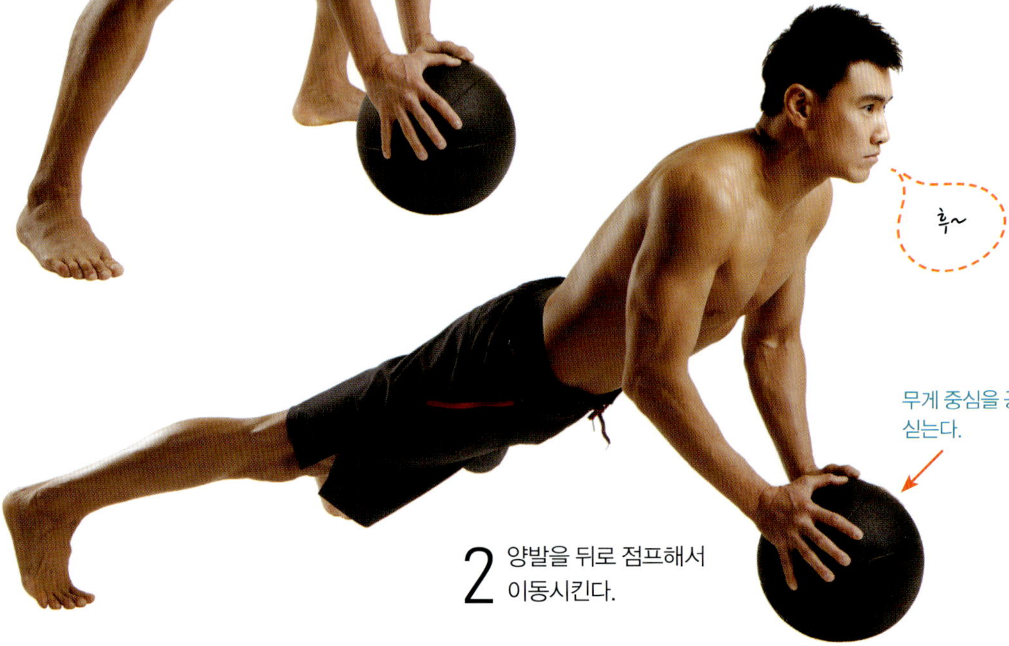

무게 중심을 공에 싣는다.

2 양발을 뒤로 점프해서 이동시킨다.

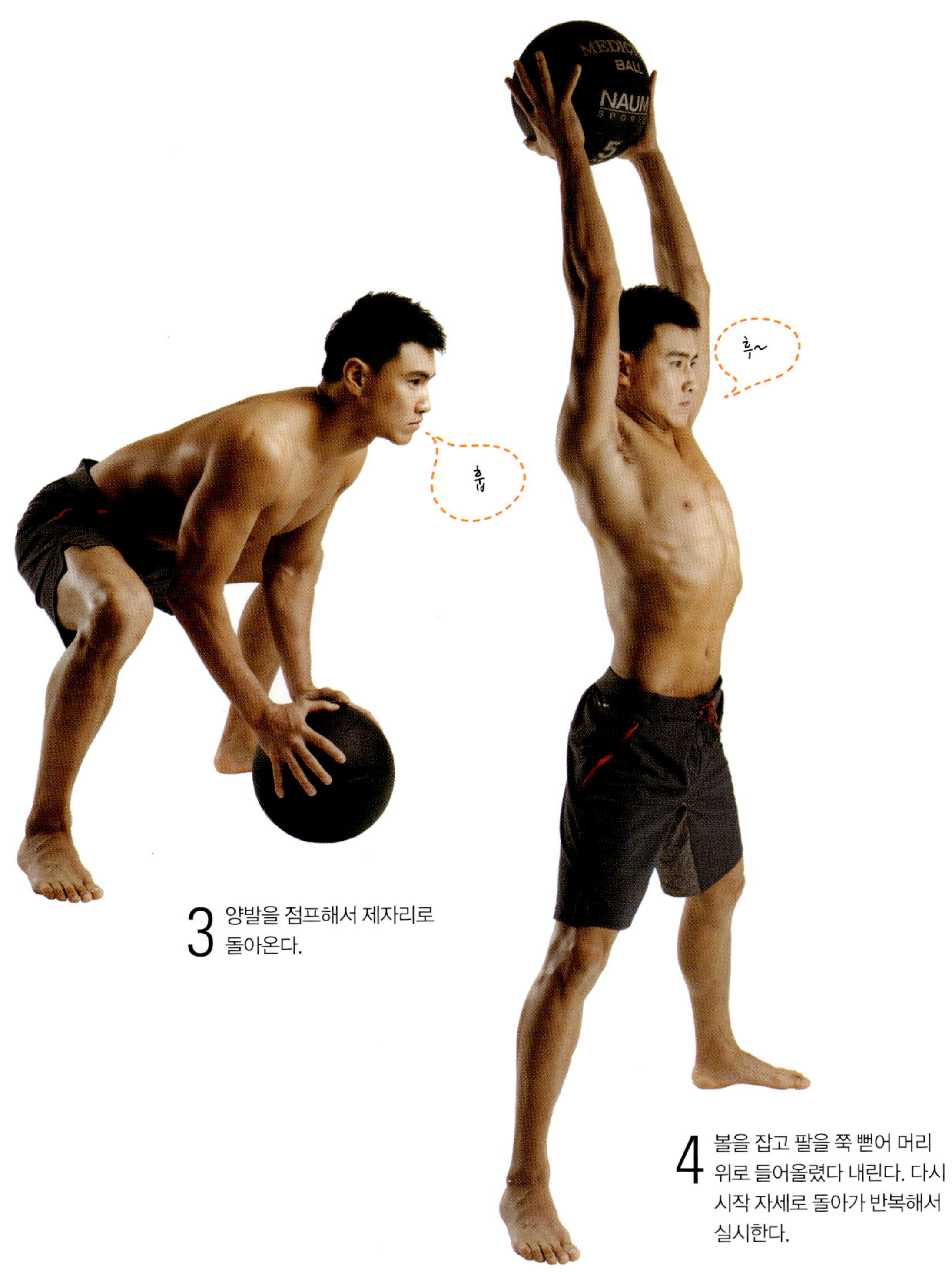

3 양발을 점프해서 제자리로
돌아온다.

4 볼을 잡고 팔을 쭉 뻗어 머리
위로 들어올렸다 내린다. 다시
시작 자세로 돌아가 반복해서
실시한다.

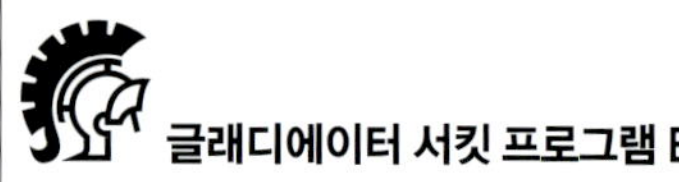

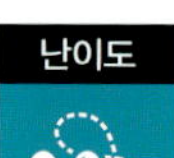
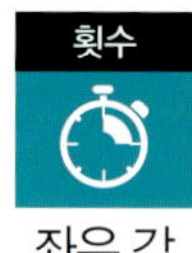

E-3 Ball Lunge And Twist Up
볼 런지 앤 트위스트 업

볼 잡고 발 뒤로 빼며 공 앞으로 들어주기

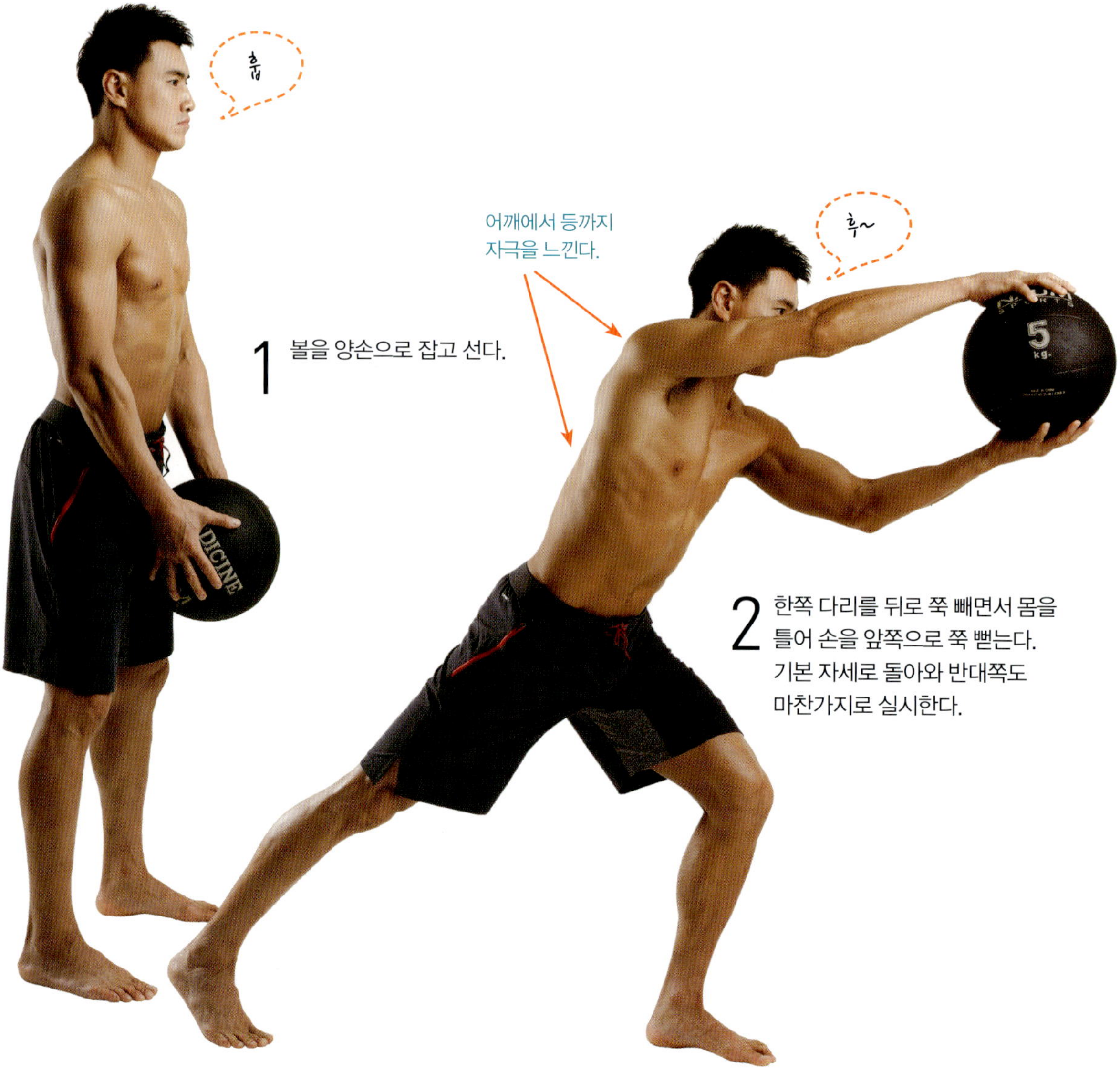

1 볼을 양손으로 잡고 선다.

2 한쪽 다리를 뒤로 쭉 빼면서 몸을
틀어 손을 앞쪽으로 쭉 뻗는다.
기본 자세로 돌아와 반대쪽도
마찬가지로 실시한다.

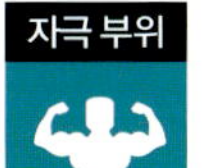 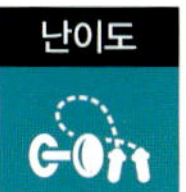 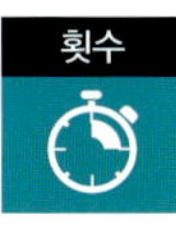

자극 부위	난이도	횟수
하체·어깨 팔·코어	★★★	10회

E-4 Ball Curl And Press
볼 컬 앤 프레스
볼 들고 일어서며 볼 들어올리기

1 스쿼트 자세로 무릎을 충분히 구부리고 양손으로 볼을 잡는다.

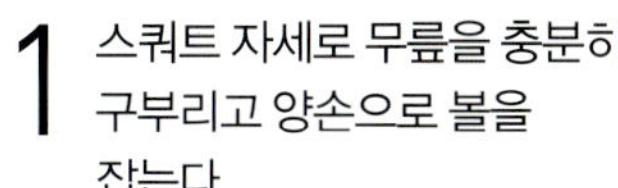

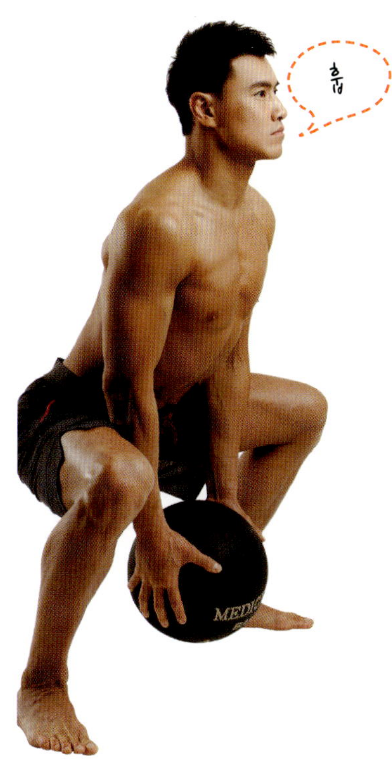

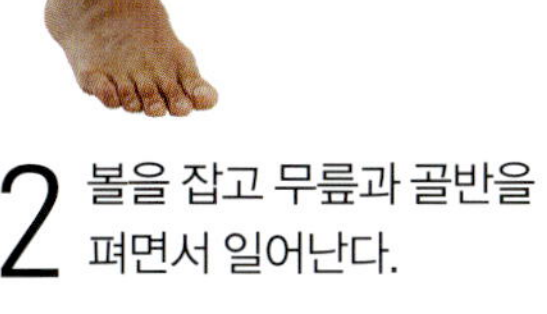

2 볼을 잡고 무릎과 골반을 펴면서 일어난다.

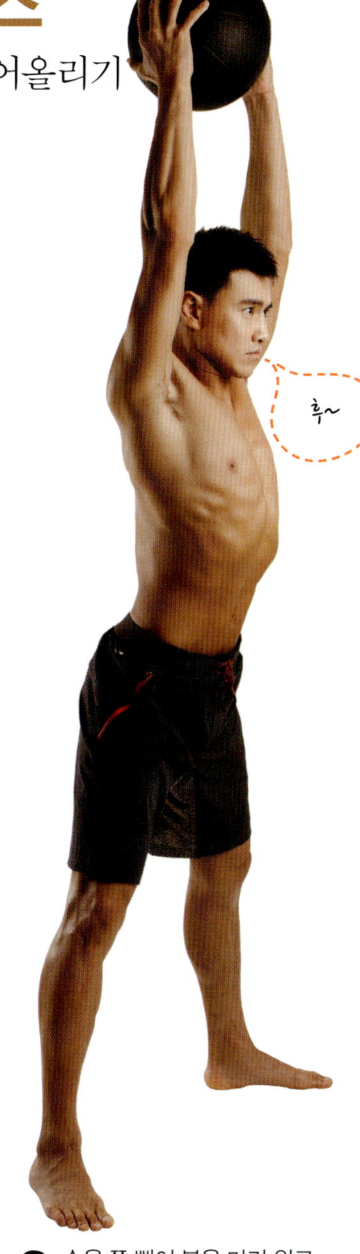

3 손을 쭉 뻗어 볼을 머리 위로 올린다.

E-5 Ball Knee Kick
볼 니킥
엎드려서 볼 잡고 무릎 당기기

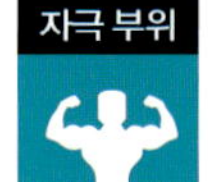
자극 부위
코어·복근

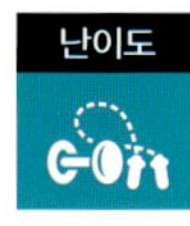
난이도
★★★

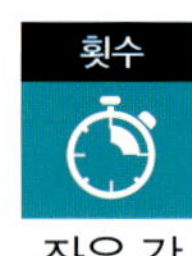
횟수
좌우 각
5회

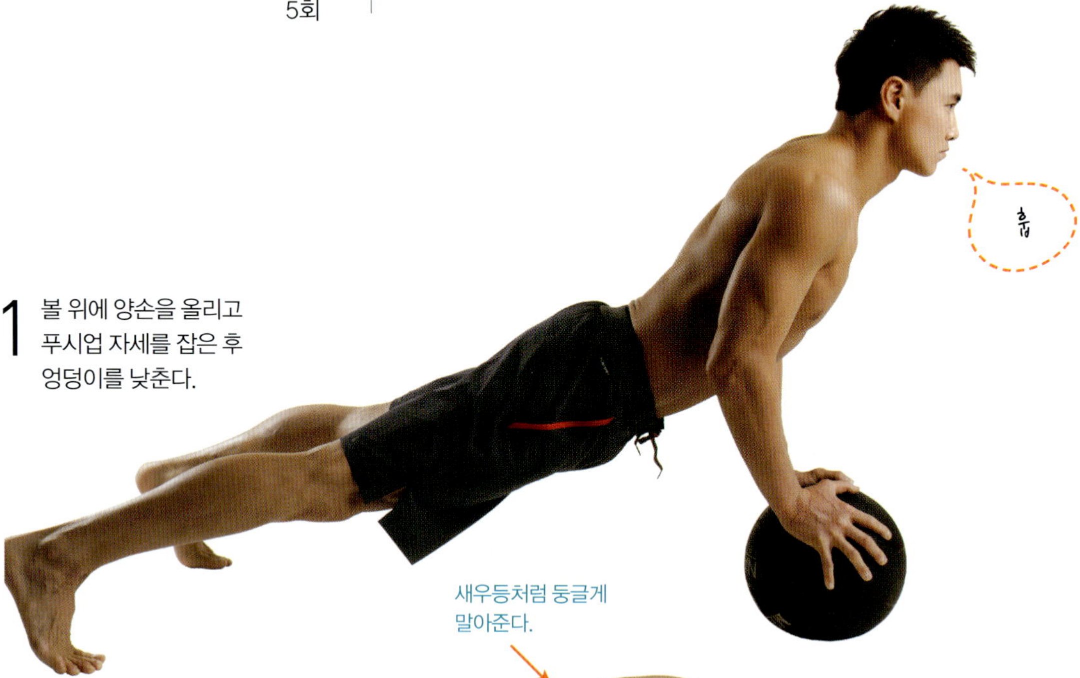

1 볼 위에 양손을 올리고
푸시업 자세를 잡은 후
엉덩이를 낮춘다.

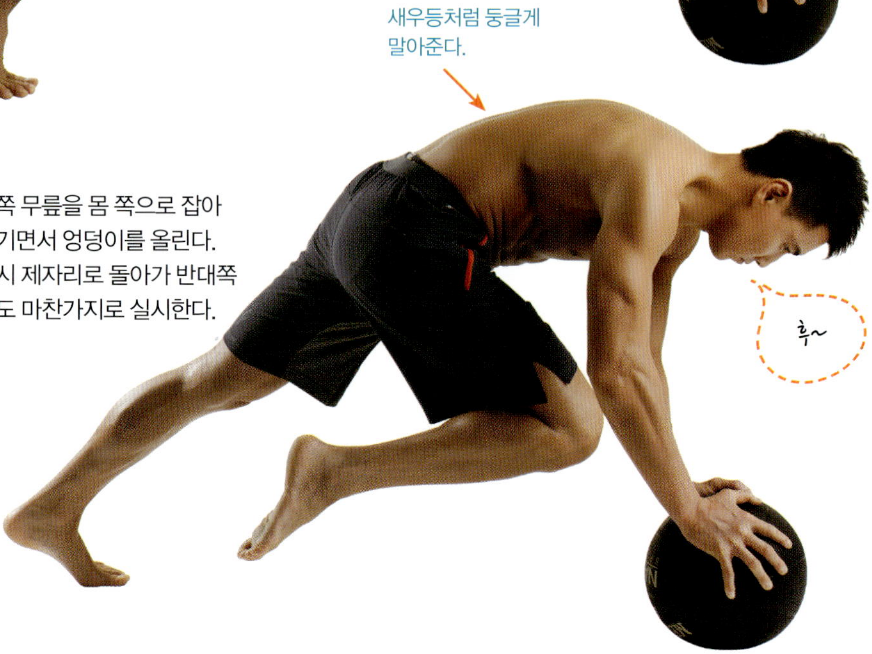

새우등처럼 둥글게
말아준다.

2 한쪽 무릎을 몸 쪽으로 잡아
당기면서 엉덩이를 올린다.
다시 제자리로 돌아가 반대쪽
발도 마찬가지로 실시한다.

파워 스트레칭 30

운동 전후에는 반드시 굳어진 몸을 풀어주거나 운동으로 지친 근육을 이완시켜주는 파워 스트레칭이 필요하다. 스트레칭을 소홀히 하다 보면 경직된 근육이 강한 스트레스를 받아 통증이 오거나 근육 및 인대 손상으로 이어질 수 있다. 근육을 천천히, 조금씩 늘리면 관절의 동작 범위가 확대되고, 체온을 서서히 높여 몸이 운동에 적응하게 해준다. 운동 전후 5분씩 꾸준히 실시하자.

스트레칭 시 주의사항

1 긴장하지 않고 근육이 충분히 이완된 자세에서 실시한다.

2 신체 반동을 이용하지 않고 천천히 실시한다.

3 호흡을 멈추지 않고 자연스럽게 들이마시고 내뱉는다.

4 심한 통증이 올 때까지 하는 것이 아니라 적당한 자극을 유지한다. 약간 통증을 느끼는 정도가 적당하다.

5 유연성은 사람마다 다르기 때문에 자신에게 맞는 강도로 무리하지 말고 실시한다.

6 피트니스 클럽에 나오지 않는 날도 매일 규칙적으로 실시하면 더 큰 효과를 볼 수 있다.

7 온몸을 고루 스트레칭한다. 일반적으로 심장에서 가까운 순서부터 실시한다.

손 →가슴 →등 →목 →요추부 근육 →대퇴부 근육 →비복근 근육 →아킬레스컨 →족관절

파워 스트레칭 30
Power Stretching 30

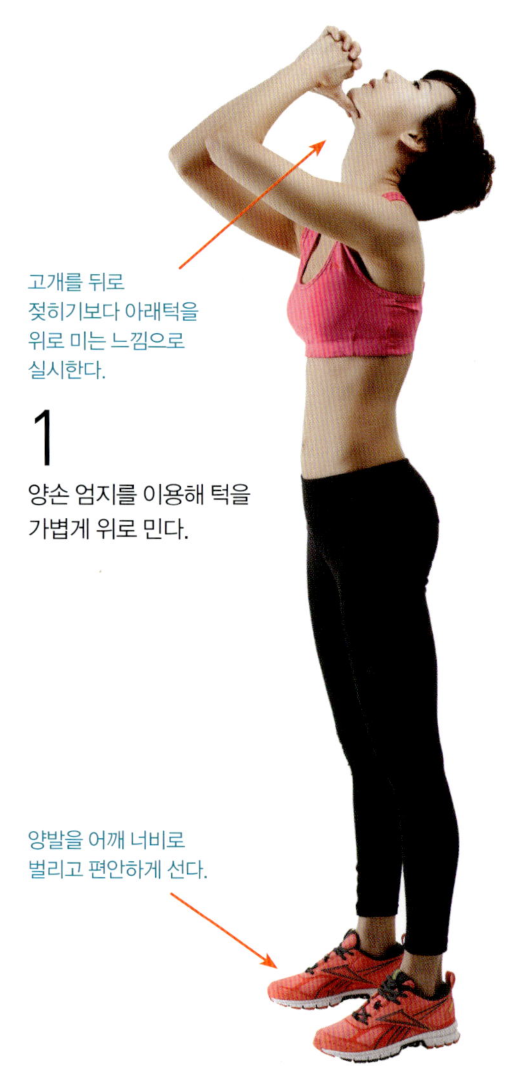

1

양손 엄지를 이용해 턱을
가볍게 위로 민다.

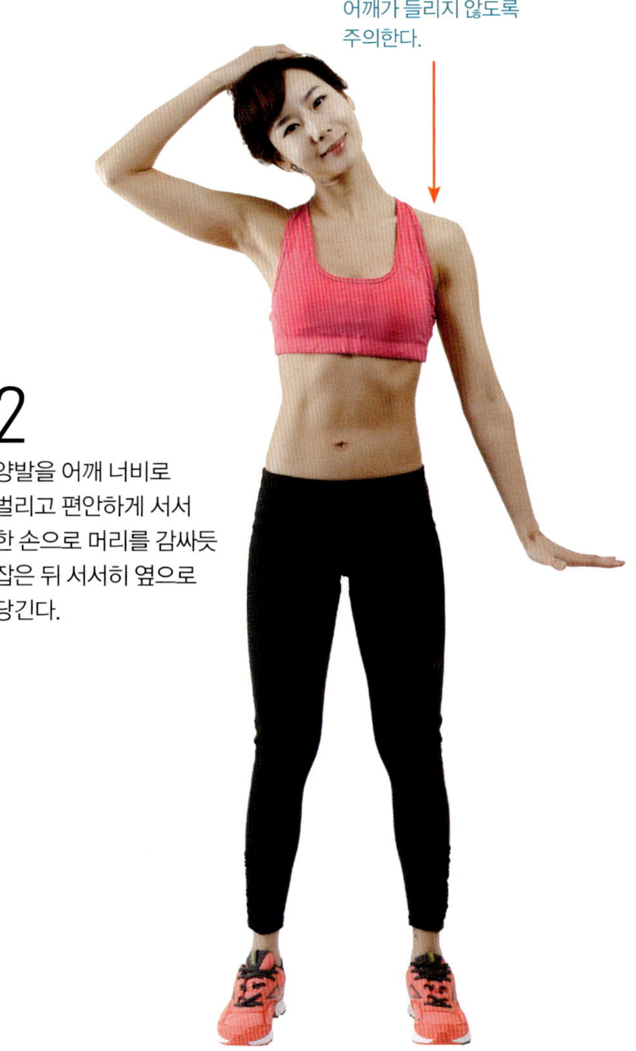

2

양발을 어깨 너비로
벌리고 편안하게 서서
한 손으로 머리를 감싸듯
잡은 뒤 서서히 옆으로
당긴다.

고개를 숙이면서 등이
굽지 않도록 주의한다.

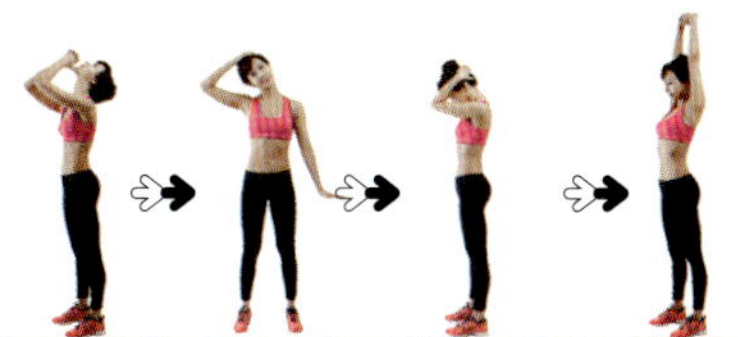

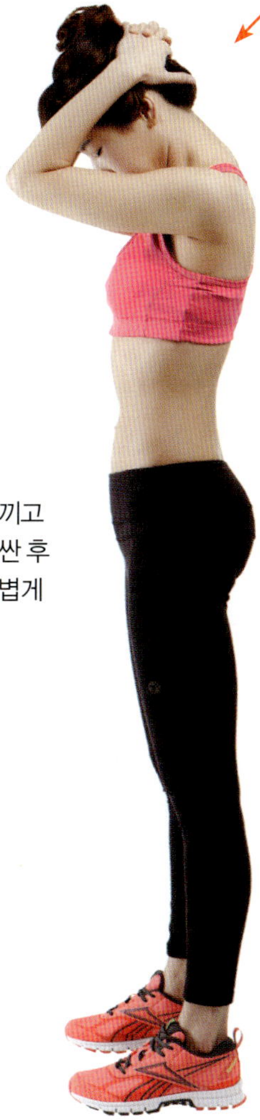

3

양손으로 깍지를 끼고
머리 뒷부분을 감싼 후
고개를 숙이며 가볍게
누른다.

양쪽 어깨가
귀에 닿는
듯한 느낌으로
실시한다.

4

양손으로 깍지를 끼고
머리 위로 쭉 뻗는다.

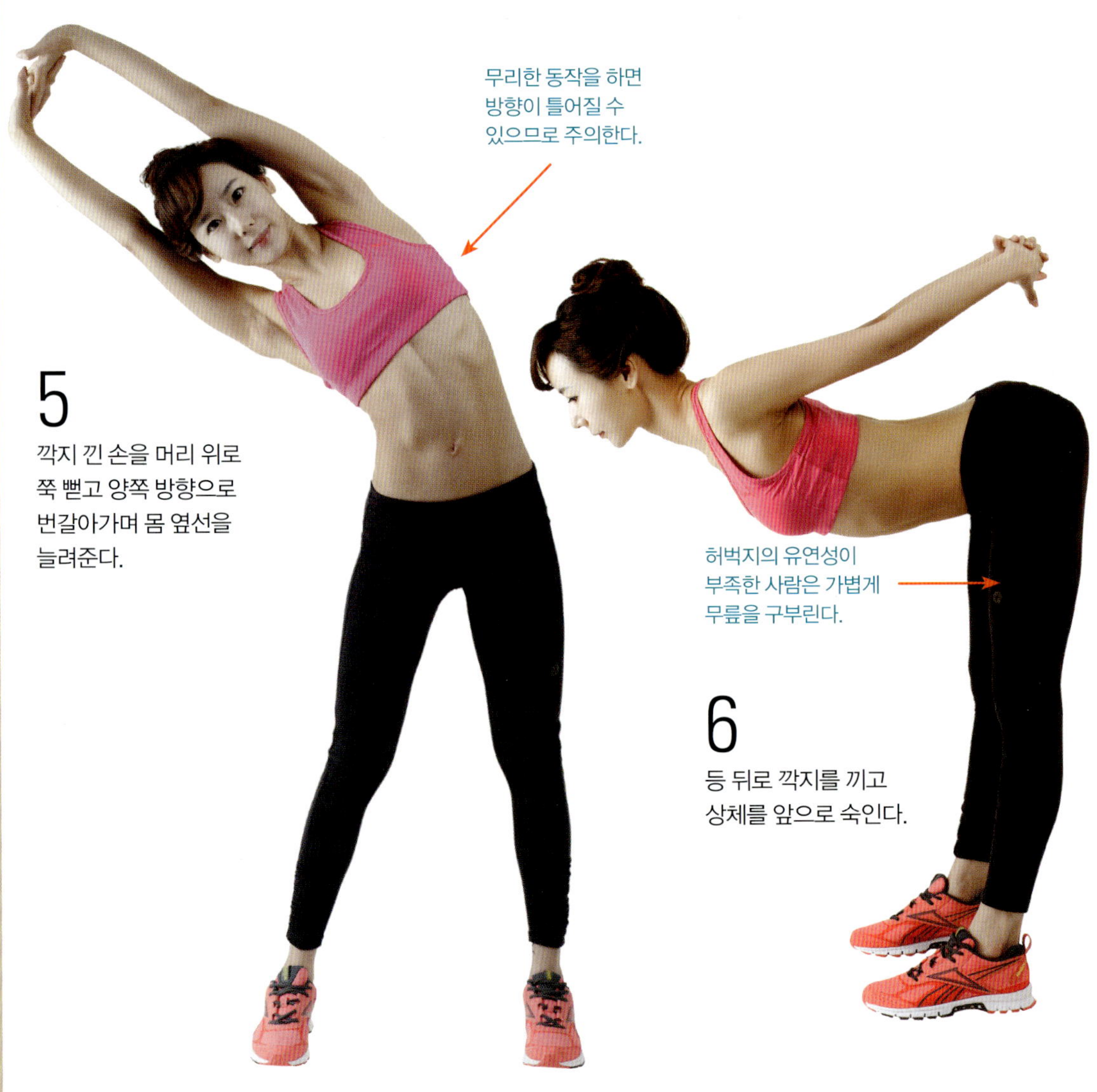

5

깍지 낀 손을 머리 위로
쭉 뻗고 양쪽 방향으로
번갈아가며 몸 옆선을
늘려준다.

6

등 뒤로 깍지를 끼고
상체를 앞으로 숙인다.

머리는 팔을 당기는
반대 방향으로 돌린다.

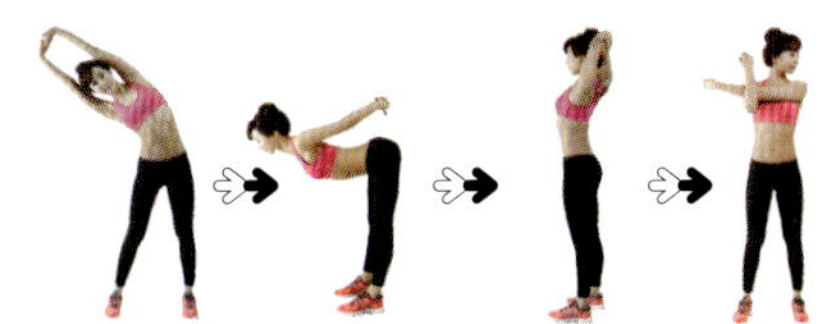

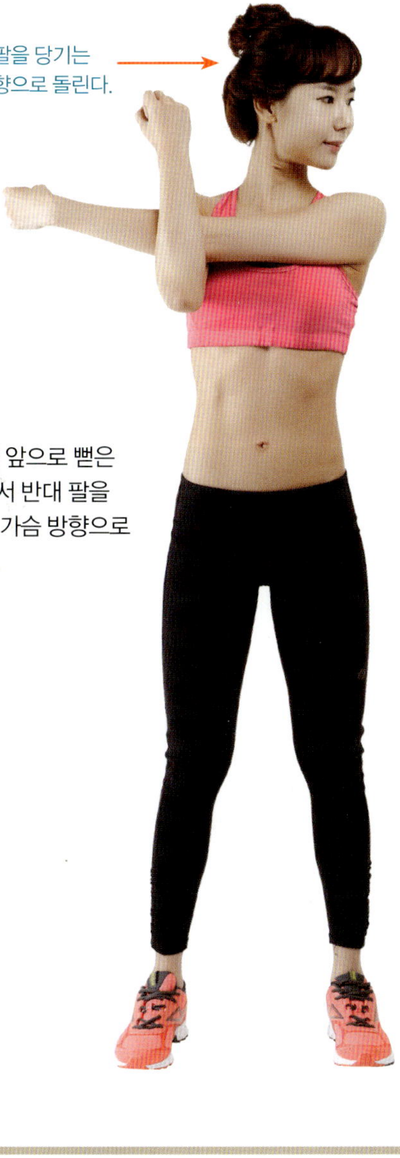

7

한 팔을 앞으로 뻗은 자세에서 반대 팔을 이용해 가슴 방향으로 당긴다.

8

한 팔을 머리 위로 올려 구부린 상태에서 반대 팔을 이용해 구부린 팔의 팔꿈치를 정수리 방향으로 가볍게 당긴다.

Power Stretching 30

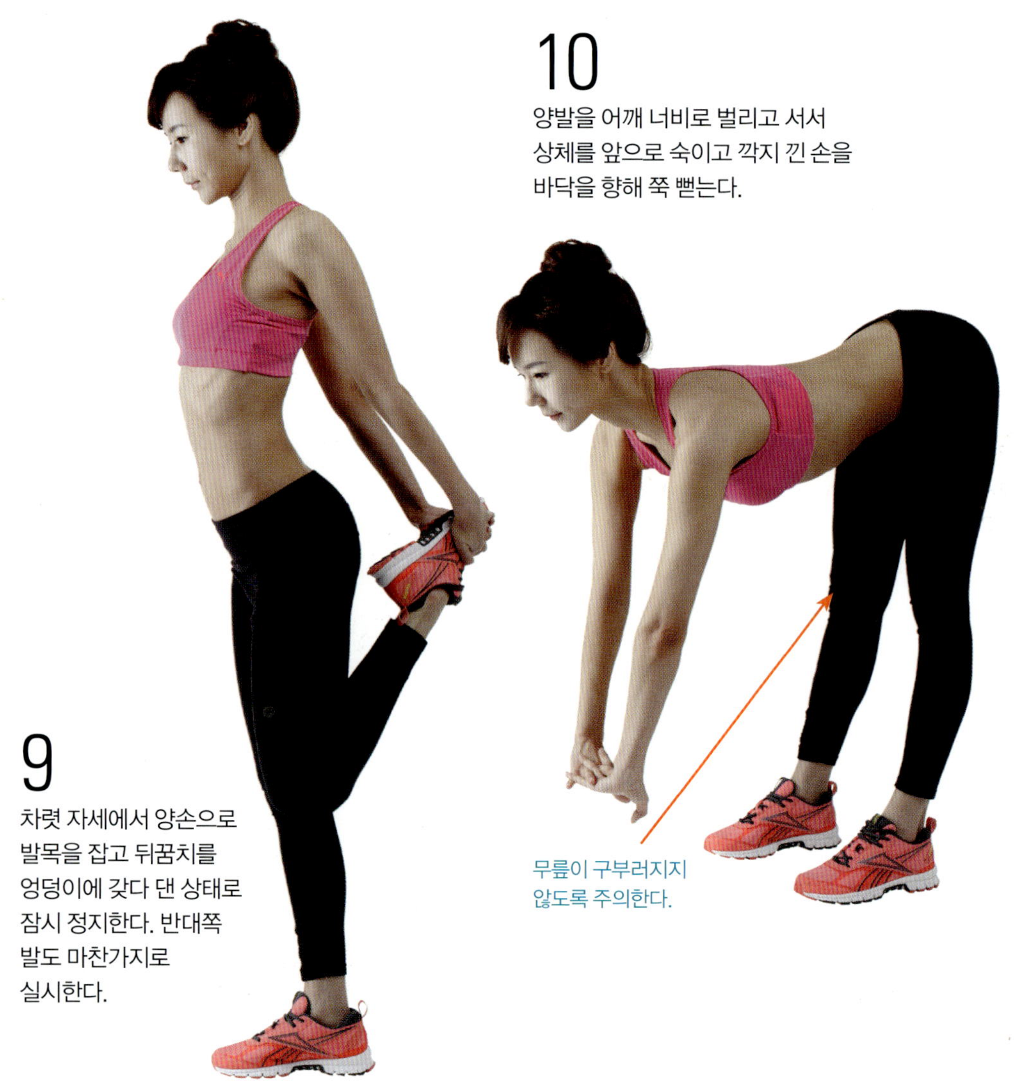

10

양발을 어깨 너비로 벌리고 서서
상체를 앞으로 숙이고 깍지 낀 손을
바닥을 향해 쭉 뻗는다.

9

차렷 자세에서 양손으로
발목을 잡고 뒤꿈치를
엉덩이에 갖다 댄 상태로
잠시 정지한다. 반대쪽
발도 마찬가지로
실시한다.

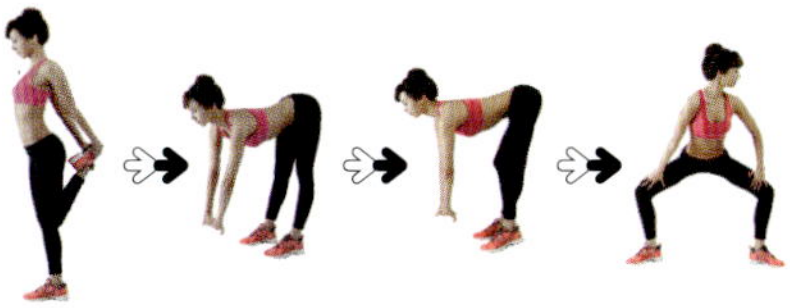

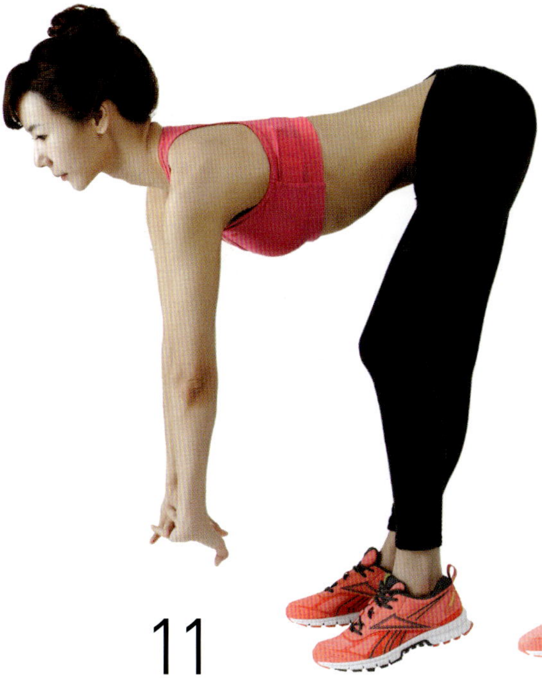

11

상체를 앞으로 숙인 상태에서 한쪽
무릎을 가볍게 구부린다. 반대쪽도
마찬가지로 실시한다.

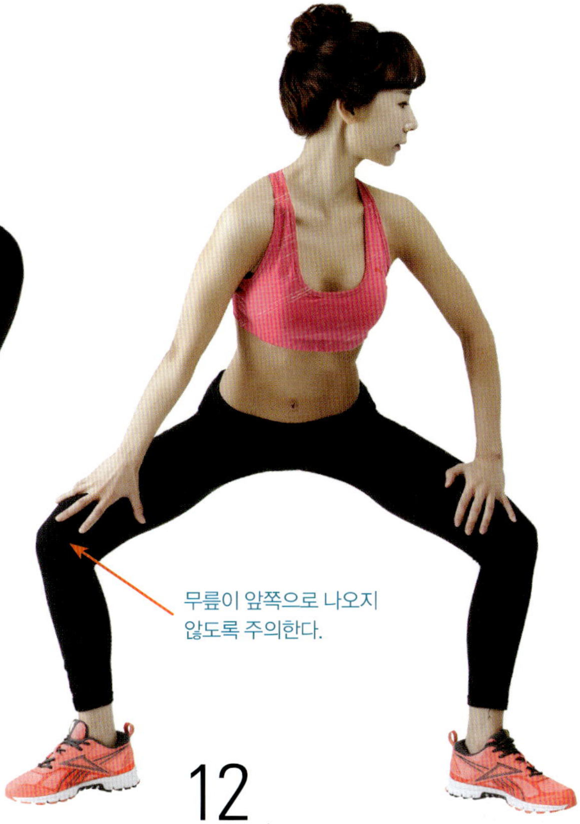

12

양발을 어깨 너비보다 넓게 벌리고
엉덩이를 낮춘다. 양팔로 무릎을 짚고
지탱한 뒤 어깨를 한쪽씩 비튼다.

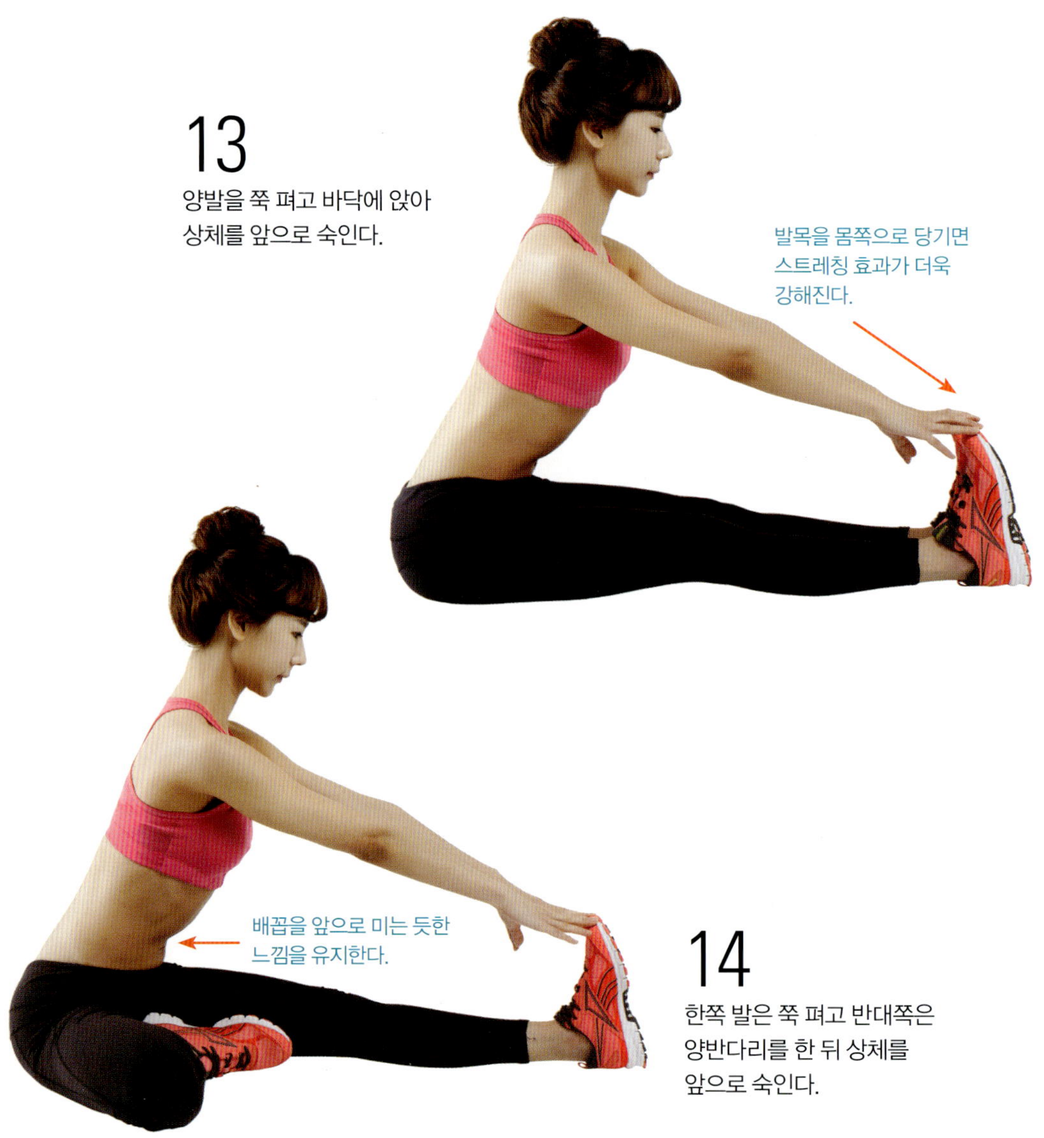

13
양발을 쭉 펴고 바닥에 앉아
상체를 앞으로 숙인다.

발목을 몸쪽으로 당기면
스트레칭 효과가 더욱
강해진다.

배꼽을 앞으로 미는 듯한
느낌을 유지한다.

14
한쪽 발은 쭉 펴고 반대쪽은
양반다리를 한 뒤 상체를
앞으로 숙인다.

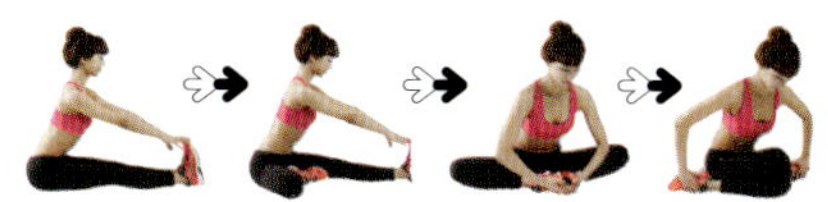

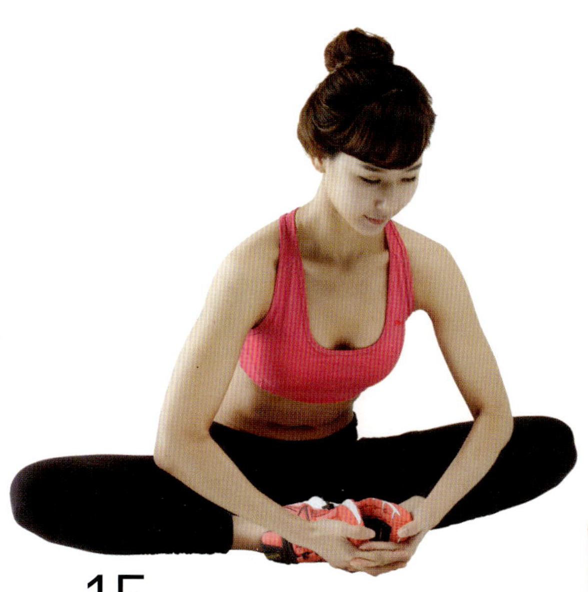

15

엉덩이를 바닥에 대고 앉아 양
발바닥을 마주 잡고 상체를 앞으로
숙인다.

16

양발을 교차시킨 자세에서
상체를 앞으로 숙인다.

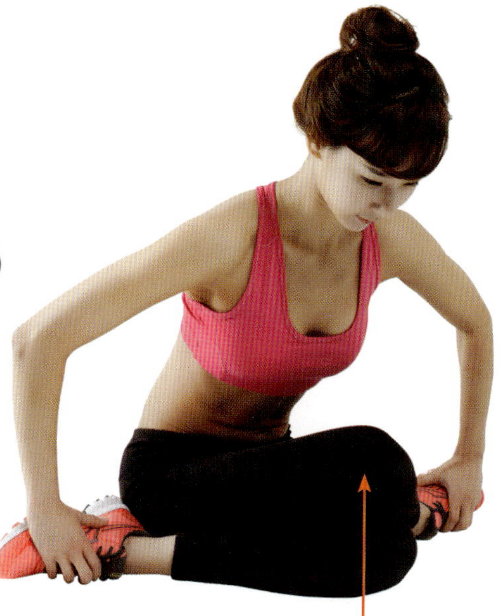

양쪽 무릎이 몸의
중심선에 위치하도록
하고 실시하면 더욱
효과적이다.

17

양발을 최대한 넓게 벌리고
앉은 상태에서 상체를 앞으로
숙인다.

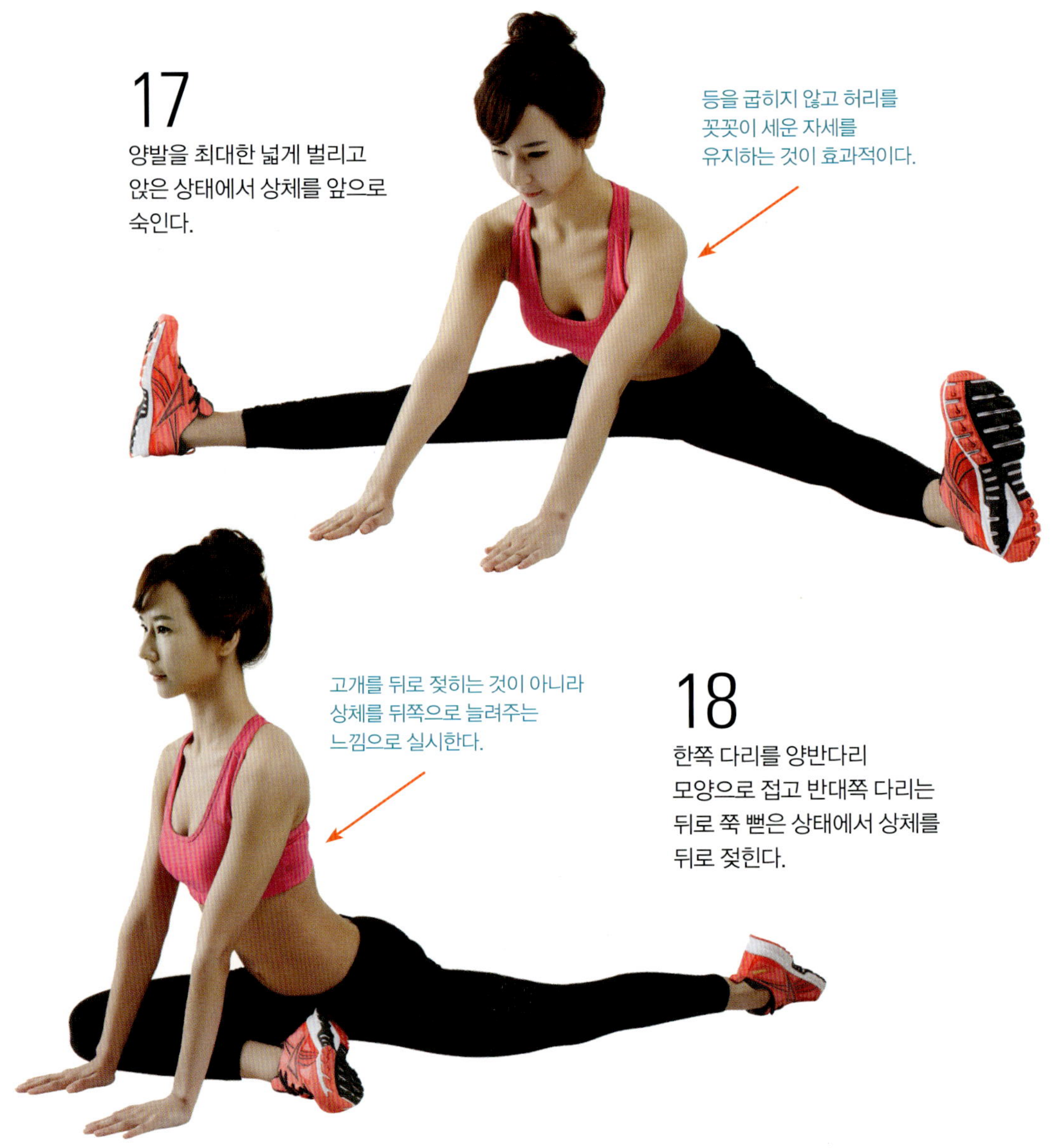

등을 굽히지 않고 허리를
꼿꼿이 세운 자세를
유지하는 것이 효과적이다.

고개를 뒤로 젖히는 것이 아니라
상체를 뒤쪽으로 늘려주는
느낌으로 실시한다.

18

한쪽 다리를 양반다리
모양으로 접고 반대쪽 다리는
뒤로 쭉 뻗은 상태에서 상체를
뒤로 젖힌다.

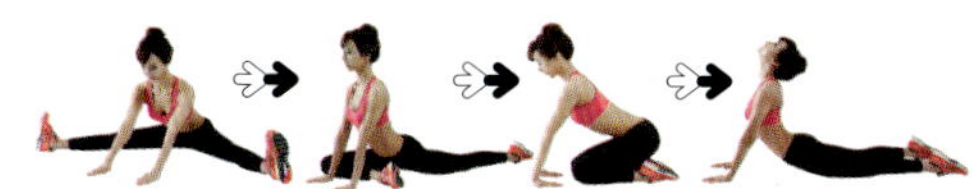

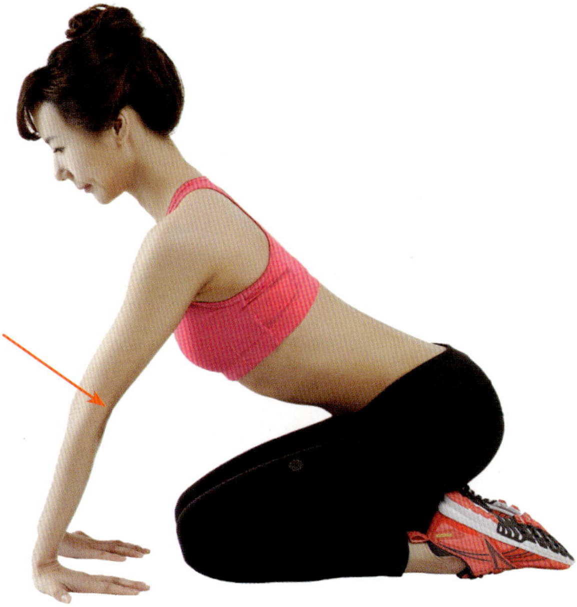

19

무릎을 꿇고 앉은 자세에서
손끝이 무릎을 향하게 한다.

팔꿈치가 구부러지지
않도록 주의한다.

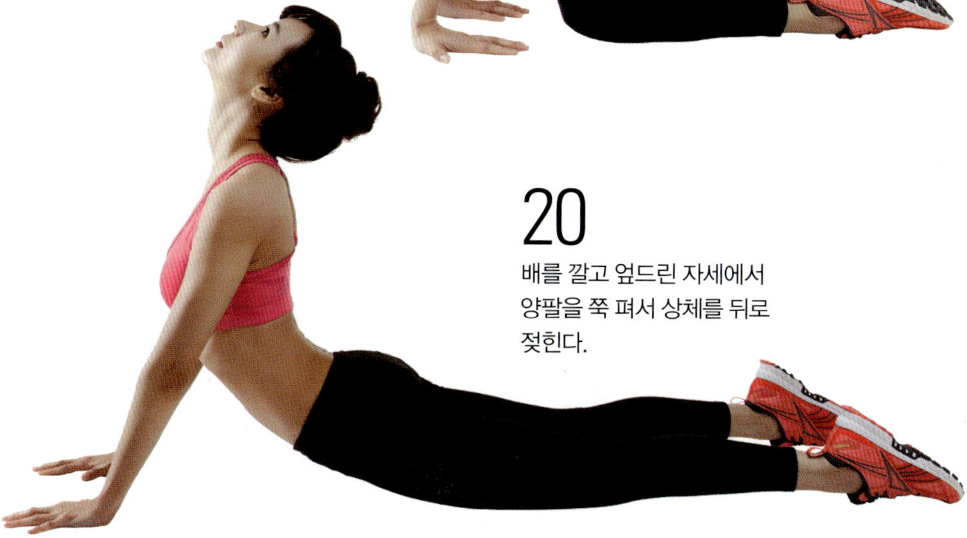

20

배를 깔고 엎드린 자세에서
양팔을 쭉 펴서 상체를 뒤로
젖힌다.

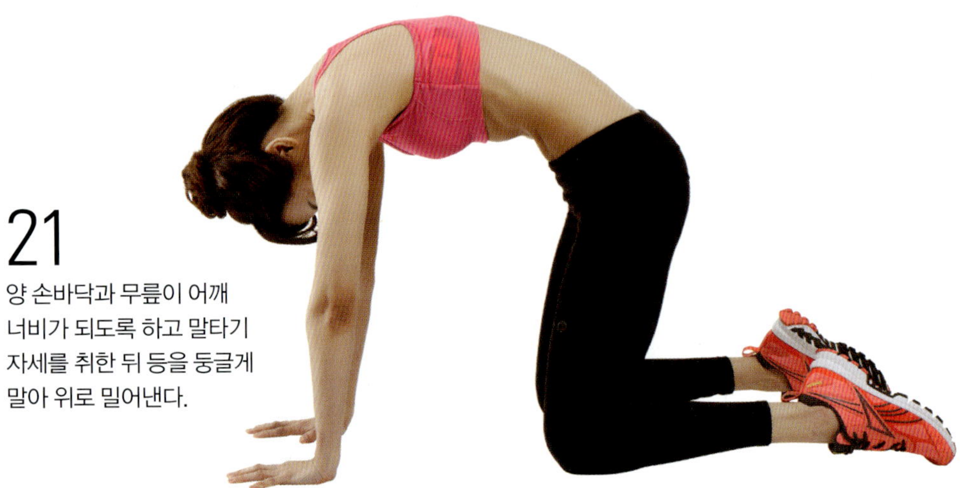

21

양 손바닥과 무릎이 어깨
너비가 되도록 하고 말타기
자세를 취한 뒤 등을 둥글게
말아 위로 밀어낸다.

22

무릎을 꿇고 앉은 자세에서
양손을 최대한 앞으로 쭉 뻗어
상체를 숙인다. 손바닥을
고정한 상태에서 엉덩이를
뒤로 가볍게 끌어 당긴다.

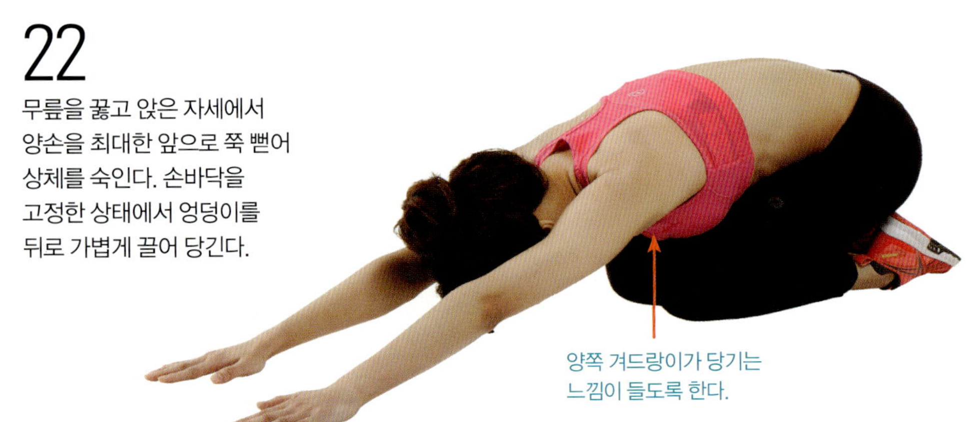

23

무릎과 양팔을 바닥에 대고
지탱한 상태에서 엉덩이를
위로 들어올린다.

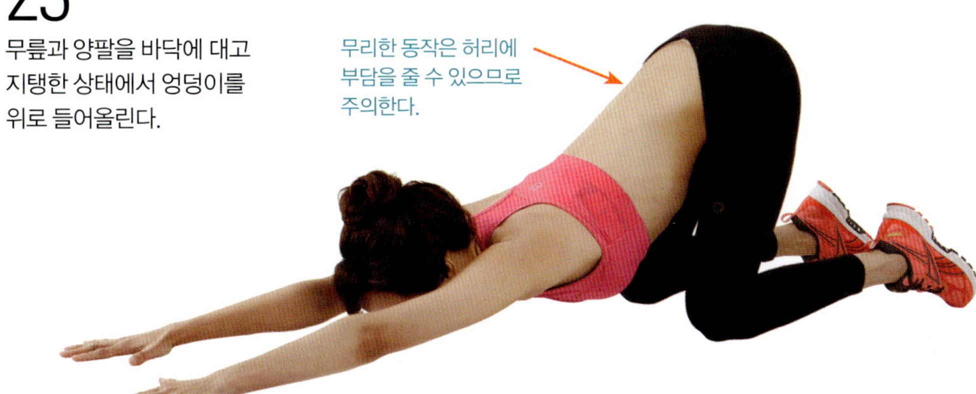

무리한 동작은 허리에
부담을 줄 수 있으므로
주의한다.

24

무릎을 바닥에 고정하고
엎드린 상태에서 한 손은
앞으로 쭉 뻗고 반대쪽 손으로
어깨를 감싸 눌러준다.

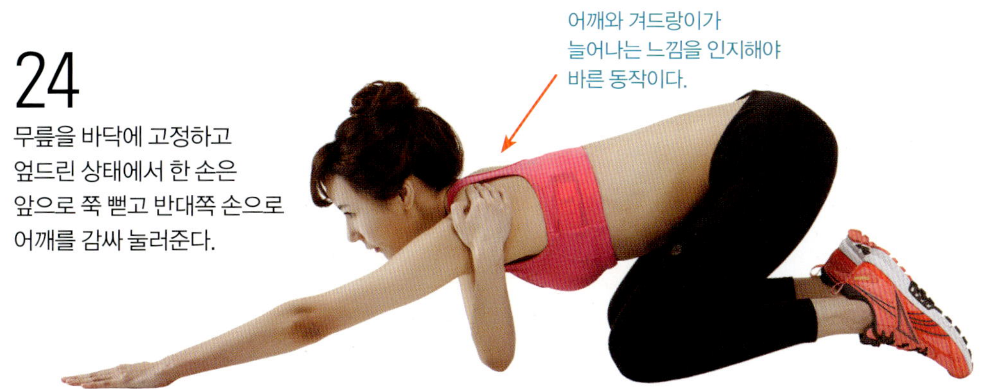

어깨와 겨드랑이가
늘어나는 느낌을 인지해야
바른 동작이다.

25

등을 바닥에 대고 양발을 쭉
뻗어 만세 자세로 누운 뒤 손과
발을 최대한 늘려준다.

손끝과 발끝까지 느낌이
전달될 수 있게 한다.

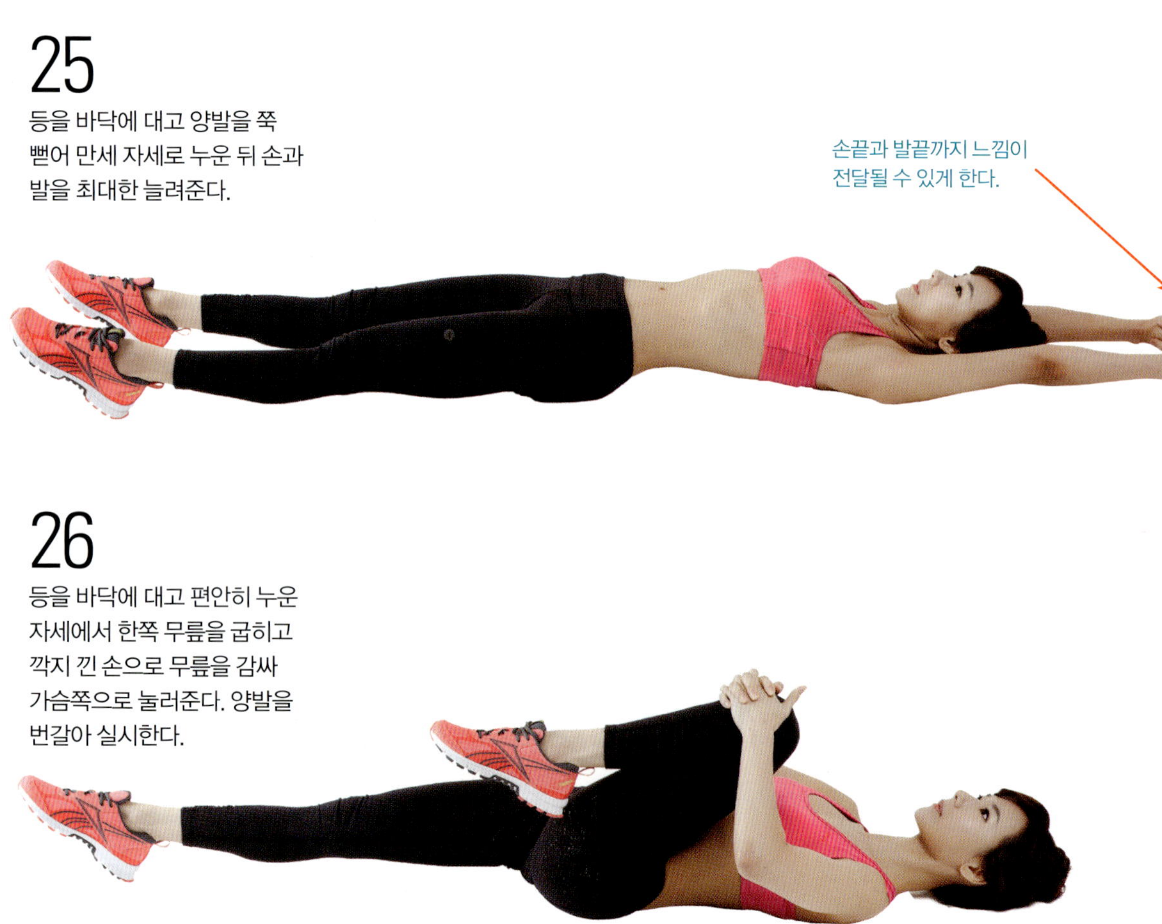

26

등을 바닥에 대고 편안히 누운
자세에서 한쪽 무릎을 굽히고
깍지 낀 손으로 무릎을 감싸
가슴쪽으로 눌러준다. 양발을
번갈아 실시한다.

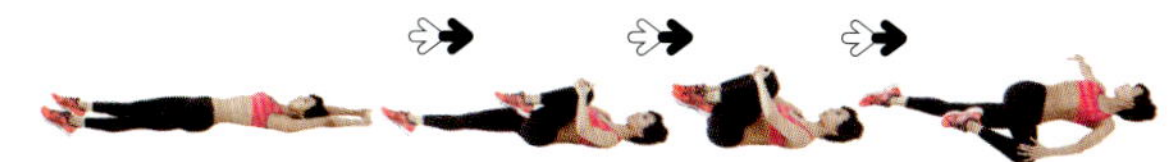

27

등을 바닥에 대고 편안히 누운
자세에서 양쪽 무릎을 감싸
가슴에 나란히 갖다 댄다.

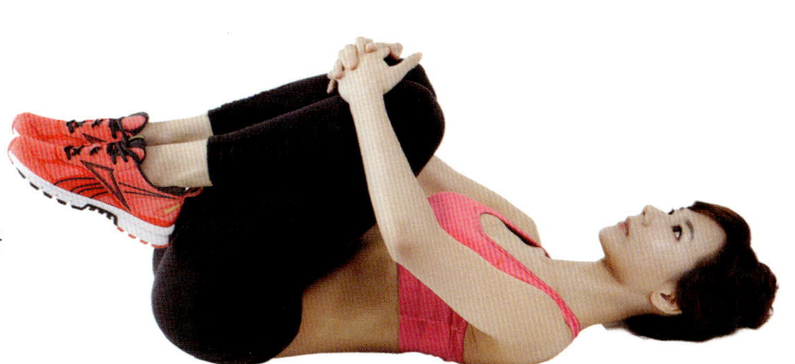

28

등을 바닥에 대고 누운 자세에서 한쪽
다리를 들어 반대편으로 넘겨 몸통을
비튼다. 한 손으로 무릎을 고정하고 반대
손은 쭉 뻗어 바닥을 지탱한다.

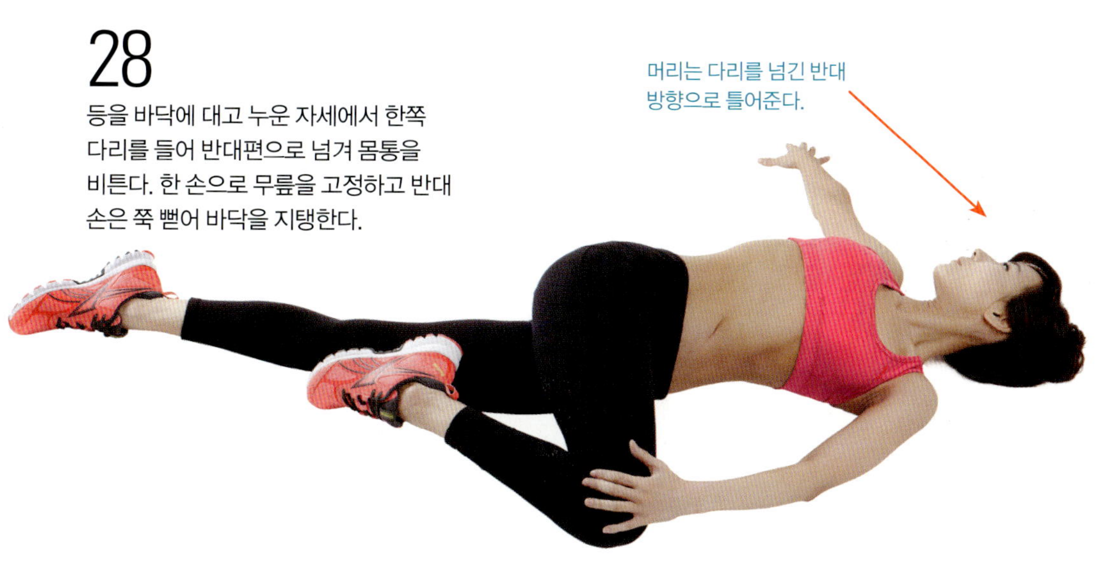

Power Stretching 30

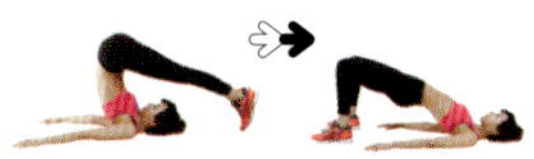

29

등을 바닥에 대고 누운
자세에서 양손을 바닥에 대고
고정한 채 양 발끝을 머리 뒤로
올려 넘긴다.

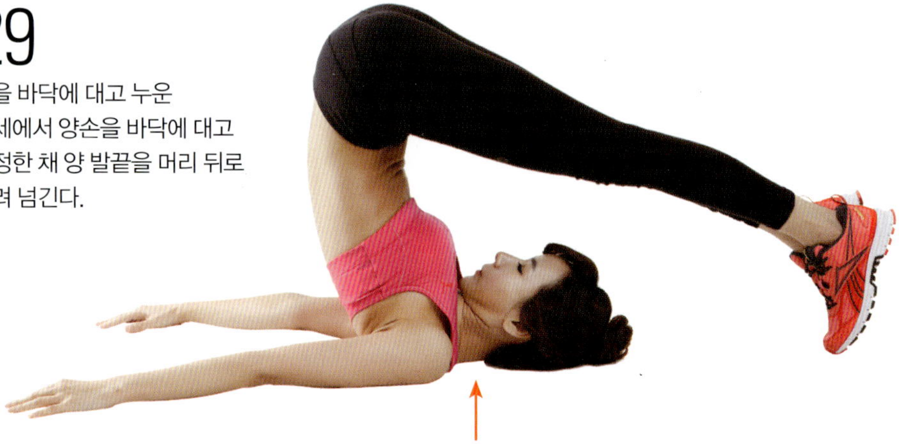

과도하게 고개가
구부러지지 않게 주의한다.

30

등을 바닥에 대고 누운
자세에서 무릎을 어깨 너비로
벌려 양 발바닥을 바닥에
고정한다. 양손을 바닥에
고정한 채 엉덩이를 바닥에서
들어올린다.

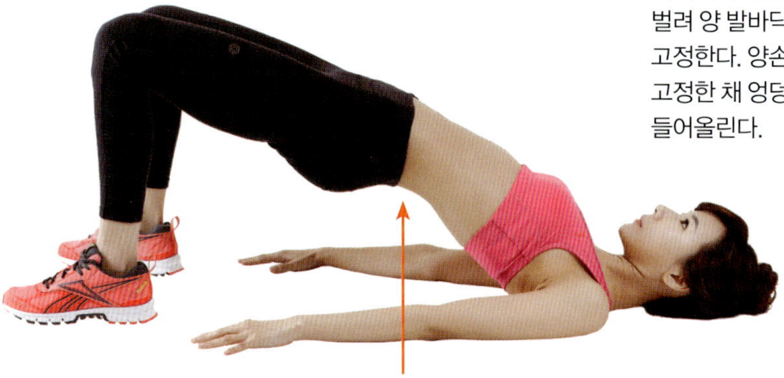

무리한 동작으로 허리에
부담이 가지 않게 주의한다.

오피스 스트레칭

스트레칭은 연령이나 유연성에 관계없이 누구든지 배울 수 있고 특별한 기술이나 체력이 필요하지도 않다. 때와 장소를 가리지 않고 틈틈이 실시하면 좋다. 사무실에서 일하다가 어깨가 뻐근해질 때, 오랜 시간 서 있다가 몸이 굳어진 것 같을 때, 집에서 TV를 볼 때 든 언제든지 가능하다. 잠깐 동안의 운동으로 몸과 마음에 활력을 주는데 스트레칭만 한 운동이 없다. 노화에 의한 몸의 경직을 막아주고 혈액순환을 촉진하며 근육과 인대의 변형을 막는데도 효과적이다. 또한 실제로 스트레칭으로 우울증을 극복할 수 있다는 임상 보고도 있다.

안색이 맑아지는 페이스 마사지

탈모 예방하는 마사지

어깨 결림 예방 스트레칭

피로 회복 스트레칭

허리 디스크 예방 스트레칭

거북목 예방 스트레칭

복근 만들기

안색이 맑아지는 페이스 마사지

과장님, 피곤하세요?라는 소리를 부쩍 자주 듣는다면 칙칙한 얼굴색이 문제일 수 있다.
간단한 마사지로 얼굴의 순환이 좋아지면 피부톤이 한층 맑고 밝아지며 안색 개선과
피로 회복에도 도움이 된다.

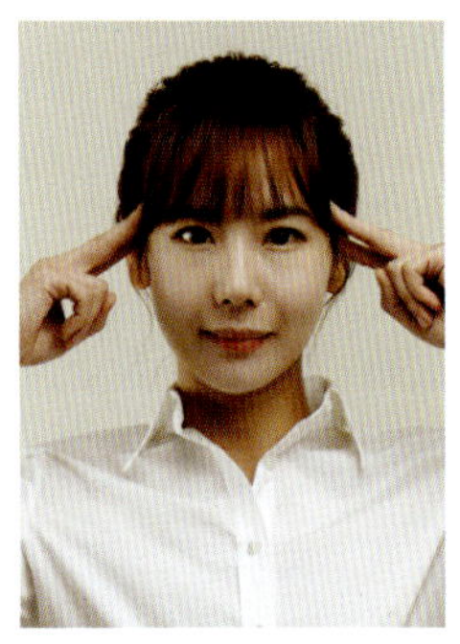

1

손바닥을 마주하고
비벼서 열을 내준 후
관자놀이에 검지와
중지를 올려 5초간
지그시 눌러준다.

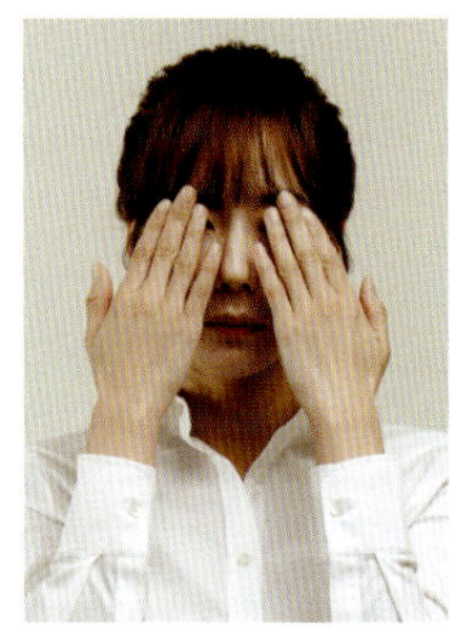

2

열을 낸 손끝을 눈 위에
올려 5초간 지그시
눌러준다.

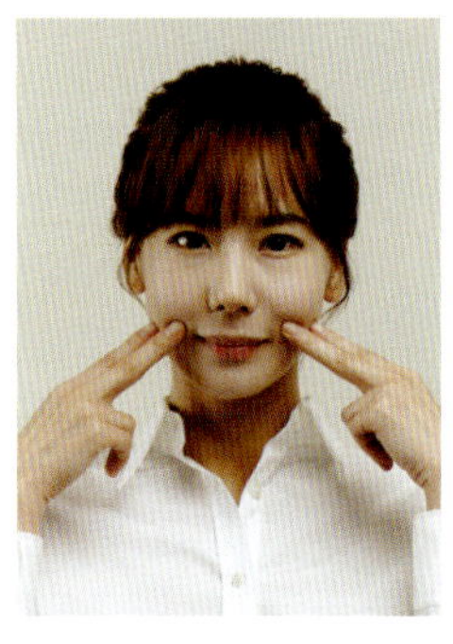

3

손바닥을 비벼 열을 낸
후 검지와 중지를 입가에
올리고 입매를
끌어올리듯이 5초간
지그시 눌러준다.

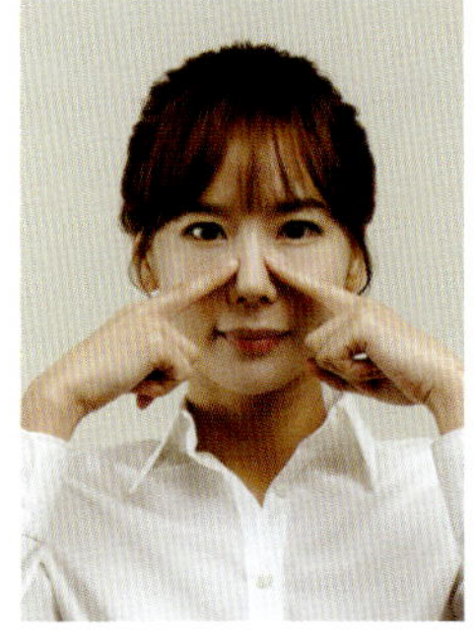

4

열을 낸 손끝을 코
중간뼈 부위에 올리고
5초간 지그시 눌러준다.

탈모 예방하는 마사지

탈모는 유전적인 원인도 있지만 심한 스트레스, 혈액순환 문제와도 밀접한 관련이 있다.
특히 장시간 컴퓨터를 하거나 한 자세로 일하는 회사원들은 어깨, 두피 등의 순환이 원활하지
못해 근육이 굳어지면서 탈모가 생기게 되는 경우가 많다. 어깨와 목의 근육을 풀어 두피로 가는
혈액의 흐름을 촉진시킨 뒤 두피를 적절히 자극해주면 신진대사가 원활해져 모발 건강과 피로
회복에도 도움이 된다.

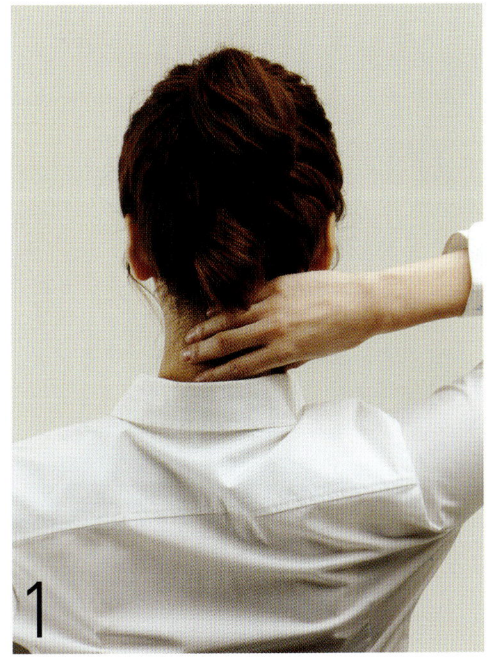
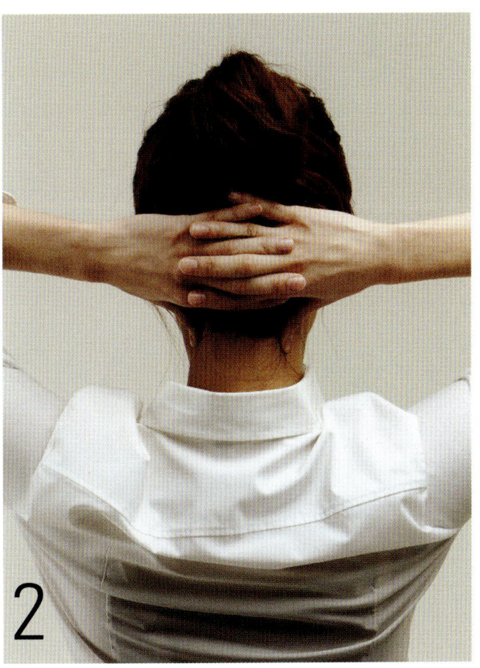

오른손을 목 뒤쪽으로 올려 왼쪽 목 근육을 가볍게
움켜쥐듯 10회 주무른다. 반대쪽도 마찬가지로
실시한다.

깍지 낀 손으로 머리 뒤쪽을 감싸 뒷목 위에서부터
어깨와 목이 연결되는 지점까지 엄지로 꾹꾹
눌러주며 내려온다.

Tip_심하게 걸리는 부분이 있다면 천천히 누르면서
집중적으로 풀어준다.

Office Stretching

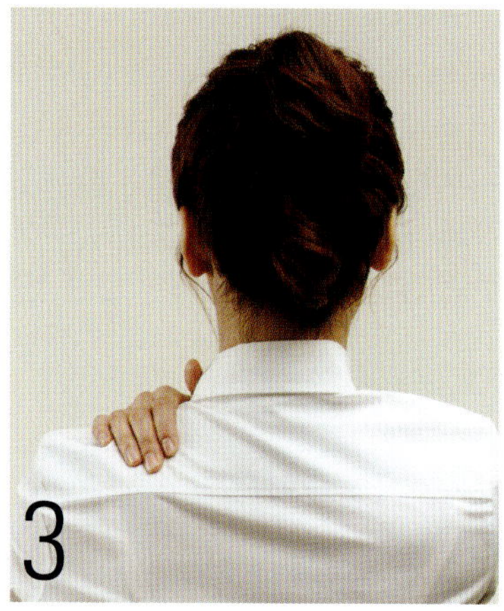

3

목과 어깨 부위를 덮고 있는 승모근을
손으로 감싸 엄지 전체로 좌우 10회
이상 꾹꾹 눌러가며 뭉친 부분을
풀어준다.

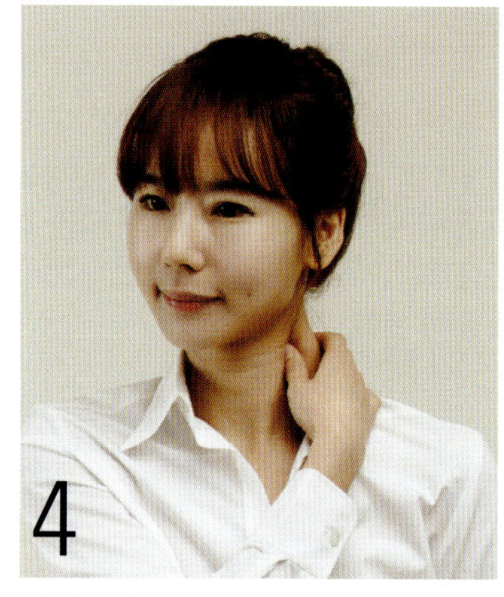

4

귀 뒤에서 쇄골 방향으로 이어지는
흉쇄유돌근을 손끝으로 크게 잡고 좌우
10회 이상 주무른다.

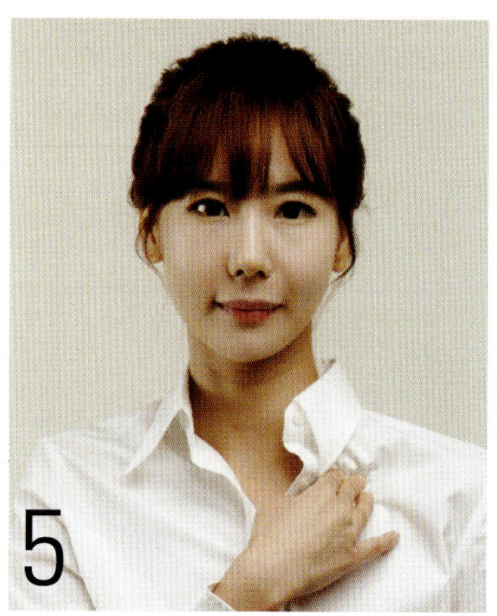

5

검지와 중지를 쇄골 아래의 파인
부분에 올리고 쇄골 라인을 따라 10회
이상 꾹꾹 눌러준다. 반대쪽도
마찬가지로 실시한다.

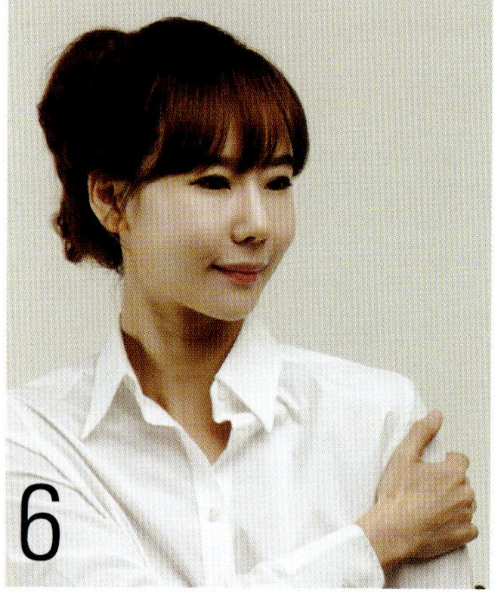

6

손 전체로 어깨에서부터 팔 끝까지
천천히 주무르면서 내려온다.

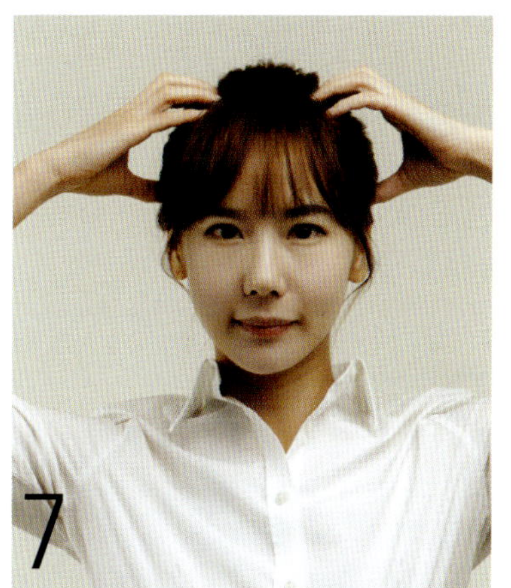

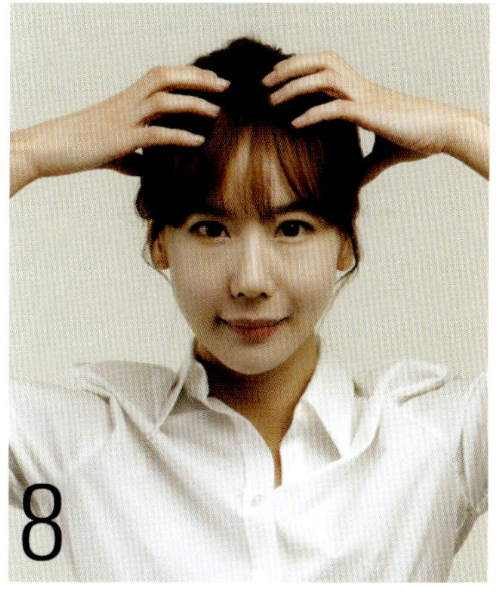

손가락 끝을 세워 두피를 전체적으로
꾹꾹 눌러준다.

손가락 끝을 세워 이마 끝 머리 앞쪽에
올린 후 목과 머리의 연결 지점까지
두피를 10회 쓸어 내린 다. 10회 실시 후
목과 머리의 연결 지점을 10초 정도
지그시 눌러준다.

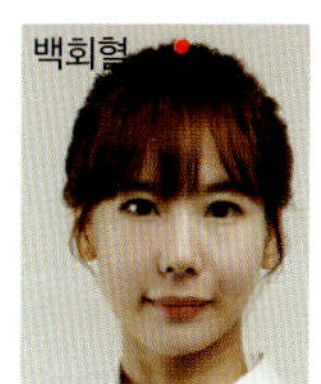

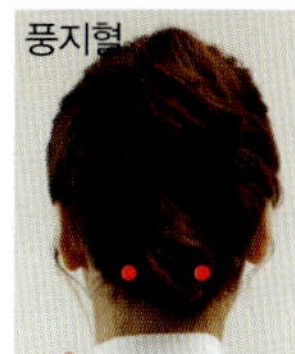

탈모예방에 좋은 혈자리
머리 꼭대기의 정수리에 해당하는 백회혈, 양귓불과 평행선상의 머리카
락이 끝나는 지점에 있는 약간 움푹 파인 부위의 풍지혈을 집중적으로 지
압해주면 좋다. 머리를 맑게하고 혈액순환을 개선해 주는 효과도 있다.

어깨 결림 예방 스트레칭

특별한 원인 없이 갑작스럽게 어깨가 아프고 그 통증이 팔까지 연결되는 어깨 결림을 주로 50대 이상에게서 나타난다는 이유 때문에 '오십견'이라고 한다. 하지만 최근에는 잘못된 자세와 스마트폰, 컴퓨터의 장시간 사용으로 젊은 층에게도 흔히 나타나는 증상이다. 어깨와 팔을 연결하는 견관절을 스트레칭 시켜주면 어깨와 팔, 손목 등 관절의 불편함이 개선된다.

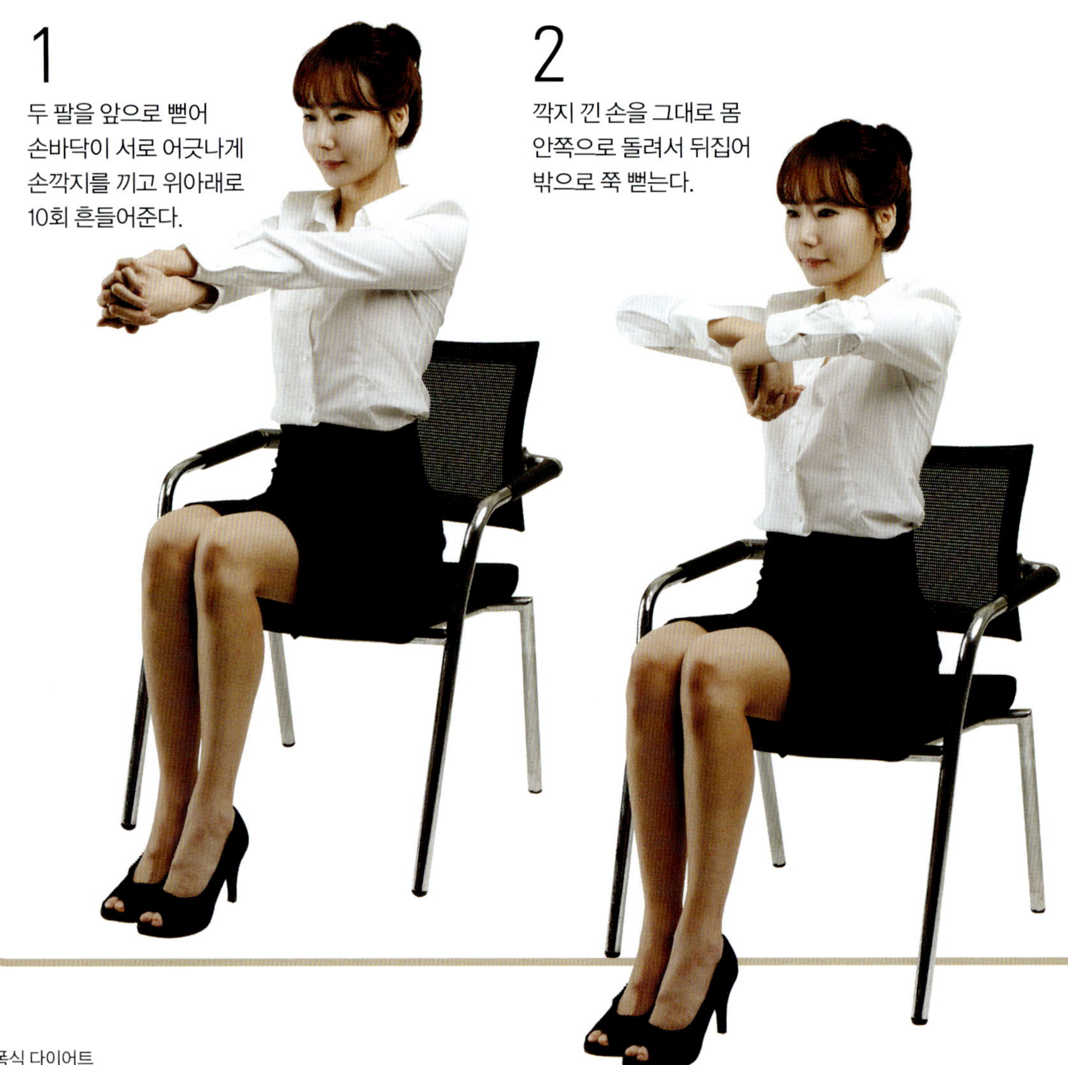

1

두 팔을 앞으로 뻗어 손바닥이 서로 어긋나게 손깍지를 끼고 위아래로 10회 흔들어준다.

2

깍지 낀 손을 그대로 몸 안쪽으로 돌려서 뒤집어 밖으로 쭉 뻗는다.

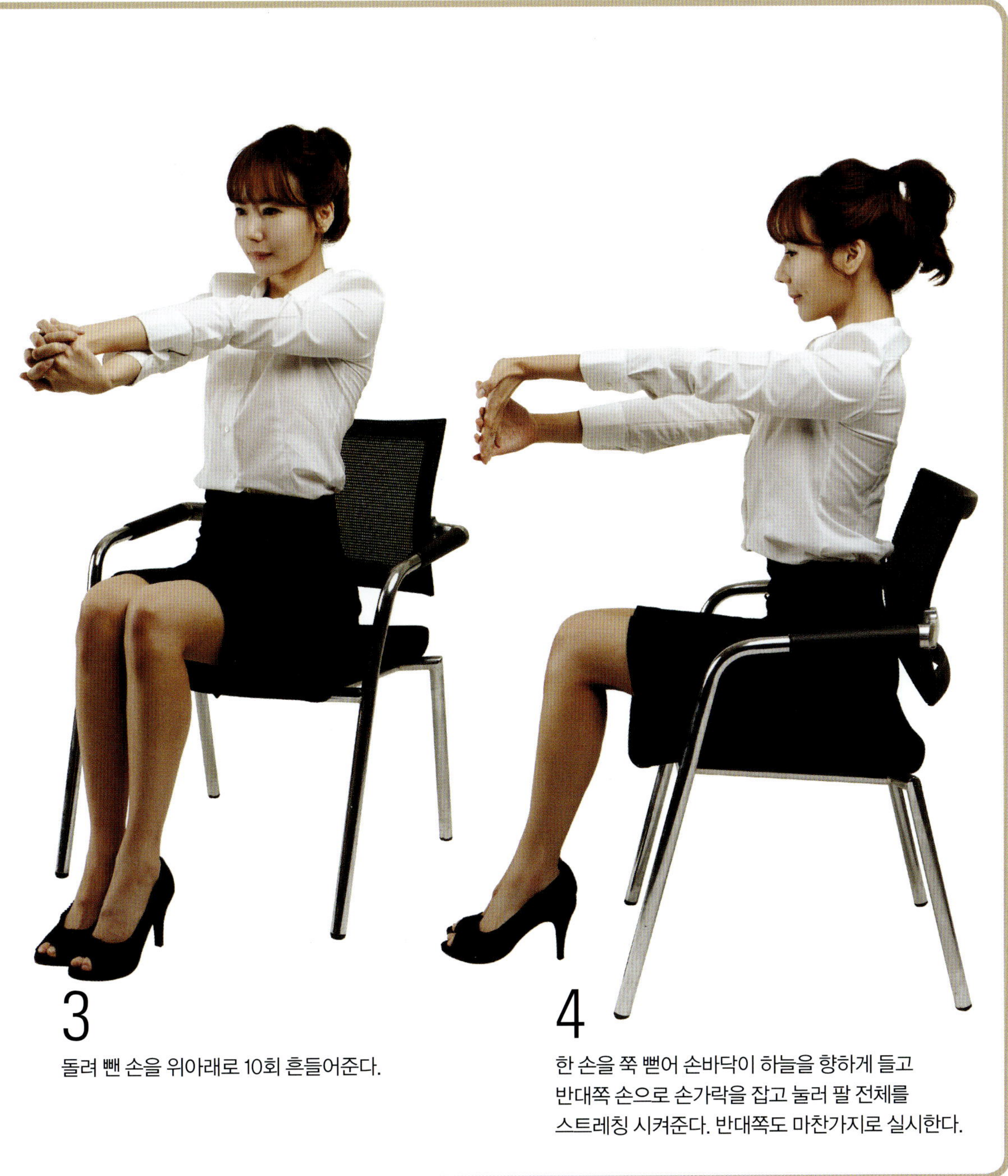

3

돌려 뺀 손을 위아래로 10회 흔들어준다.

4

한 손을 쭉 뻗어 손바닥이 하늘을 향하게 들고
반대쪽 손으로 손가락을 잡고 눌러 팔 전체를
스트레칭 시켜준다. 반대쪽도 마찬가지로 실시한다.

피로 회복 스트레칭

스트레칭은 짧은 시간 내에 피로를 풀어줄 수 있는 가장 효과적인 방법이다. 굳어 있는 근육을 풀어주고 혈액순환을 원활하게 해주면 스트레스를 해소하는 효과도 있고 뇌에 산소 공급을 촉진해 집중력도 높여준다.

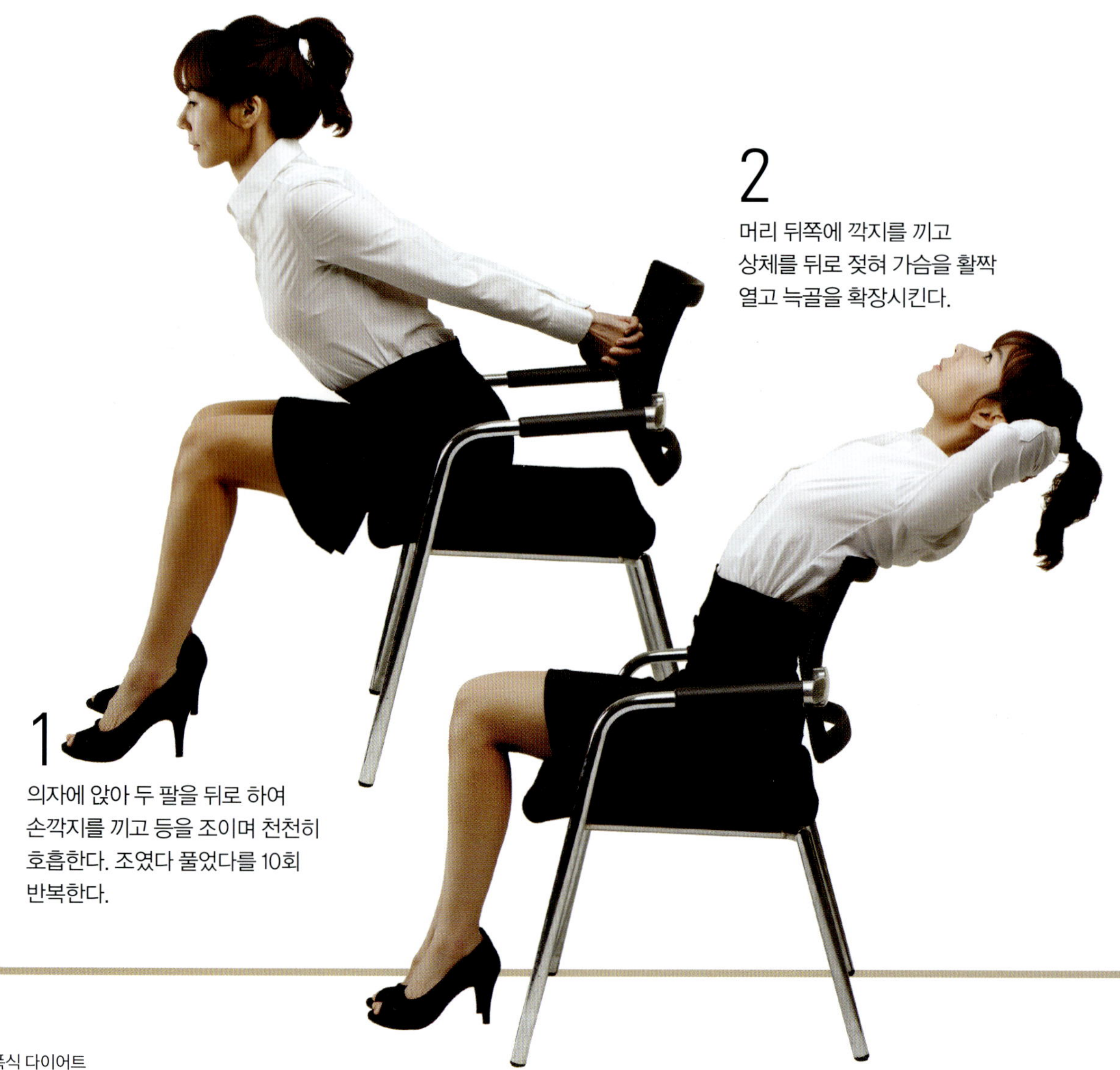

2

머리 뒤쪽에 깍지를 끼고 상체를 뒤로 젖혀 가슴을 활짝 열고 늑골을 확장시킨다.

1

의자에 앉아 두 팔을 뒤로 하여 손깍지를 끼고 등을 조이며 천천히 호흡한다. 조였다 풀었다를 10회 반복한다.

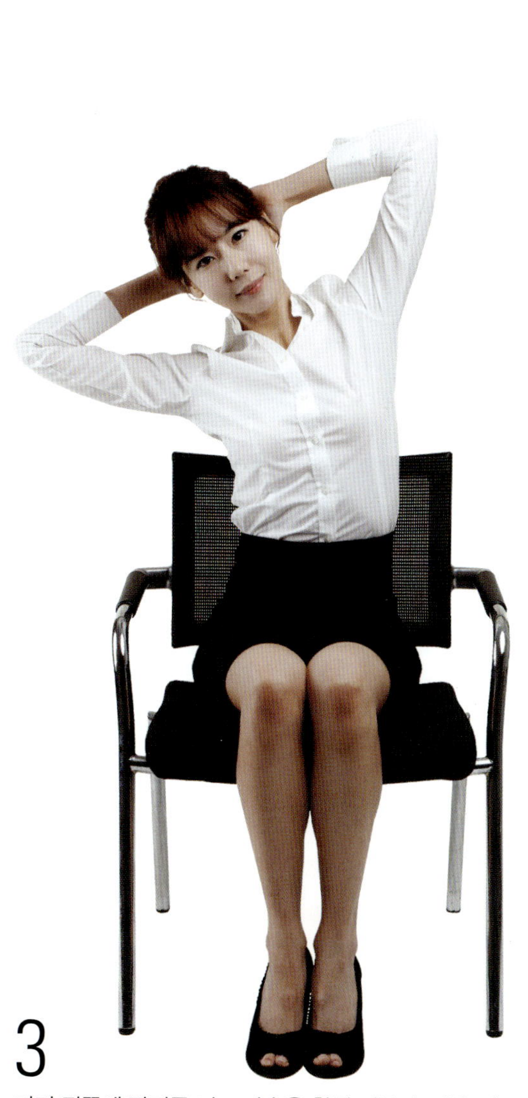

3

머리 뒤쪽에 깍지를 끼고 가슴을 활짝 펴준다. 좌우 각 5회 이상 번갈아 기울이면서 몸 옆라인을 늘려준다.

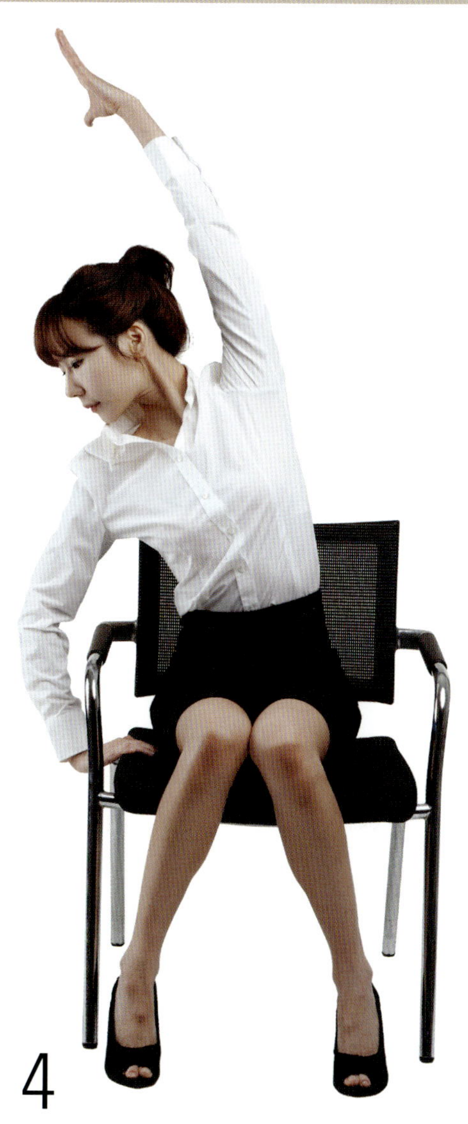

4

한쪽 손으로 의자 끝을 짚고 반대쪽 팔을 머리 위로 들어올린다. 천천히 숨을 들이쉬면서 손끝부터 몸 옆라인을 전체적으로 늘려준 상태로 잠시 멈추었다가 숨을 내쉬면서 천천히 제자리로 돌아온다. 좌우 번갈아 3회 이상 실시한다.

Office Stretching

허리 디스크 예방 스트레칭

중년남성에게 고질적인 질환 중 대표적인 것으로 허리 통증을 꼽을 수 있다. 평소 잘못된 자세나 과격한 운동 등으로 척추에 지속적으로 무리를 준 경우 허리 디스크 같은 허리 질환으로 발전할 위험이 크다. 허리 스트레칭과 허리 근육 강화에 도움이 되는 운동을 꾸준히 해주면 이러한 질환을 예방하고 허리의 통증도 완화할 수 있다.

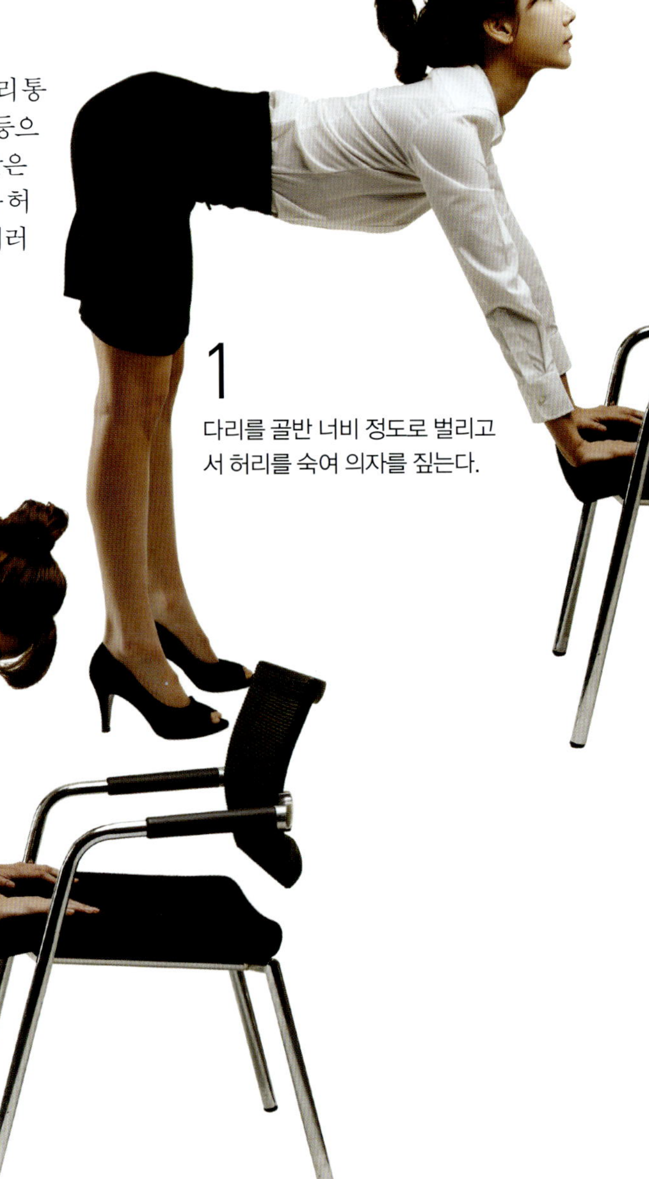

1 다리를 골반 너비 정도로 벌리고 서 허리를 숙여 의자를 짚는다.

2 시선이 배꼽을 향한다는 느낌으로 등을 둥글게 말아준다. 턱은 몸 쪽으로 당기고 복부는 조여준다.

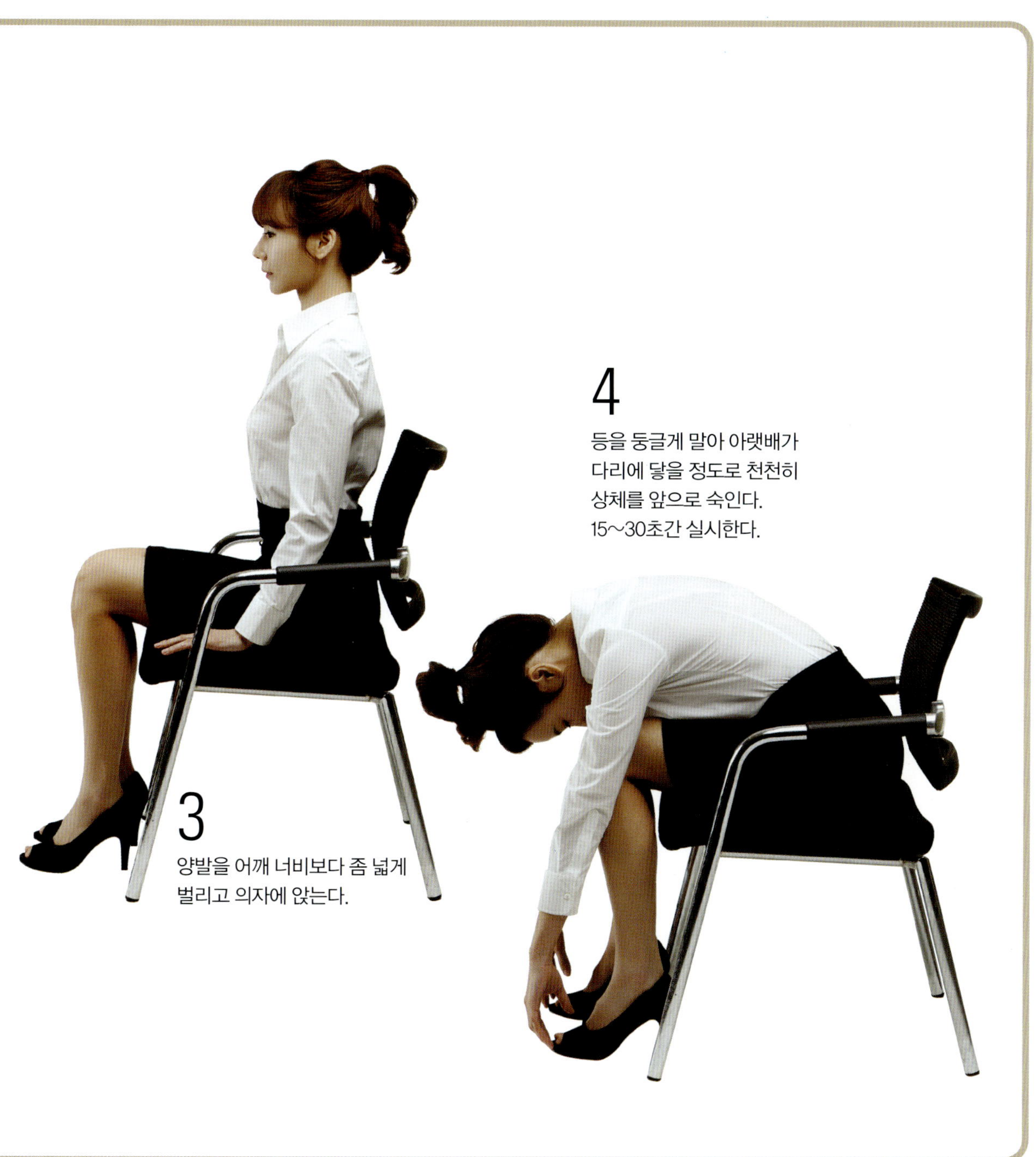

4

등을 둥글게 말아 아랫배가
다리에 닿을 정도로 천천히
상체를 앞으로 숙인다.
15~30초간 실시한다.

3

양발을 어깨 너비보다 좀 넓게
벌리고 의자에 앉는다.

거북목 예방 스트레칭

하루 종일 책상 앞에 앉아 있다 보면 점점 어깨가 말리고 등이 굽으면서 고개가 앞으로 나오는 거북목의 형상을 띠게 된다. 자연히 뒷목 근육이 늘어나 통증을 느끼게 되고 목디스크 같은 질환을 유발할 수도 있다.

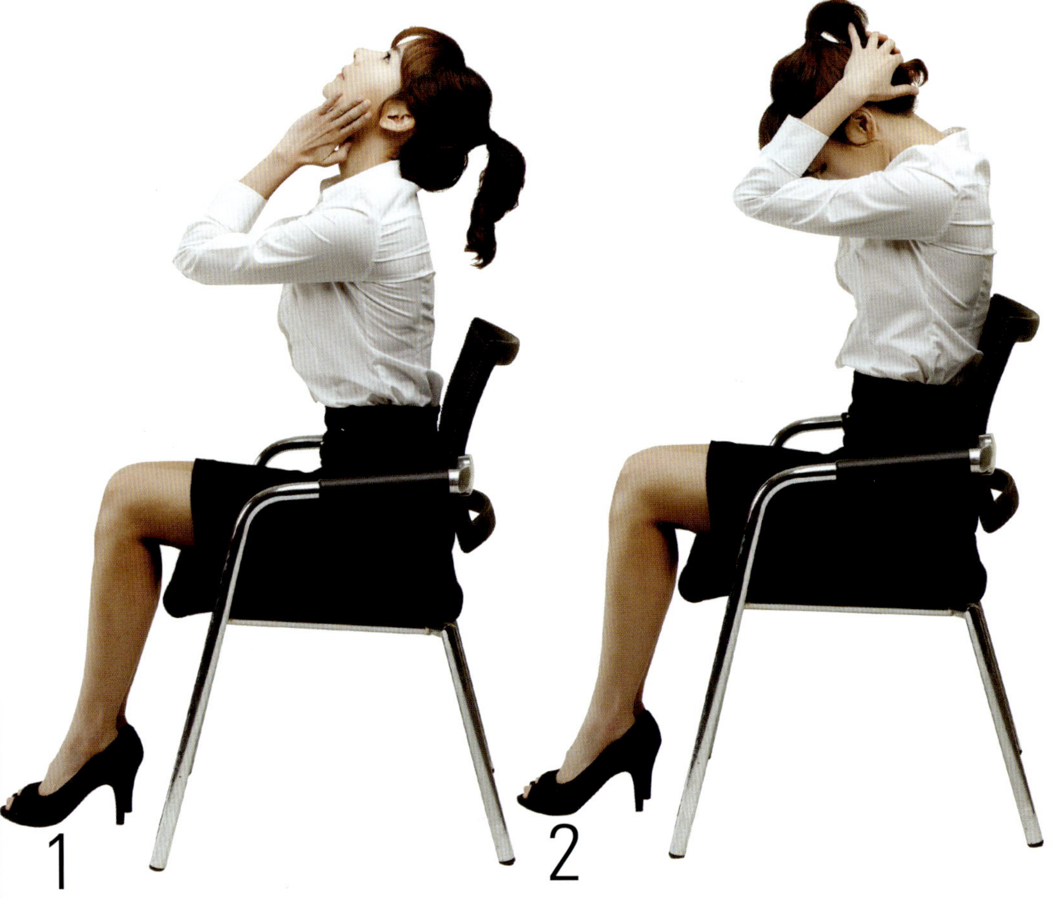

1 양손을 맞붙이고 턱을 받쳐 후두부가 등에 닿을 듯이 밀어내면서 호흡한다.

2 머리 뒤쪽에 깍지를 끼고 지그시 누르며 목부터 등줄기를 죽 늘린다.

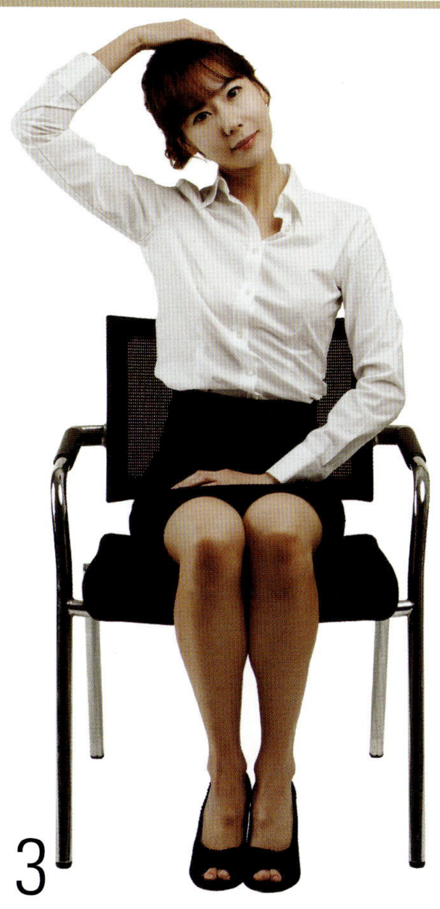

3

한 손을 들어 반대편 귀 위를 감싼 다음 머리를
지그시 눌러주었다가 제자리로 돌아온다. 총 3회
반복한 후 반대쪽도 마찬가지로 실시한다.

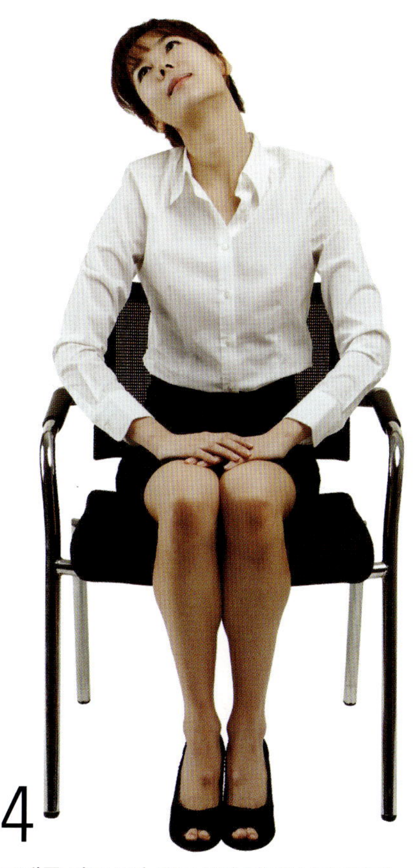

4

고개를 좌로 3회, 우로 3회 천천히 돌려준다.

Tip

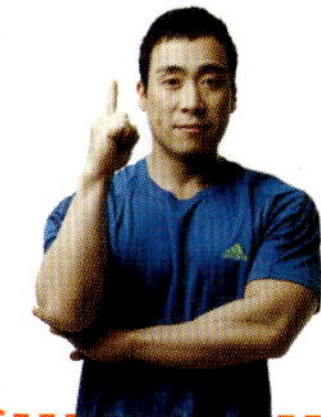

거북목, 치매 · 뇌경색 · 목디스크를 부른다!
거북목 자세를 지속적으로 취하면 목에 있는 흉쇄유돌근이 늘어지게 되고 경동맥과 신경이
눌려 뇌로 혈액이 잘 공급되지 않을 수 있다. 혈액이 뇌에 충분히 공급되지 않으면 뇌경색, 치
매 등의 위험이 커지고 몸 곳곳에 통증이 생긴다. 또한 머리부터 목까지 C자 커브가 일자로 변
형되면서 머리의 무게를 특정 척추 마디나 근육이 집중적으로 받게 된다. 이런 현상이 오래 지
속되면 팔 · 손저림, 팔다리 마비 등이 나타나는 목디스크로 발전하게 되므로 주의를 요한다.

복근 만들기

바쁜 업무 가운데서도 자리에서 틈틈이 운동을 하며 리프레시하는 시간을 갖자. 번거롭게 옷을 갈아 입을 필요도, 별도의 운동 기구도 필요없지만 꾸준히 하면 큰 효과를 볼 수 있다.

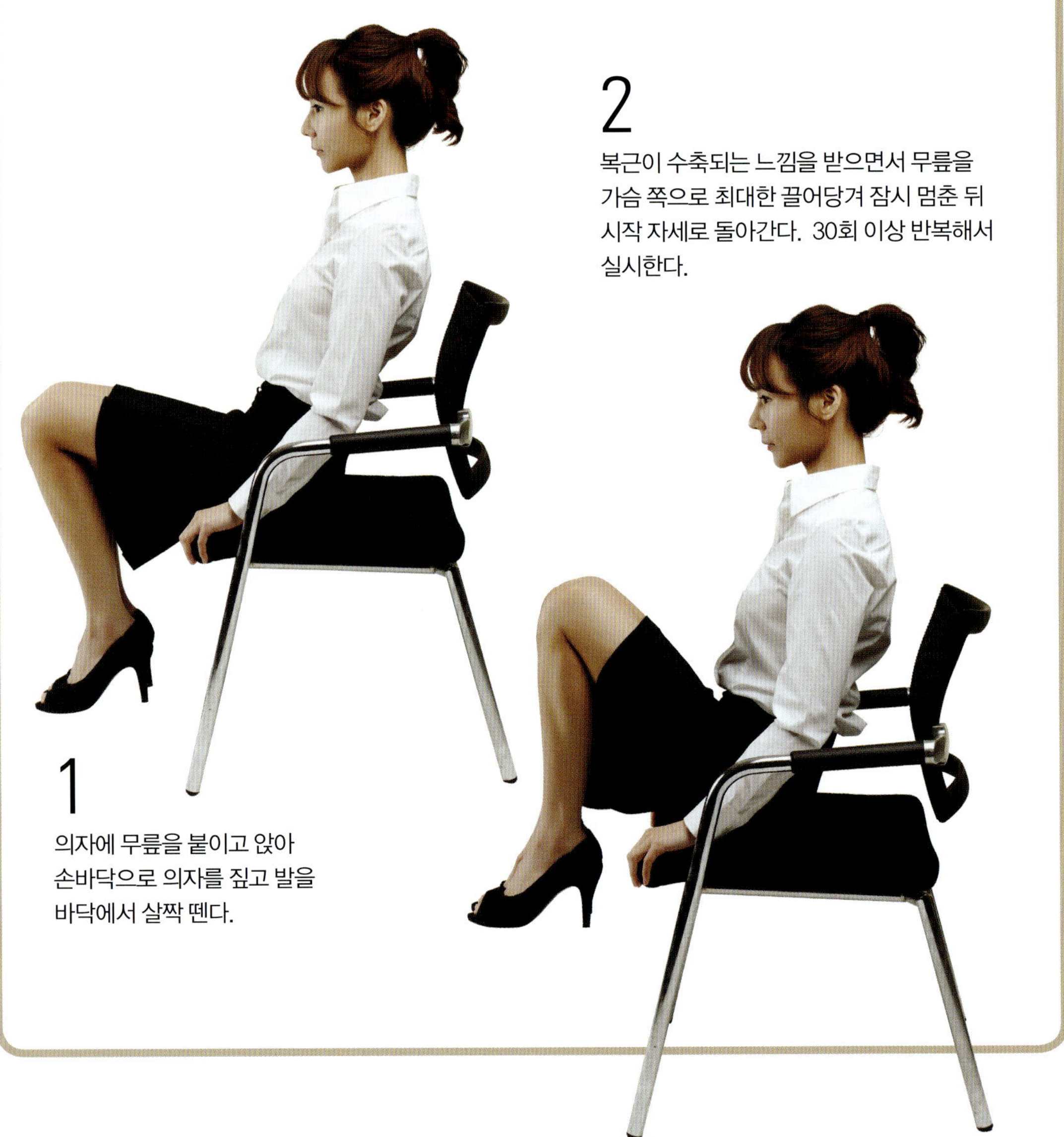

2

복근이 수축되는 느낌을 받으면서 무릎을 가슴 쪽으로 최대한 끌어당겨 잠시 멈춘 뒤 시작 자세로 돌아간다. 30회 이상 반복해서 실시한다.

1

의자에 무릎을 붙이고 앉아 손바닥으로 의자를 짚고 발을 바닥에서 살짝 뗀다.

왕초보자 운동 프로그램

글래디에이터 서킷은 여러 근육을 순차적으로 자극해 전신 근력을 균형 있게 발달시켜 줄 수 있지만 초보자가 바로 따라 하기에는 무리가 따른다. 운동을 처음 시작하는 초보자라면 반드시 유산소 운동과 스트레칭 등에 충분한 시간을 투자하고 처음 몇 주간은 몸 부위별 분할 운동으로 웨이트 트레이닝의 기본을 익힌다. 여러 프리 웨이트 동작을 연결해서 실시할 수 있을 정도로 숙련이 되고 충분한 근력을 갖출 때까지는 섣불리 글래디에이터 서킷에 돌입하지 않도록 한다.

분할 운동 프로그램(주 4회 실시할 경우)

1일	2일	3일	4일
가슴, 등	복근	어깨, 팔	하체(다리, 엉덩이)

왕초보 운동 전 주의사항

1 운동 시작 1시간 전 충분한 물을 마신다.

2 처음 2주는 중량보다는 자세의 정확성에 주력한다. 2주 후부터 중량을 조절한다.

3 횟수는 힘들어서 더 이상 못들 때까지다. 본인의 근력을 80% 이상 소모하는 것을 목표로 한다.

Ex) 한 세트를 10회~15회 실시할 때 첫 번째 세트는 몸풀기, 나머지 2세트는 최대한 15회까지 들 수 있되 16회는 벅찰 정도의 중량을 사용할 것.

4 힘을 쓸 때 호흡을 내쉬고 힘을 뺄 때 호흡을 마시는 게 기본 호흡법이다. 호흡이 흐트러지지 않도록 주의한다.

5 매 세트마다 2분을 넘지 않게 휴식을 취하고 중간중간 수분을 섭취한다(훈련 시간 중 최소 물 500mL~1L 이상 섭취할 것).

6 주 4회 정도만 부위별로 웨이트 트레이닝을 실시하고 추가로 운동을 할 경우 유산소 운동에 집중한다.

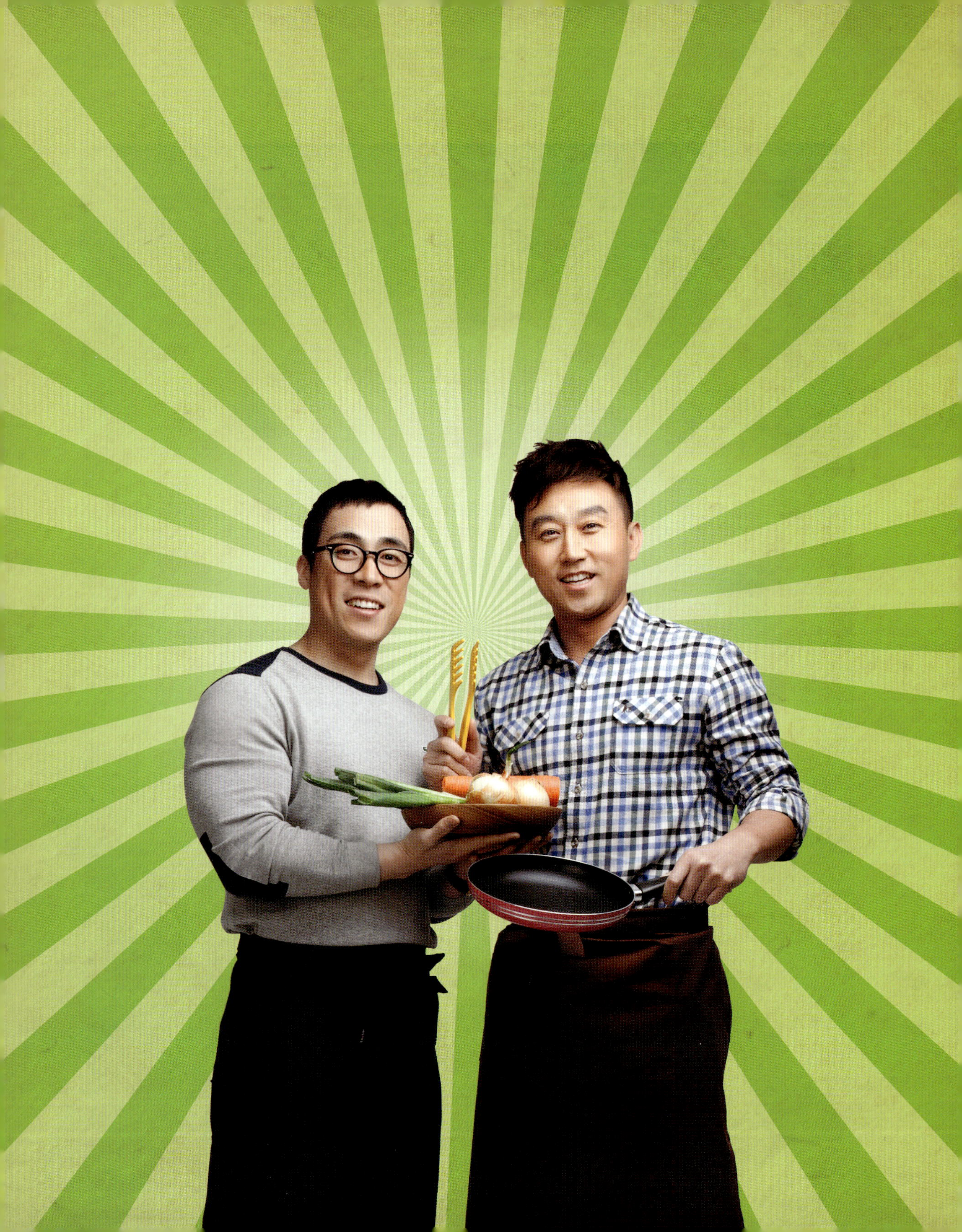

CHANGE YOUR FOOD

003H

먹을 때는 먹되 원칙을 지켜라!

아무리 운동을 열심히 해도 음식 조절 없이는 몸의 변화도 기대할 수 없다. 하지만 과도하게 식사량을 줄이거나 불균형한 식사를 오래 지속하면 영양결핍을 초래해 도리어 건강을 망칠 수 있다. 심리적으로도 지나치게 억압을 할 경우 갑자기 정신줄을 놓고 폭식을 할 위험이 도사린다. 조금만 요령 있게 몇 가지 원칙을 지켜 나가면 다이어트에 빠른 효과를 볼 수 있는 것은 물론 평생의 건강한 식습관을 가질 수 있다.

JP 식이요법의
대원칙

단기간에 몸을 만들어야 하는 연예인들에게는 운동만큼이나 엄격한 식이요법을 병행한다. 주식은 닭 가슴살과 채소, 간식으로는 토마토, 사과, 호박, 고구마, 감자 등을 섭취하게 한다. 조리할 때도 염분과 당분을 모두 제거하기 때문에 식단 조절은 가히 살인적인 인내를 요구한다. 고단백 식단이 지방을 태우는 역할을 하는 것은 사실이지만 직장인들의 경우 이런 식단으로 일상생활을 해나가기 어렵고 운동에도 무리가 따르기 때문에 좀 더 현실적인 제안을 한다. 단, 아무리 운동을 열심히 해도 음식 조절 없이는 몸의 변화도 기대할 수 없다. 빠른 효과와 평생의 건강을 위해서 식습관을 개선해나가도록 한다.

첫째, 염분 섭취를 줄인다

짜고 맵고 자극적인 것을 좋아하는 우리나라 사람들은 지나치게 염분을 섭취할 위험이 높다. 음식을 짜게 먹는 습관은 많은 양의 탄수화물, 고열량 섭취를 불러오고 각종 성인병의 원인이 된다. 나는 기본적으로 점심은 도시락을 싸가지고 다닌다. 다른 사람과 식사를 해야 할 때는 식당에서 그냥 식사를 하지만 집에 도로 가지고 가는 일이 있어도 무조건 도시락을 싼다. 내가 먹는 것을 내가 통제하겠다는 뜻이다.

또한 식당 밥을 먹더라도 찌개류를 먹지 않는다. 찌개는 염분이 높으므로 되도

록 건더기만 먹고 젓갈 종류도 자제한다. 묻지도 따지지도 낳고 일단 소금부터
치던 습관은 반드시 고치고 찌개류보다는 맑은 국물 종류로 바꾸기를 권한다.
특히 우리나라 사람이 좋아하는 찌개류 중 하나가 부대찌개다. 그 많은 햄과
소시지를 다 먹고 라면에 밥까지 말아 먹는다면 분명 열량 과다에 염분 과
다이다. 채소를 더 달라고 해서 배를 채우고 햄과 소시지는 조절하
자. 짭짤한 반찬들을 즐겨 먹으며 어쩔 수 없다고 자기 합리
화를 하려면 몸 만들기를 하지 말자. 이는 내 몸에 스트
레스를 증가시켜 오히려 비만을 초래할 수 있다.

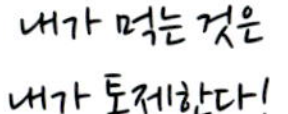

식사를 한문으로 풀면 먹는(食) 일(事)이다. 단백
질, 탄수화물, 섬유질은 충분히 먹고 있는가?
염분이나 조미료는 너무 많지 않나? 출처
가 불분명한 음식을 먹는 것은 아닌가? 스
스로 체크하면서 먹는 것이다. 달고, 짜
고, 조미료가 들어간 음식에 길들여진 혀를
제자리로 돌려놓는 것만으로 다이어트에 큰 효과를
볼 수 있다. 생채소, 닭 가슴살도 먹다 보면 어느 순
간 맛이 있다. 미각이 회복되는 것이다.

둘째, 물을 많이 마시자

현대인들의 대다수는 가벼운 탈수 상태에 있다고 한다. 물을 마시더라도 순수한 물 자체보다는 커피나 탄산음료 형태로 마시기 때문에 도리어 살이 찌고 항상 수분이 부족한 상태다. 갈증을 참을 수 없을 때만 물을 마시는 습관이 있다면 고쳐야 한다. 물은 산소 공급과 노폐물 배출 이외에도 영양분 합성에 필수적이다. 신체가 갈증을 느끼면 운동 능력의 약 11%를 상실한다고 생각하면 된다. 물을 마시는 것만으로 독소와 중금속을 몸 밖으로 배출하는 효과가 있고 나른함이나 무력감이 개선된다. 또한 식욕을 억제하는 효과도 있다. 최소한 아침에 일어나 공복에 1컵, 취침 전에 1컵, 그 외에 수시로 하루 8잔 정도는 마셔주는 것이 좋다. 단 식사 도중에 많은 물을 마시는 것은 위액을 희석하여 소화에도 좋지 않으므로 피한다.

셋째, 흰 쌀밥, 밀가루, 흰 설탕, 흰 소금, 화학조미료는 5대 마약이다

가능하면 5대 마약을 피하고 다른 것으로 대체해서 먹자. 흰쌀과 밀가루 같은 정제 탄수화물은 당 지수가 높아 혈당을 급격히 높이며 비만의 원인이 된다. 반면 정제되지 않은 현미나 잡곡류, 콩류, 견과류 등의 복합 탄수화물은 당 지수가 낮으며 식이섬유, 비타민, 미네랄 등이 풍부해 심혈관 질환의 위험을 낮추고 비만을 예방한다. 설탕 역시 사탕수수에서 단백질, 비타민, 미네랄, 섬유소 등을 제거하고 당분만을 정제해 낸 것으로 혈당을 급격하게 상승시킨다. 천일염이나 생꿀처럼 최대한 가공을 하지 않은 천연 양념을 선택하고 식재료 본연의 맛을 살려 조리하도록 한다.

넷째, 비타민이 풍부한 식사를 하자

운동을 열심히 하다가 노안이 되었다는 사람들이 있는데 틀린 얘기만은 아니다. 격렬한 운동을 하면 활성산소가 발생해 세포를 노화시킨다. 복근과 젊음을 맞바꾸고 싶지 않다면 항산화 역할을 하는 비타민 A·C·E가 풍부한 음식을 충분히 섭취해야 한다. 녹황색 채소류는 식이조절 시에 부족하기 쉬운 비타민이나 무기질을 보충해준다. 특히 관절을 무리하게 쓰는 운동일수록 무기질이 다량 함유되어 있는 음식의 섭취가 중요하다. 배고플 때 과일과 샐러드로 허기를 달래주고 간을 싱겁게 한 나물류 같은 채소 위주의 반찬으로 식사하는 것이 좋다.

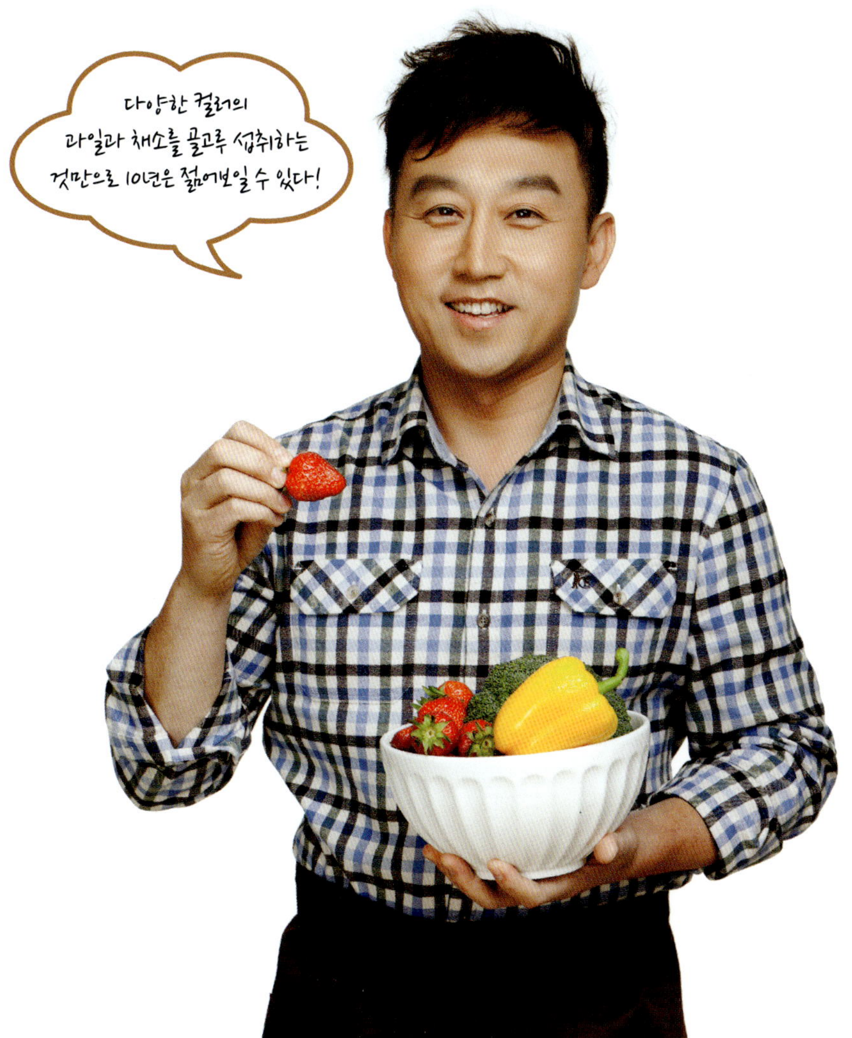

중년 남성을 위한
12주 식단 제안

식이요법을 병행하지 않으면 절대 살은 빠지지 않는다. 하지만 과도하게 식사량을 줄이거나 불균형한 식사를 오래 지속하면 영양결핍을 초래해 뼈와 관절에 무리를 줄 수 있다. 심리적으로도 지나치게 억압을 할 경우 정신줄을 놔버릴 위험이 도사린다. 조금만 요령 있게 원칙을 지키면 12주 후 놀라운 변화를 체험하게 될 것이다!

아침, 먹고 싶은 것은 무엇이든 먹을 수 있다!

그 어떤 운동보다 식이조절이 더 고통스럽다고 이야기하는 사람들이 있을 정도로 식탐은 참기 힘들다. 다이어트를 시작하면 처음 며칠은 의지를 내서 욕구를 잘 누르는 듯싶다가 결국 식욕이 폭발해서 요요를 부르는 경우를 많이 봤다. 식욕은 억누를수록 용수철처럼 더 탄력을 받게 되므로 먹고 싶은 것이 있다면 적당히 욕구를 채워주는 편이 안전하다. 김현욱 아나운서도 이런 심리적인 리스크를 줄이기 위해 꼭 먹고 싶은 것이 있다면 아침을 이용해 먹도록 했다. 피자, 삼겹살, 치킨 등 고열량 음식이라도 꼭 먹고 싶다면 과감히 먹도록 한다. 대신 그만큼 점심, 저녁은 과식을 피하고 먹은 만큼 운동으로 뽑아내야 한다는 것을 잊지 말자.

점심은 다이어트 덮밥으로!

다이어트를 결심했다면 내가 먹는 음식의 성분에 관심을 기울이고 직접 요리
를 해서 먹는 습관을 가지는 것이 좋다. 아무리 신경을 쓴다 해도 외식을 하다
보면 고열량 식품에 노출되기 쉽고 나트륨 섭취도 많아지게 된다. 일상 생활에
지장이 없도록 영양을 잘 챙기면서 과식하지 않을 수 있는 방법으로 딱 알맞은
것이 바로 덮밥이다. 대한민국 남자라면 역시 밥을 먹어야 한다. 아무리 몸에
좋다 한들 샐러드나 주스 같은 음식 같지 않은 음식으로 끼니를 때울 수는 없

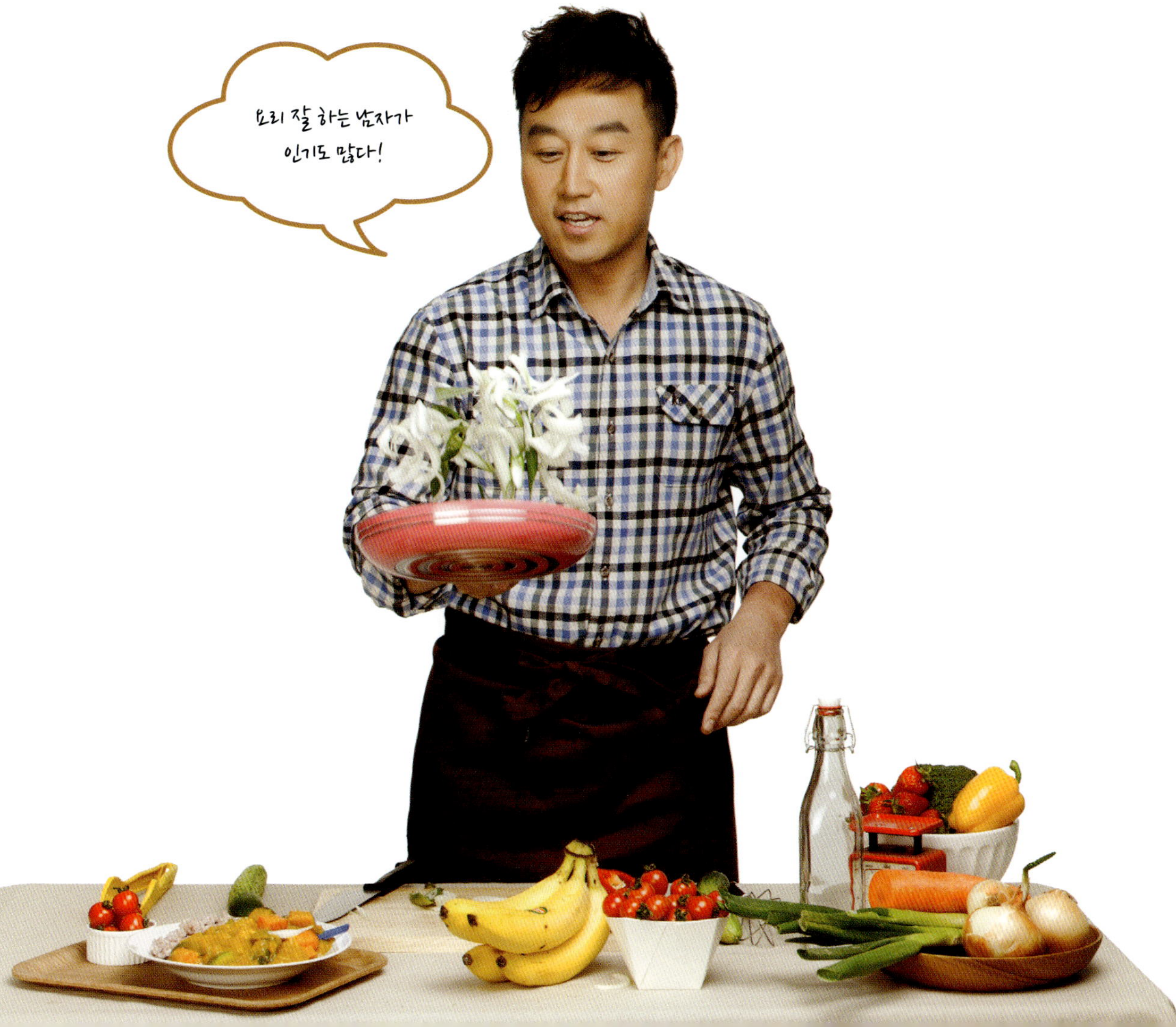

다. 궁지에 몰리면 도리어 정신줄을 놓고 과식할 위험이 도사리고 있다. 저칼로리 영양덮밥은 적당한 포만감을 주면서 과식할 위험을 줄여준다.

저녁은 최대한 간단히!

아침은 황제처럼, 점심은 서민처럼, 저녁은 거지처럼! 다이어트를 결심한 12주만이라도 이런 원칙을 지켜보자. 우리나라 사람들은 보상 심리로 저녁을 황제처럼 먹는 것이 문제다. 나이가 들수록 소식이 몸에 좋으며 저녁에 과식을 하면 소화기관에 무리가 따르기 십상이다. 저녁에는 프로틴 셰이크를 마시고 토마토나 당근, 오이 등의 채소로 공복감만 간단히 없애는 정도로 먹도록 한다. 단백질이 풍부한 두부 한 모나 단호박, 고구마, 감자 등을 약간 먹어도 좋다. 처음에는 조금 힘들겠지만 아침에 먹고 싶은 것을 다 먹을 수 있다는 생각으로 잠자리에 들면 참을 만하다.

배가 고플 때 운동을 해라!

사실 다이어트는 야식과의 전쟁이라고도 할 수 있다. 밤 9시가 넘으면 각종 호르몬 분비가 감소하고 몸의 활동이 저하되어 이때 음식을 섭취하면 그대로 체내에 저장된다. 야식의 유혹에 빠지지 않으려면 몸이 밤에 공복감을 느끼지 않도록 습관을 들이는 수밖에는 없다. 이유 없는 허기가 느껴진다면 10분이라도 운동을 해보자. 근력 강화 운동 같은 고강도 운동은 체온을 상승시켜 포만중추를 자극해 일시적으로나마 식욕을 줄이는 효과가 있다.

03

다이어트에 좋은 식재료 가이드

섬유질이 풍부해 포만감을 주고 비타민과 미네랄이 듬뿍 들어 있는 채소, 해조류, 버섯은 다이어터가 가장 가까이 두고 먹어야 할 식재료들이다. 비타민과 미네랄은 활성산소, 염증, 독소를 제거하고 스트레스와 식욕을 조절하는 데에도 꼭 필요한 영양소다. 또한 운동을 하는 사람들에게 단백질 섭취는 필수적이다. 단백질은 손상된 근육 세포의 회복을 돕고 근육을 키우는 데 중요한 역할을 하기 때문이다. 종종 어떤 스타가 어떤 음식을 먹으며 살을 뺐다는 사실이 화제가 되면 한 가지 음식만을 섭취하는 원푸드 다이어트가 유행하는데 추천할 만한 방법은 아니다. 일시적으로 빠른 체중 감량 효과를 볼 수 있지만 영양 불균형으로 피부가 탄력을 잃게 되고 요요 현상도 빠르게 온다. 가능하면 다이어트에 좋은 다양한 식재료를 잘 조합해 영양적으로도 균형이 있고 맛도 있는 요리를 직접 해먹기를 권한다.

고구마

밥보다 칼로리가 낮지만 위에 머무르는 시간이 길어 활동에 필요한 충분한 에너지를 주는 대표적인 다이어트 식품이다. GI 수치가 낮아 인슐린이 천천히 분비되기 때문에 긴 시간 동안 포만감을 지속시킨다. 섬유질과 미네랄이 풍부해 장 운동을 촉진시켜 변비 걱정도 없다. 또한 다양한 비타민이 들어 있어 피부가 거칠어지는 등 다이어트의 부작용이 적다.

토마토

토마토를 이용한 다이어트는 할리우드 스타들과 국내 연예인들, 운동 선수들에게도 인기가 많은 방법이다. 100g당 14kcal 정도로 열량은 낮지만 수분이 약 95%를 차지해 포만감은 크다는 장점이 있다. 식전에 무조건 하나 먹으면 음식 섭취 양을 줄여줘 체중 감량 효과가 크다. 칼로리는 낮고 포만감이 오래 지속되면서 식이섬유와 미네랄 성분이 풍부해 다이어트로 인한 변비나 피부 트러블 같은 부작용을 최소화할 수 있다. 피부 미용에 효과가 있기 때문이다. 또한 리코펜 성분이 부기를 빼는 데도 효과적이며 지방 연소를 도와준다.

양파

양파는 지방을 분해하고 체내에 축적되는 것을 막아주기 때문에 여러 요리에 두루 사용하면 좋다. 양파의 매운맛을 내는 성분이 불필요한 콜레스테롤을 녹이는 작용을 한다. 또한 혈관을 깨끗하게 하고 당뇨병에도 효과적이며 간장의 해독작용을 하기 때문에 기름진 음식을 자주 먹고 음주가 잦은 중년 남성에게 권장된다. 또한 피부를 보호하고 체내 활성산소를 제거해 피부 노화를 방지하며 피부 미용에도 좋다.

바나나

바나나에는 여러 종류의 당질이 들어 있는데 이들 성분이 체내에 흡수되는 시간이 각기 다르기 때문에 오랫동안 포만감을 준다. 아침에 바나나를 두유나 우유에 갈아서 마시고 나가면 오전 내내 든든한 기분이 들어 과식할 위험이 작다. 또한 바나나의 오이게놀 성분은 인체의 치유 능력을 키워주고 면역력을 높여주며 팩틴 식이섬유는 변비 해소에 탁월한 효능을 지녔다.

버섯

버섯은 수분이 많고 열량이 낮으며 식이섬유가 풍부해 과식을 억제하기 때문에 대표적인 다이어트 식품이다. 또한 비타민과 미네랄이 풍부해 다이어트 중 부족해지기 쉬운 영양을 보충해준다. 표고버섯은 1주일간 꾸준히 섭취하면 혈중 콜레스테롤 수치가 10% 줄어드는 효과가 있다고 알려져 있으며 칼슘의 흡수를 돕는 비타민 D가 풍부하다. 각종 덮밥 요리, 반찬은 물론 샐러드와 샌드위치 등 다양한 요리가 가능하다.

닭 가슴살

단백질이 풍부한 대표적인 다이어트 식품이다. 특히 글래디에이터 서킷처럼 고강도 근육 운동을 실시하는 동안에는 단백질 섭취에 신경 써야 한다. 운동 후 2시간 안에 적당량 먹는 것이 근육을 늘리는 데 도움이 되고, 한 번에 많이 섭취하기보다는 끼니때마다 조금씩 섭취해 영양의 균형을 맞춘다. 소금조차 곁들이지 않고 퍽퍽한 닭 가슴살을 먹기란 즐거운 일은 아니다. 먹기 좋게 자른 닭 가슴살을 와인이나 맛술에 하루 정도 재웠다가 채소와 함께 올리브유로 볶고 취향에 맞게 카레나 칠리 가루를 약간 곁들이면 훌륭한 단백질 식사가 된다.

두부

양질의 식물성 단백질을 섭취할 수 있는 고단백 식품이면서도 열량과 지방 함유량이 낮고 콜레스테롤이 없기 때문에 다이어트 식품으로 아주 좋다. 두부의 콜린 성분은 콜레스테롤이 혈관 벽에 달라붙는 것을 막아주어 동맥경화증이나 고혈압 같은 혈관계질환을 예방해준다. 또한 두부 속에는 칼슘도 풍부하게 들어 있어 두부 200g이면 하루 칼슘 요구량의 약 38%를 섭취할 수 있다. 다양한 요리에 접목할 수 있고 허기질 때는 두부 자체로 공복감을 없애주기 때문에 간식으로도 좋다. 한 번 섭취할 때 양은 반 모에서 한 모 정도가 적당하다.

검은콩

칼로리가 낮으며 단백질이 40% 이상으로 풍부해 검은콩을 먹으면 하루 식사량이 줄어드는 효과가 있다. 또한 검은콩 껍질에는 사과의 두 배에 달하는 식이섬유가 들어 있어 변비 예방 및 숙변 제거에도 좋다. 몸의 열을 낮춰주고 해독작용을 해 피부 트러블 개선에도 도움을 주며 탈모 예방에도 효과적이다. 아침이나 배가 고플 때마다 저지방우유에 검은콩을 갈아서 마시면 공복감을 없애주고 하루 종일 든든해서 과식을 하지 않게 된다. 흰쌀밥 대신 검은콩 현미밥을 먹는 것도 좋은 방법!

단호박

섬유질이 풍부하고 이뇨작용을 해 노폐물을 배출하는 효과가 있어 다이어트에 도움을 준다. 또한 달고 식감이 부드러워 누구나 편안하게 즐길 수 있다는 장점이 있다. 대표적인 옐로푸드로 베타카로틴 성분과 셀레늄, 페놀 등을 함유해 면역력을 키우고 암을 예방하는 데도 도움을 준다.

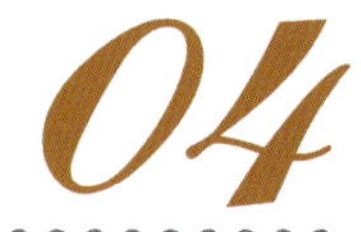

남자답게 한 그릇! 다이어트 덮밥 만들기

맛과 영양면에서 궁합이 잘 맞는 식재료들을 이용해 만든 덮밥 레시피를 소개
한다. 식칼 한번 안 잡아본 상남자라도 실패 없이 따라 할 수 있을 정도로 간단
하다. 김현욱 아나운서도 이 덮밥 덕에 10kg 이상 감량 효과를 톡톡히 보았다.

다이어트 덮밥 쿠킹 가이드

★탄수화물은 줄이고 식이섬유는 늘리자

살이 찌는 이유는 탄수화물 과다 섭취에 그 원인이 있는 경우가 많다. 밥의 양은 1/2공기로 줄이고 채소와 버섯 같은 식재료를 풍부하게 넣어 포만감을 준다. 흰쌀밥보다는 현미나 오곡을 섞어 밥을 지으면 더욱 좋다. 찹쌀, 찰수수, 팥, 차조, 콩 등 곡물을 함께 넣으면 식이섬유, 칼슘, 철분, 비타민 등을 보충할 수 있다. 또한 변비를 해소하고 혈당 조절을 도와준다.

★다이어트에 좋은 재료 모아 모아!

채소와 버섯은 물론 부위를 잘 가려 먹으면 고기도 훌륭한 고단백 다이어트 식품이 된다. 닭고기는 무조건 껍질을 제거하고 가슴살 위주로 먹는다. 돼지고기는 안심, 뒷다리살과 앞다리살을, 소고기는 사태, 우둔살 등 지방이 거의 없는 부위를 활용하면 좋다.

★기름을 사용하지 않는 조리법 선택하기

기름을 두르고 달달 볶거나 굽는 대신 물에 데치거나 삶고 조리는 방법으로 요리하면 칼로리를 확 줄일 수 있고 담백한 맛을 낼 수 있다.

★소금 대신 소스를 적극 활용하자

나트륨은 혈압을 상승시키고, 과식하게 만든다. 간장, 고추장, 된장 등 소스는 향과 맛이 강해 조리 시 소금을 넣지 않아도 요리의 맛을 살려준다. 덮밥 레시피에도 소금을 전혀 사용하지 않았지만 다양한 소스로 입맛에 맞게 간을 맞춘다.

★좋은 지방을 먹어라

지방은 성인병의 원인이자 다이어터의 적으로 여겨지지만 모든 지방이 다 나쁜 것은 아니다. 동물성 식품에 들어 있는 포화지방은 되도록 피해야 하지만 생선이나 식물성 기름에 들어 있는 불포화지방은 나쁜 콜레스테롤을 없애주는 효과가 있다. 또한 피부를 젊게 유지해주며 오랫동안 포만감을 준다. 칼로리 연소를 촉진해 다이어트에도 효과적이다. 특히 연어, 참치 등의 생선에 풍부하므로 덮밥 재료로 활용해 보자.

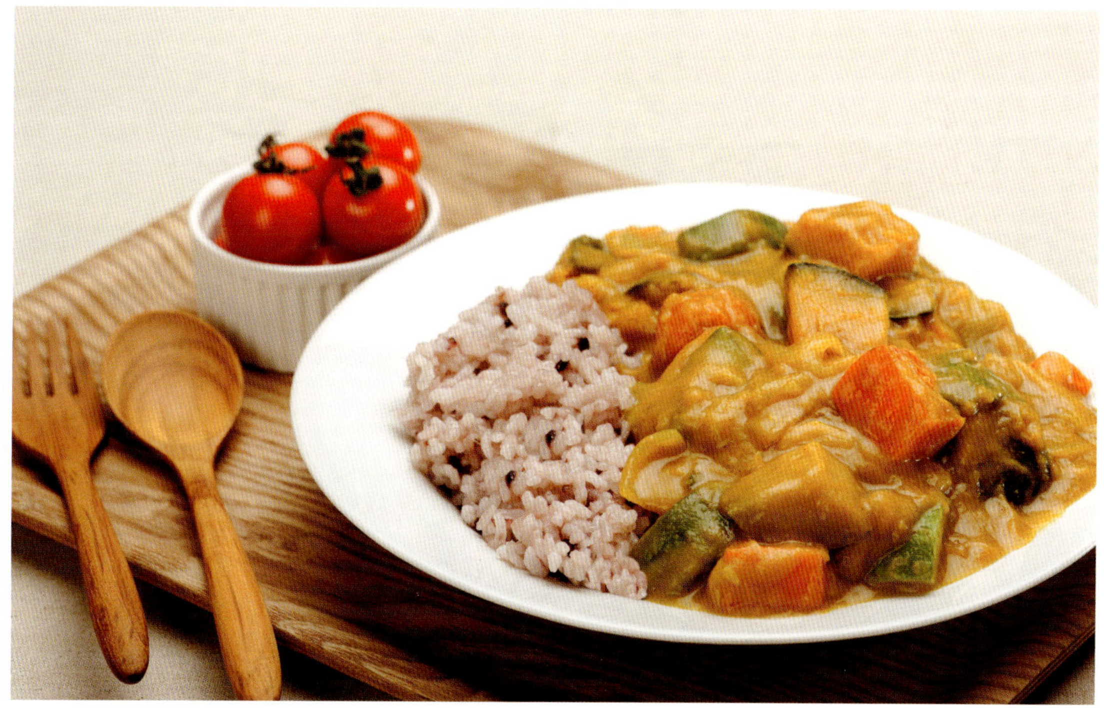

단호박 채소 카레 덮밥

Ready!

밥 1/2공기, 단호박(깍두기 크기로 썰어) 1줌, 당근(깍두기 크기로 썰어) 1줌, 양파 1/4개, 파인애플(깍두기 크기로 썰어) 8쪽(생략 가능), 표고버섯 1개, 물 2컵, 카레 가루 2큰술,

Cooking

1 단호박, 당근, 양파, 파인애플은 사방 2~3cm 정도 깍두기 크기로 깍둑깍둑 썰어 분량만큼 준비한다. 표고버섯은 얇게 슬라이스 한다.

2 물 2컵을 불에 올려 팔팔 끓을 때 단호박, 당근을 넣고 5분간 끓인 후 표고버섯과 양파를 넣고 2분간 더 끓인다.

3 불을 최대한 약하게 줄인 후 끓고 있는 채소 국물을 한 국자 떠내 카레 가루를 풀어준다. 카레 갠 것을 다시 채소 국물에 넣고 1분간 약한 불로 저어준다.

4 완성된 카레를 밥 위에 얹고 파인애플을 올려 놓는다.

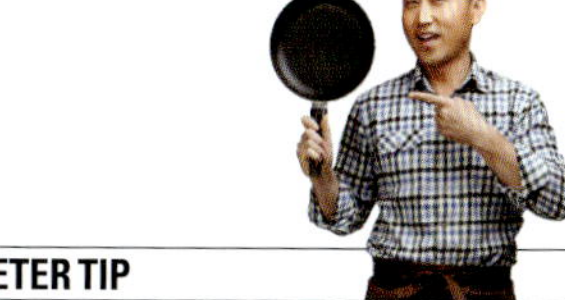

DIETER TIP

단호박은 식이섬유가 풍부해 포만감을 주기 때문에 다이어트에 좋은 식재료다. 단호박 껍질 속에는 항산화 성분인 페놀산이 풍부하다. 육류와 담배 연기에서 발생되는 발암성 물질인 니트로사민을 제거하는 데 도움이 되는 성분이므로 남자답게 깍뚝깍뚝 썰어 함께 먹자. 단호박 껍질을 벗기는 것도 쉽지 않은 일인 데다 삶으면 식감이 부드러워 거부감 없이 먹을 수 있다. 카레가 남았을 경우 혹은 밥이 없을 때 우유를 조금 넣어서 끓이면 부드러운 카레 수프가 된다.

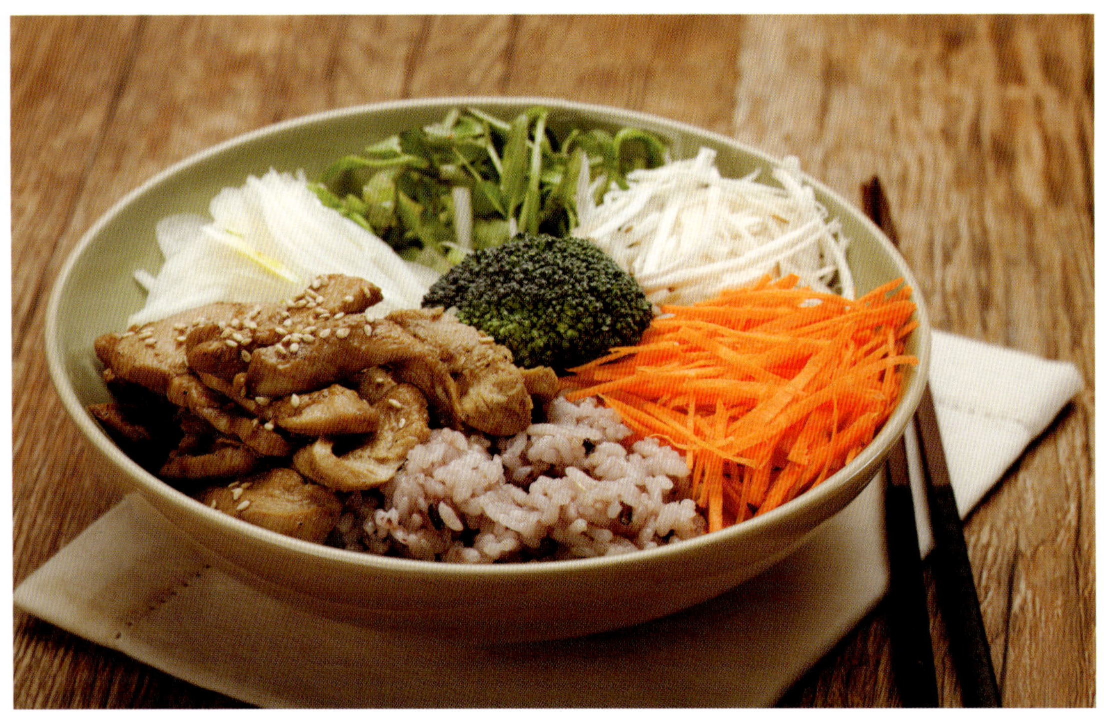

닭 가슴살 버섯 덮밥

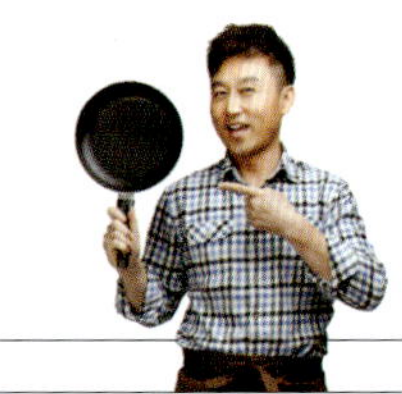

Ready!

밥 1/2공기, 새송이 버섯 1/4개, 당근 1/3개, 양파 1/4개, 닭 가슴살(손바닥 크기로) 1쪽, 우유 1/2컵, 잘게 썬 미나리 적당량

양념 재료 간장 2작은술, 물엿 1작은술, 다진 생강 1/2작은술, 다진 마늘 1작은술, 고춧가루 1/2작은술, 물 1/3컵

Cooking

1 새송이 버섯, 당근, 양파는 가늘게 채 썬다. 양파는 물에 잠시 담가 둔다.

2 닭 가슴살을 먹기 좋게 슬라이스 한다. 냄비에 물 2컵을 넣고 끓으면 닭가슴살을 넣고 2분간 끓인다. 우유를 넣고 1분간 더 끓인 후 건져 낸다. 우유를 넣으면 닭 특유의 냄새를 제거할 수 있다.

3 양념 재료를 모두 섞어 보글보글 끓으면 데쳐 놓은 닭 가슴살을 넣고 3분 정도 더 끓이며 졸인다.

4 그릇에 밥을 담고 버섯, 당근, 양파, 미나리, 조려진 닭 가슴살을 얹는다.

DIETER TIP

닭 가슴살은 대표적인 고단백 · 저칼로리 식품으로 필수 아미노산이 풍부하다. 닭고기는 껍질에 지방이 몰려 있기 때문에 껍질을 제거한 닭 가슴살은 말 그대로 단백질 덩어리! 또, 위 속에 오래 머물러 공복감을 막아주는 효과가 크다. 닭고기를 졸이지 않고 프라이팬에 구운 후 소스를 뿌려 먹어도 별미다. 저칼로리 술안주로도 강추!

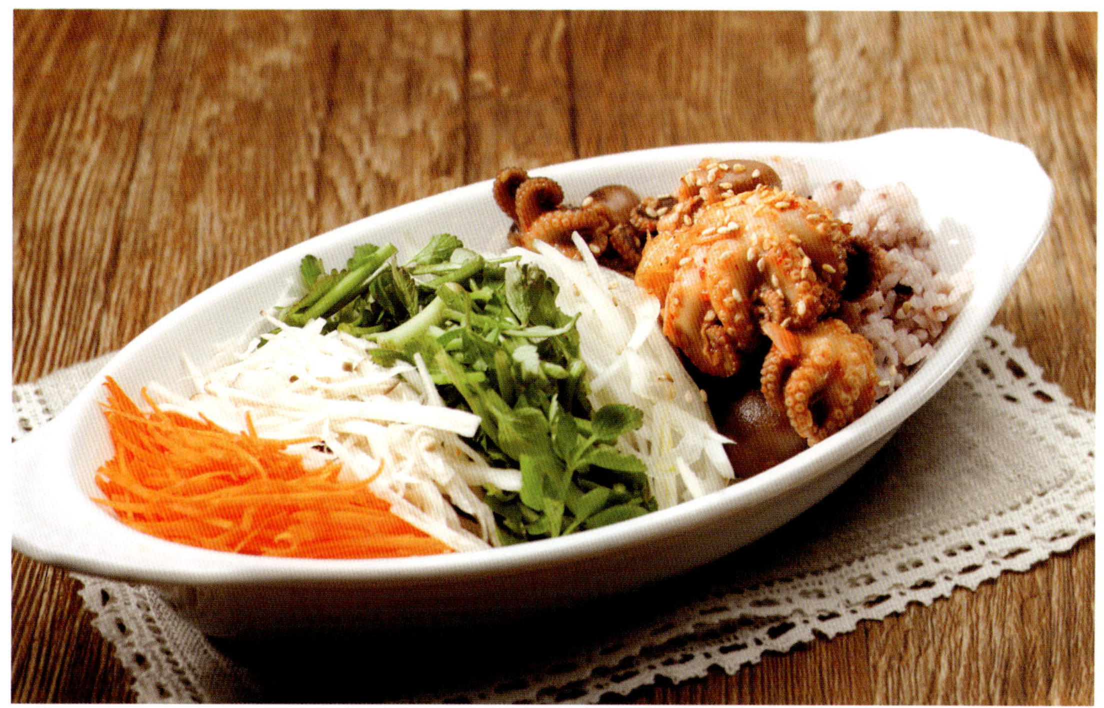

주꾸미 버섯 덮밥

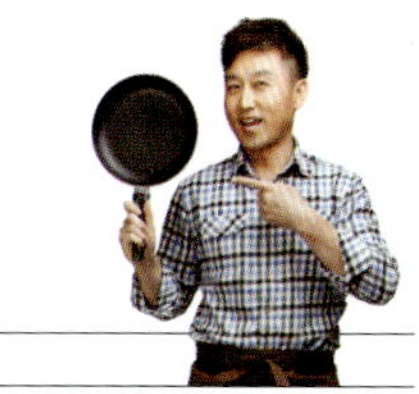

Ready!

밥 1/2공기, 주꾸미 1마리, 새송이 버섯 1/4개, 당근 1/3개, 양파 1/4개, 잘게 썬 미나리 적당량

양념 재료 물엿 1작은술, 다진 생강 1/2작은술, 다진 마늘 1작은술, 고춧가루 1/2작은술, 고추장 1작은술

Cooking

1 주꾸미는 가위로 머리를 잘라내고 머리에 들어 있던 내장과 먹물통을 잘라내 제거한다. 굵은 소금이나 밀가루를 뿌려 잘 문질러 준 후 물에 헹군다.

2 버섯, 당근, 양파는 채 썰고 미나리는 잘게 썬다. 양파는 물에 잠시 담가 매운 기를 제거한다.

3 프라이팬을 달군 후 양념 재료와 주꾸미를 한꺼번에 넣고 3분간 볶는다.

4 그릇에 밥을 담고 버섯, 당근, 양파, 미나리, 볶은 주꾸미를 얹는다.

쫄깃한 주꾸미는 지방은 적고 칼로리는 낮으며 양질의 아미노산을 제공해 포만감을 오래 유지시켜준다. 피로 회복에 좋은 타우린이 듬뿍 들어있어 업무와 운동으로 피로가 쌓인 다이어터에게 제격이다. 밥 대신 소면을 삶아 넣으면 주꾸미 버섯 비빔면이 된다. 저칼로리 술안주로도 그만이다!

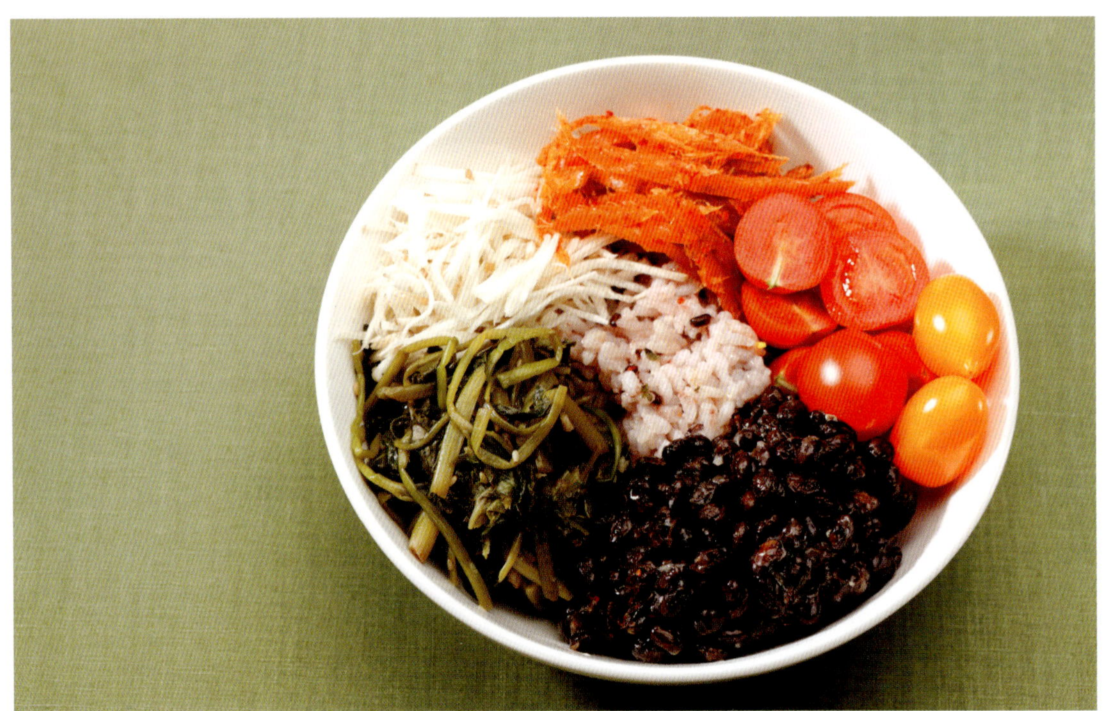

쥐눈이콩 낫토 덮밥

Ready!

밥 1/2공기, 낫토 1팩, 방울토마토 7알, 시금치 1/3단, 송이버섯 2개, 뱅어포
1장, 고추장 1/2큰술, 물엿 1/2큰술

Cooking

1 시금치, 버섯, 토마토를 끓는 물에 1분 정도씩 데친다. 시금치와 버섯은
얇게 채를 썰거나 다져준다.

2 뱅어포는 물에 두어 번 헹구어 짠맛을 뺀다. 먹기 좋은 크기로 썰어
고추장과 물엿 1/2큰술을 넣고 졸인다.

3 그릇에 밥을 담고 시금치, 버섯, 방울토마토, 뱅어포, 낫토를 올린다.

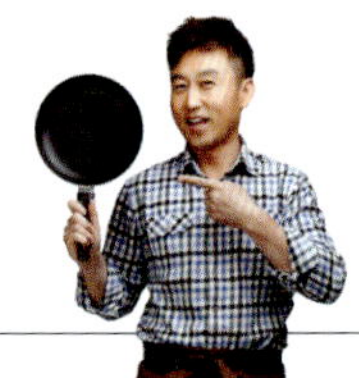

DIETER TIP

낫토는 소화가 잘 되고 장 건강, 피부
미용에 좋은 식재료로 많은 연예인의
다이어트 비결로 꼽힌다. 낫토를 많이
저어 비벼줄수록 구수한 맛을 살릴 수
있고 살짝 구운 날김에 싸서 먹으면
좋다. 뱅어포는 뼈와 관절에 좋은 칼슘,
비타민 D 등이 풍부해 오십견을
다스리는 데 도움이 되며 영양적으로
균형을 맞춰준다.

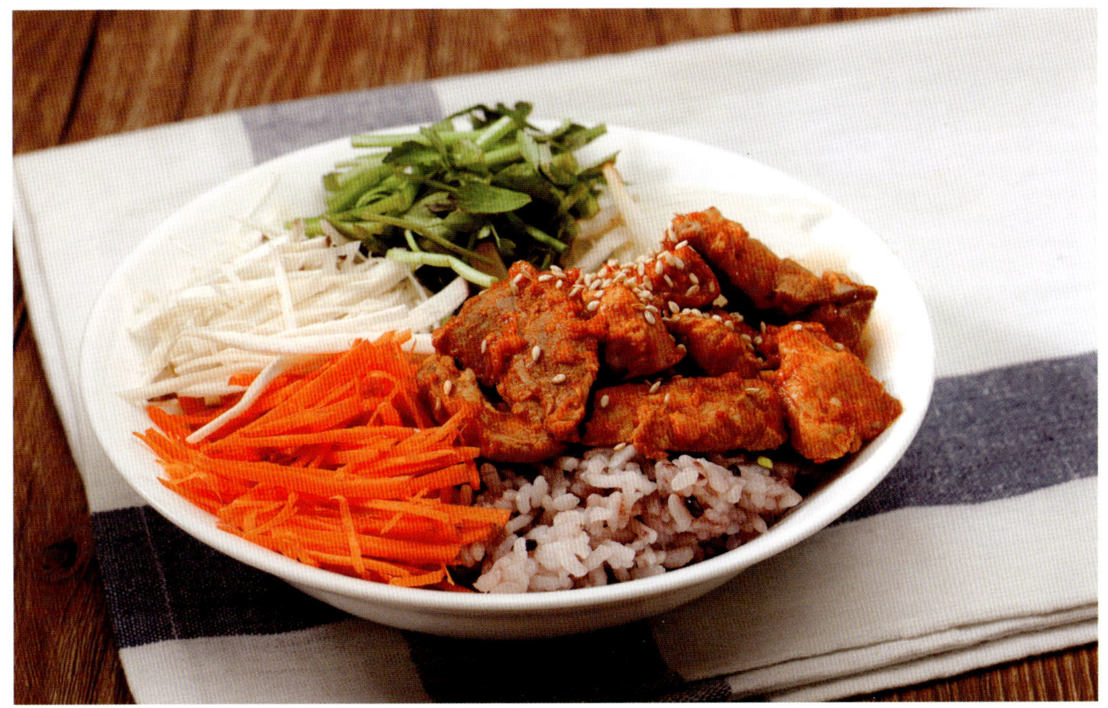

제육 버섯 채소 덮밥

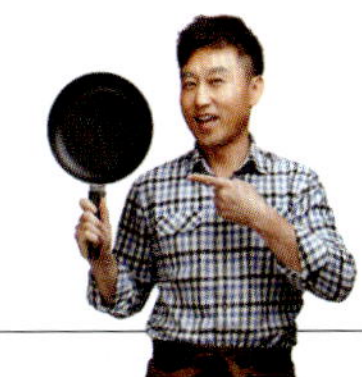

DIETER TIP

Ready!

밥 1/2공기, 돼지고기 뒷다리살(골프공 크기로) 2개, 정종 또는 우유 1/3컵, 새송이 버섯 1/4개, 당근 1/3개, 양파 1/4개, 잘게 썬 미나리 적당량

양념 재료 물 1/2컵, 물엿 1작은술, 다진 생강 1/2작은술, 다진 마늘 1작은술, 고춧가루 1큰술, 고추장 1작은술, 청양고추 1개(생략 가능)

Cooking

1 새송이 버섯, 당근, 양파는 가늘게 채 썬다. 양파는 물에 잠시 담가 매운 기를 빼준다.

2 돼지고기 뒷다리살을 끓는 물에 넣고 2분간 끓이다가 정종 또는 우유를 넣고 1분간 더 끓인 후 찬물에 헹군다.

3 냄비에 물 1/2컵을 넣고 데친 뒷다리살과 양념 재료를 넣고 걸쭉하게 간이 밸 때까지 10분 정도 센 불로 졸여준다. 매운맛을 좋아하면 불을 끄기 전 청양고추를 넣고 함께 졸인다.

4 그릇에 밥을 담고 버섯, 당근, 양파, 미나리, 제육조림을 얹는다.

돼지고기는 다이어트에 나쁘다고 여겨지지만 부위별 특성을 잘 파악하고 건강한 조리법을 선택한다면 든든한 단백질 공급원이 된다. 특히 뒷다리살과 앞다리살, 안심과 등심은 저지방 · 고단백 부위로 근육을 키우는 데 도움이 된다. 조리할 때도 물에 끓인 후 양념에 조리면 냄새 제거에 효과적이고 칼로리를 줄일 수 있다.

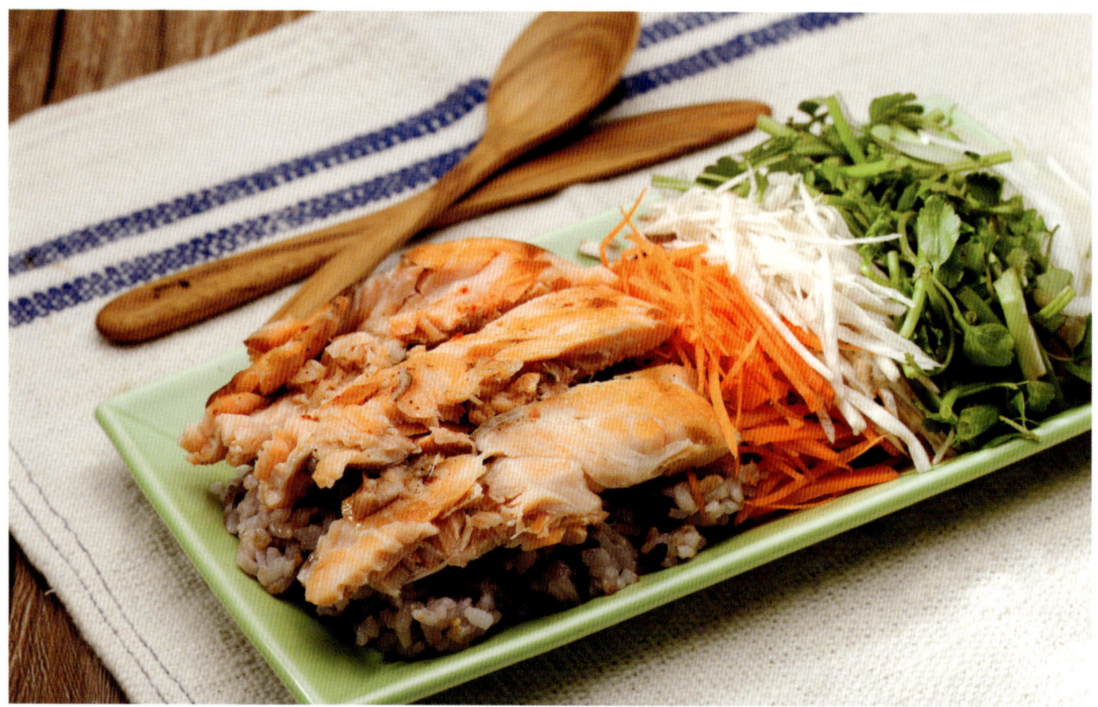

연어 덮밥

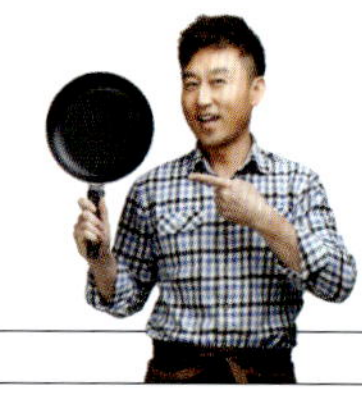

Ready!
밥 1/2공기, 연어(손바닥 크기로) 1쪽, 새송이 버섯 1/4개, 당근 1/3개, 양파 1/4개, 잘게 썬 미나리 적당량
양념 재료 간장 2작은술, 물엿 1작은술, 다진 생강 1/2작은술, 다진 마늘 1작은술, 고춧가루 1/2작은술

Cooking
1 새송이 버섯, 당근, 양파는 가늘게 채썬다. 양파는 물에 잠시 담가 매운 기를 빼준다.

2 냄비에 슬라이스 한 연어와 양념 재료를 넣고 3분간 졸인다.

3 그릇에 밥을 담고 버섯, 당근, 양파, 미나리를 넣고 연어를 얹는다.

DIETER TIP

연어는 오메가3 지방산과 DHA, 비타민 E 등이 풍부해 각종 혈관질환, 심장질환, 동맥경화 예방에 좋다. 콜레스테롤 배출과 칼로리 연소를 도와 다이어트 식단에 효과적이며 류머티즘과 노인성 치매 방지에 좋다. 연어조림을 잘게 썰어 다진 견과류와 함께 밥과 버무려 연어 주먹밥을 만들어 먹어도 별미다.

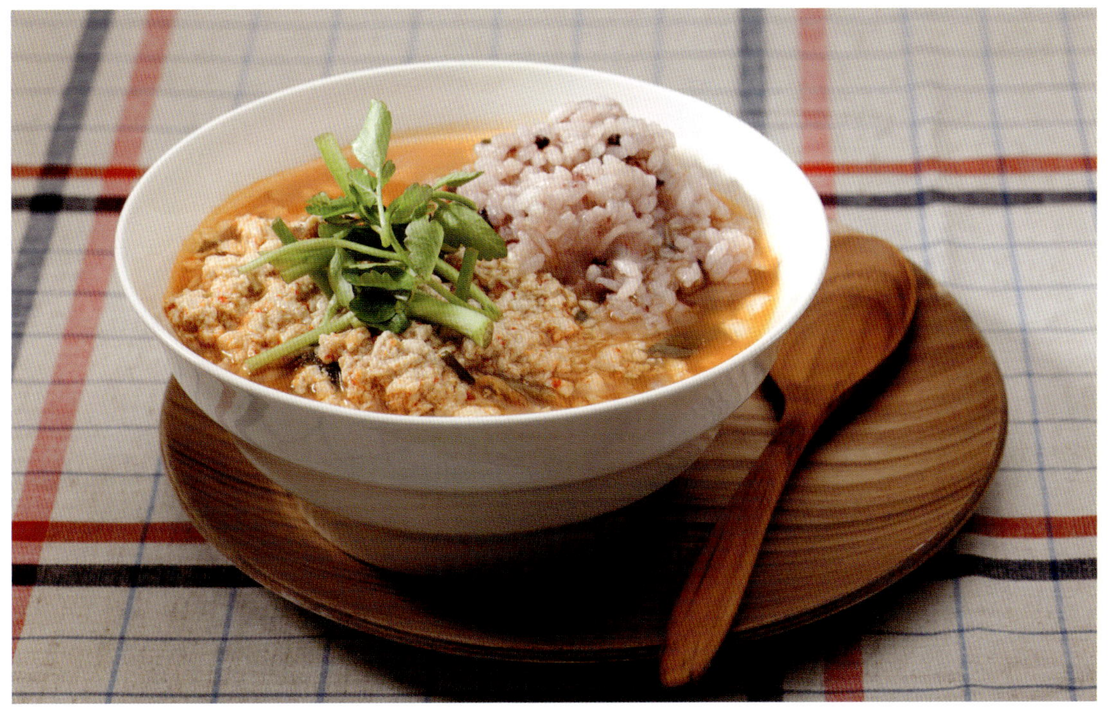

순두부 계란 덮밥

Ready!
밥 1/2공기, 순두부 2국자, 계란 1알, 다진 마늘 1작은술, 고춧가루 1큰술, 간장 2작은술, 청양고추 1개, 김 · 미나리 약간씩

Cooking
1 물 3큰술을 냄비에 넣고 순두부, 계란을 풀어준다.

2 다진 마늘, 고춧가루, 간장, 청양고추를 넣고 살짝 저어가며 3분 정도 끓인다. 그릇에 담기 직전에 미나리를 넣는다.

3 그릇에 밥을 담고 끓인 순두부를 올린다. 김은 향 유지를 위하여 먹기 직전에 잘게 잘라 뿌린다.

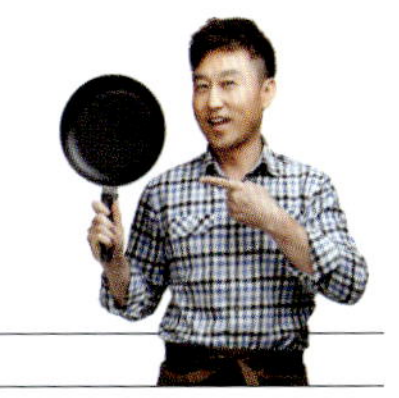

DIETER TIP

순두부는 사포닌이 함유되어 지방의 흡수를 막아주고 분해를 촉진해준다. 또한 필수아미노산이 근육량을 유지시켜주어 다이어트식으로 좋다. 조개, 굴, 바지락 같은 해산물을 먼저 냄비에 끓인 후 함께 위 요리법으로 조리하면 얼큰하고 시원한 해산물 순두부 덮밥이 된다. 국물 없이 밥 못 먹는 사람에게 좋은 메뉴다.

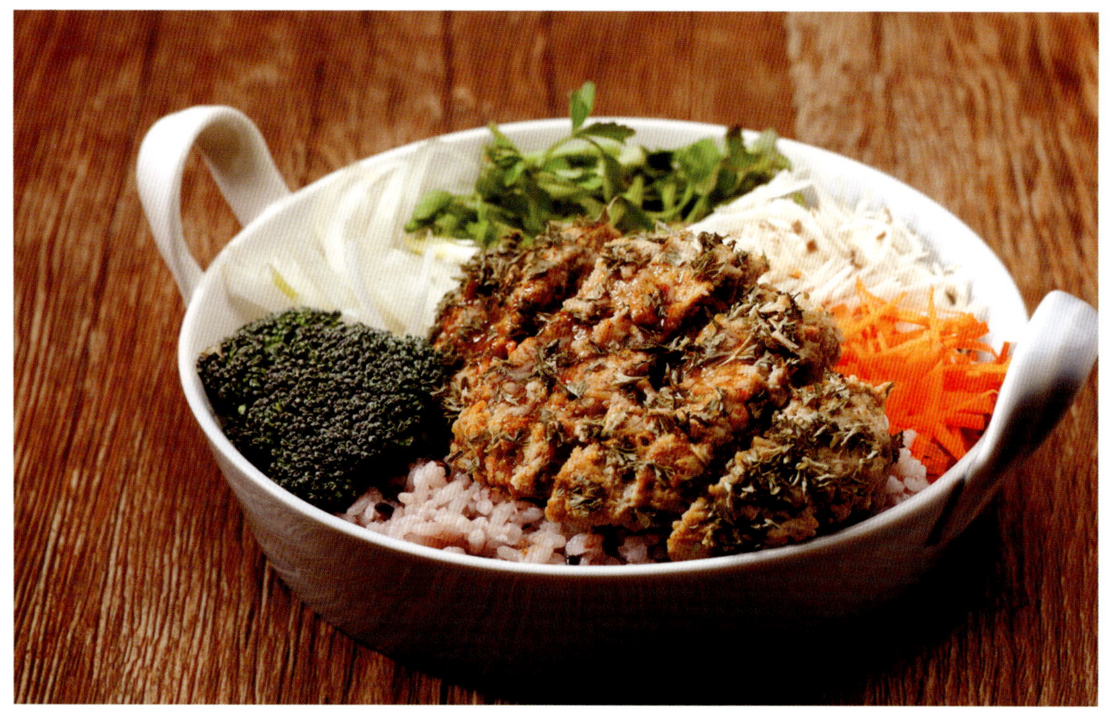

언양식 소불고기 덮밥

Ready!
밥 1/2공기, 소척롤 다진 것(골프공 크기로) 2개, 새송이 버섯 1/4개, 당근 1/3개, 양파 1/4개, 잘게 썬 미나리 적당량
양념 재료 물엿 1작은술, 다진 생강 1/2작은술, 다진 마늘 1작은술, 간장 1작은술, 정종 1큰술

Cooking
1 버섯, 당근, 양파를 채썬다. 양파는 물에 잠시 담가 매운 기를 제거한다.
2 소척롤을 도마 위에 놓고 최대한 얇게 펴준 후 칼을 이용하여 떠서 프라이팬에 올린다.
3 2큰술 정도의 물을 팬에 넣고 고기를 앞뒤로 2분씩 졸인다. 불을 약하게 줄이고 고기에 양념 재료를 뿌려 2분간 더 졸인다.
4 그릇에 밥을 담고 버섯, 당근, 양파, 미나리, 불고기를 밥 위에 얹는다.

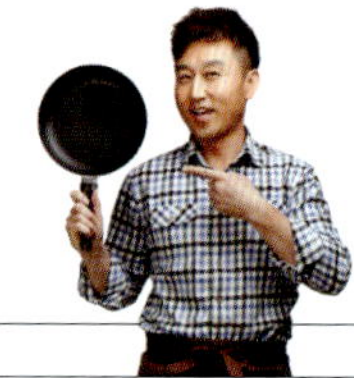

DIETER TIP

'척롤'은 우리말로 '목심'으로 불리며 우리나라 기준으로는 목심살과 윗등심살이 혼재돼 있는 부위로 지방이 적다. 프라이팬에 기름을 사용해서 고기를 굽는 것보다 물을 이용해서 익히는 방법이 다이어트에 효과적이고 느끼함도 없앨 수 있다. 또한 고기를 익힌 후 갖은 양념을 넣는 것이 고기에 짠맛이 배지않아 좋다.

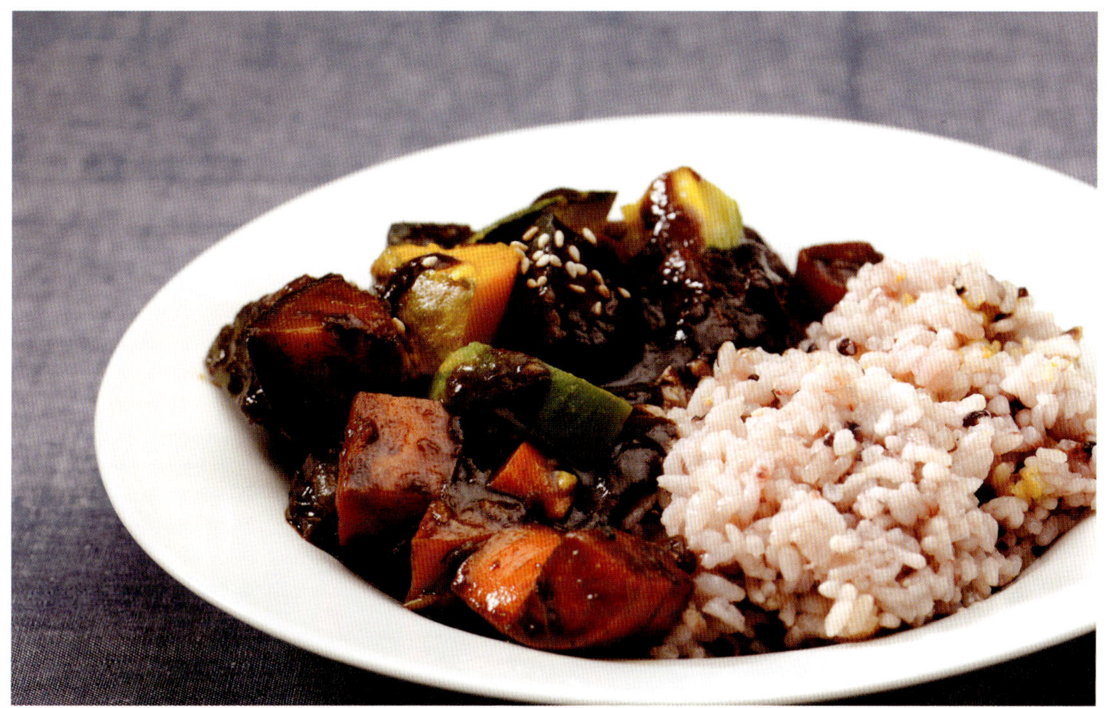

단호박 채소 **짜장** 덮밥

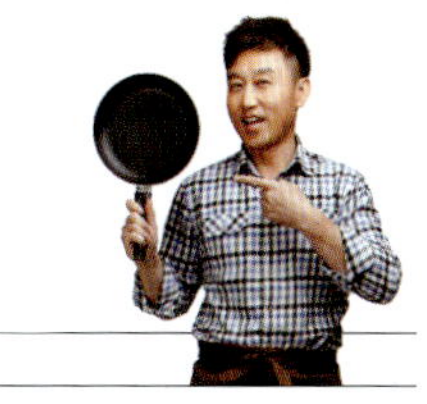

Ready!
밥 1/2공기, 단호박(깍두기 크기로 썰어) 1줌, 당근(깍두기 크기로 썰어) 1줌,
양파 1/2개, 송이버섯 2개, 피망 1/2개, 짜장 1큰술

Cooking
1 채소와 버섯을 한 입 크기로 썰어 준비한다.
2 냄비에 물 2컵을 넣고 끓으면 단호박, 당근을 넣어 10분 정도 익힌다.
　단호박이 익은 후 버섯과 피망, 양파를 넣고 불을 줄인다.
3 3분 정도 더 끓인 다음 불을 끄기 바로 전에 짜장을 풀어서 30초 정도
　저어준다.
4 그릇에 밥을 담고 짜장을 올린다.

DIETER TIP

대표적인 고열량, 고나트륨, MSG
식품으로 몸에 안 좋다는 것은 알지만
가끔 생각나면 안 먹고는 못 배기는
것이 바로 짜장면이다. 짜장면 대신
즐길 수 있는 짜장덮밥으로 기호에 따라
돼지고기 안심이나 닭 가슴살을 넣어도
좋다. 모든 재료를 기름에 볶지 않고
끓는 물에 삶아서 넣는다면 다이어트에
효과적이다. 청양고추 한 개를 다져서
끓는 물에 넣으면 칼칼한 맛을 낼 수
있다.

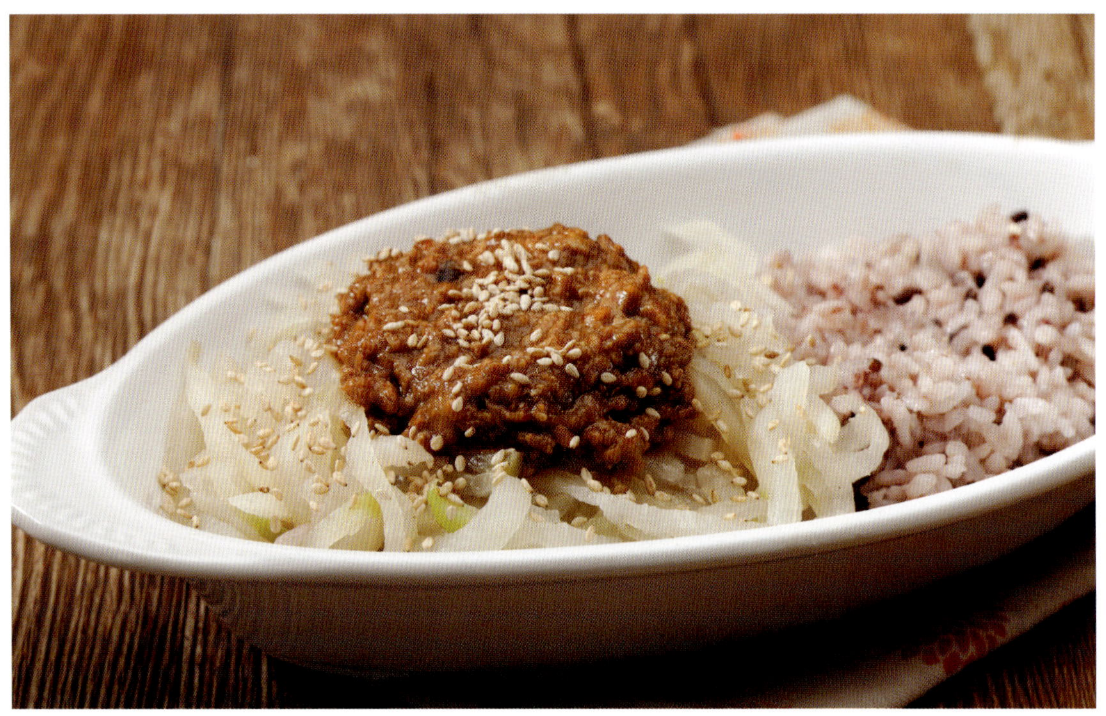

무 소고기 된장 덮밥

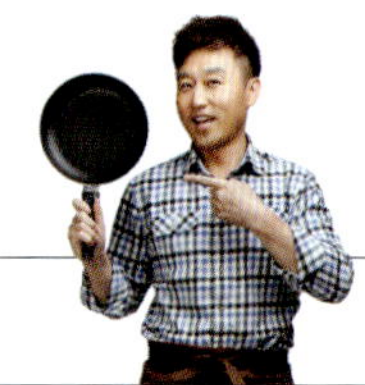

Ready!

밥 1/2공기, 다진 소고기 1 큰술, 된장 1/2큰술, 다진 마늘 1작은술, 다진 생강 1/2작은술, 물엿 1작은술, 무 1/4개, 참기름 1/4작은술, 깨 1작은술

Cooking

1 다진 소고기를 물에 5분 정도 담가 핏물을 제거한다. 끓는 물에 1분 정도 끓인 후 물에 헹궈 물기를 빼둔다.

2 소고기와 된장, 마늘, 생강, 물엿을 같이 2분간 졸인다.

3 냄비에 물 1/3컵을 넣고 끓으면 무를 채썰어 넣고 5분 정도 푹 익힌다.

4 그릇에 밥을 담고 무를 얹는다. 소고기를 무 위에 올린 후 깨와 참기름을 뿌린다.

DIETER TIP

무는 이뇨작용을 해 몸속의 노폐물을 배출시켜주며 항암에 좋은 이소티오시안산을 함유한 영양식품이다. 다진 소고기를 조릴 때 청양고추 다진 것을 조금 넣으면 칼칼함이 입맛을 더욱 돋워준다.

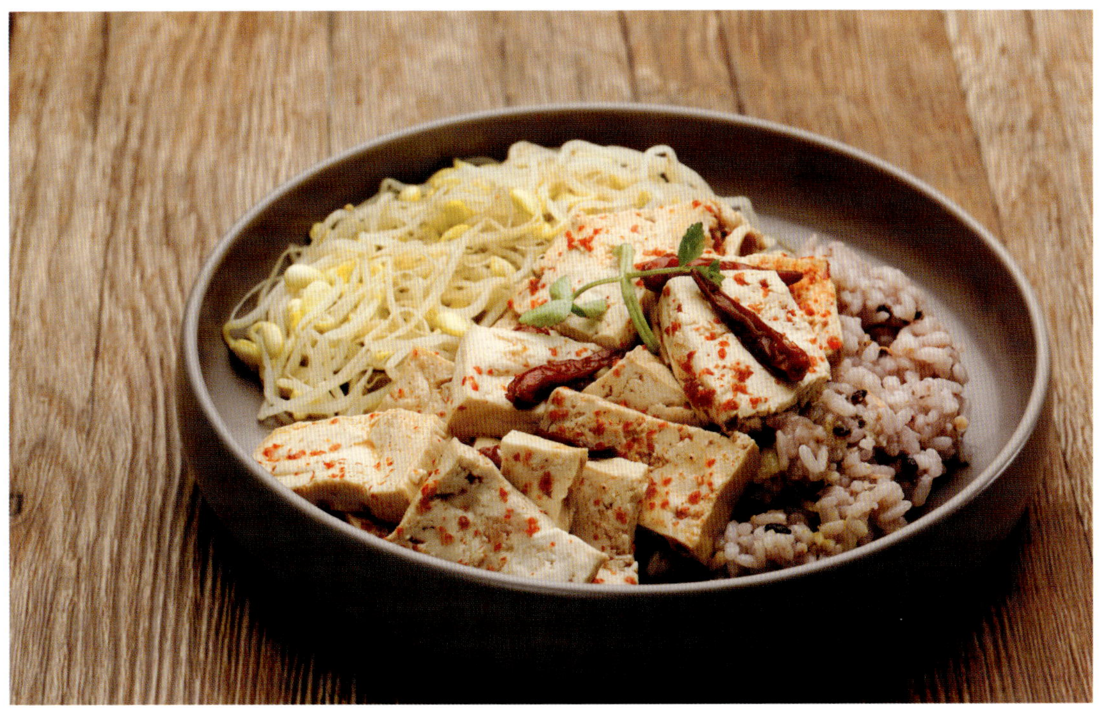

두부 콩나물 덮밥

Ready!
밥 1/2공기, 두부 1모, 콩나물 1줌
양념 재료 마늘 5쪽, 파 1줄기, 고춧가루 1큰술, 간장 1큰술, 물엿 2작은술, 물 1/3컵, 깨소금 약간

Cooking
1 두부는 먹기 좋은 크기로 썰어준다.

2 마늘은 갈거나 곱게 다지고 파는 잘게 다져서 고춧가루, 간장, 물엿, 물, 깨소금과 잘 섞어 양념을 만든다. 두부를 양념장에 3분간 졸인다.

3 콩나물은 5분 정도 스팀으로 데친다.

4 그릇에 밥을 담고 두부와 콩나물을 올린다.

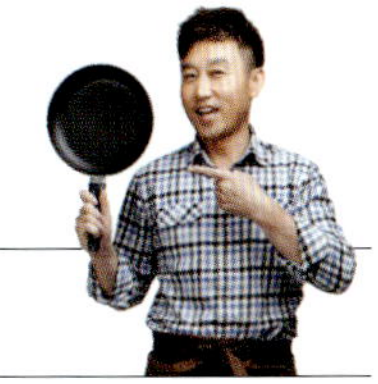

DIETER TIP

'두부를 먹지 않으면 골이 빈다'는 속담처럼 두부는 칼슘, 단백질 섭취에 좋은 음식이다. 또한 포만감이 오래 지속되어 대표적인 다이어트 식품으로 꼽힌다. 콩나물을 데치는 동안 뚜껑을 열면 콩나물 비린내가 나므로 조리가 끝날 때까지 절대 열지 말 것!

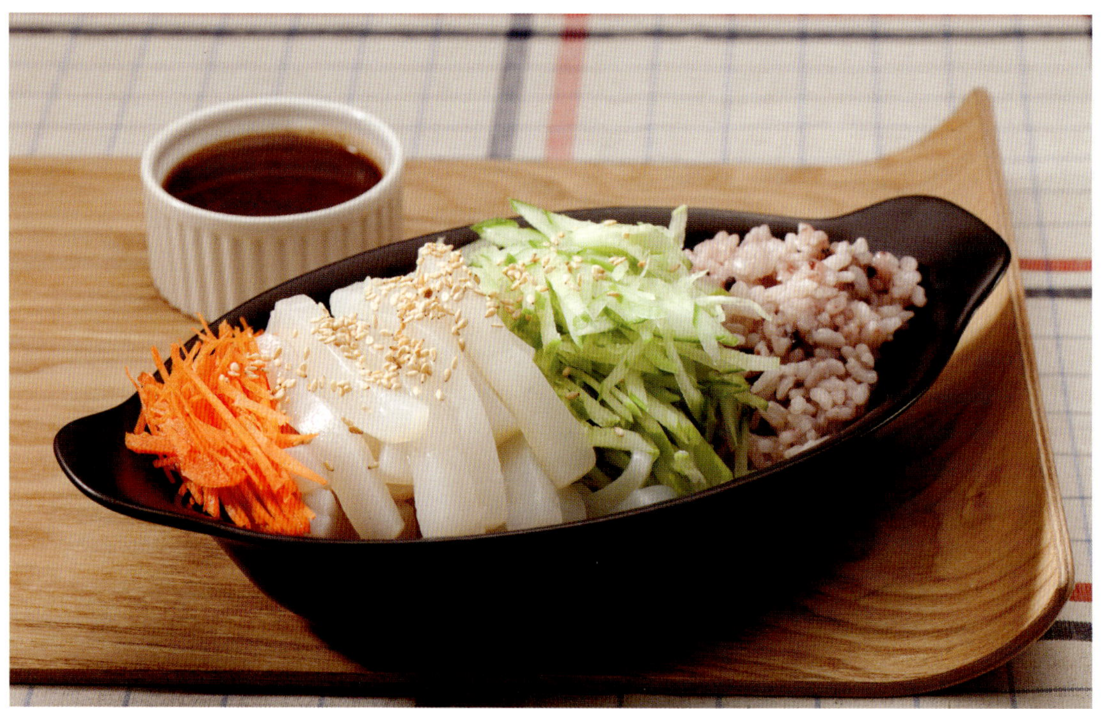

곤약 덮밥

Ready!
밥 1/2공기, 곤약(손바닥 크기로) 1개, 오이 1/2개, 김 1장, 삶은 계란 1개
양념 재료 깍두기 국물 또는 김치 국물 1국자, 식초 2작은술, 깨 약간

Cooking
1 곤약은 끓는 물에 살짝 데친 후 찬물에 씻는다. 곤약과 오이는 먹기 좋게
  채를 썬다.
2 깍두기 또는 김치 국물 1국자에 식초와 깨를 섞는다.
3 그릇에 밥을 담고 곤약과 오이를 올린 후 양념을 붓는다. 날김을 살짝
  구운 후 부수어 올리고, 삶은 달걀을 잘라서 올린다.

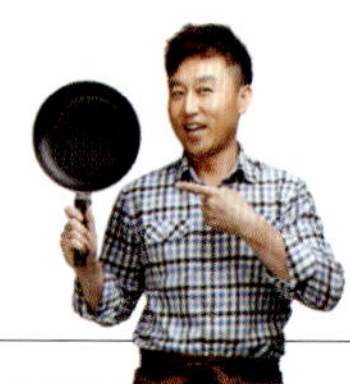

DIETER TIP

곤약은 수분이 대부분으로 칼로리가
0에 가까운 대표적인 다이어트
식품이다. 나머지는 글루코만난
식이섬유로 수분을 흡수하여 팽창하는
성질이 있다. 배속에 들어가면 적은
양으로도 오랜 시간 포만감을 느끼게
해준다.

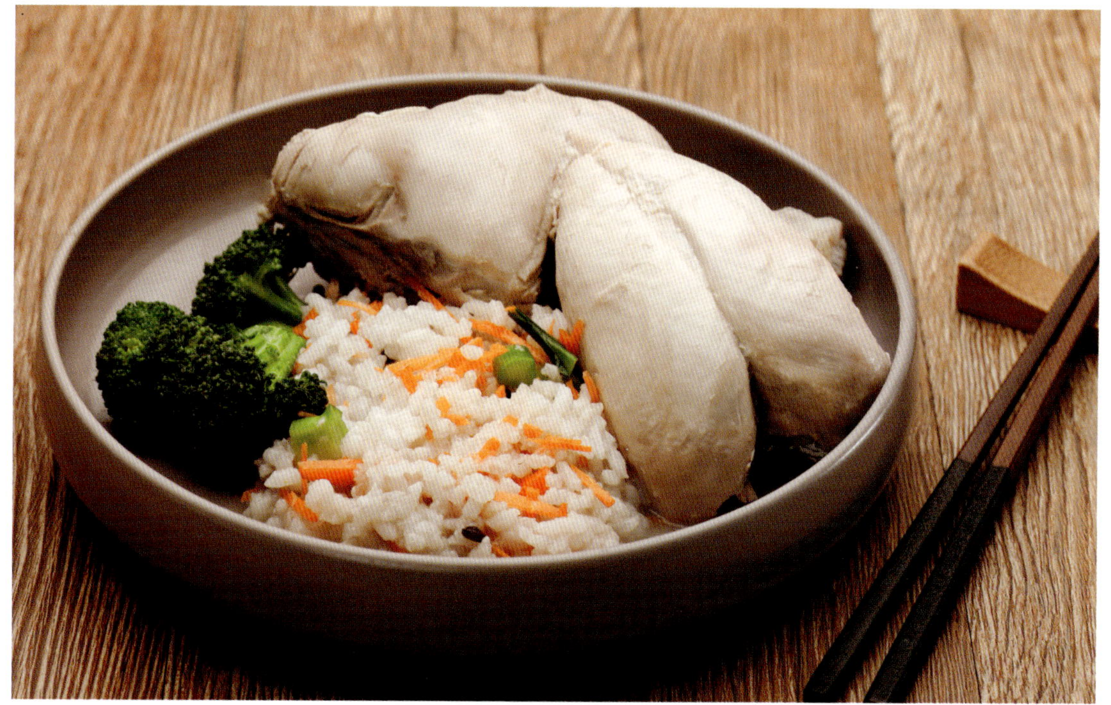

날개 없는 누드 **삼계찜**

Ready!
쌀 1/3컵, 작은 닭 1마리, 브로콜리(봉오리 부분만) 2~3개, 당근 1/2개, 생강 1개

Cooking
1 브로콜리는 봉오리만 한 입 크기로 2~3개 준비하고 당근은 잘게 다진다.

2 끓는 물에 닭을 넣고 5분 정도 삶은 후 찬물에 헹구어 날개를 잘라버린다. 닭 껍질을 모두 벗긴 후 내장을 깨끗이 씻어준다.

3 다시 냄비에 물을 끓인 후 생강을 넣고 끓여준다. 생강 향이 퍼질 때쯤 껍질 벗긴 닭과 쌀을 함께 넣고 25분 정도 끓인다.

4 불을 최대한 약하게 줄인 후 브로콜리와 다진 당근을 넣고 저어주면서 5분 정도 더 끓인다.

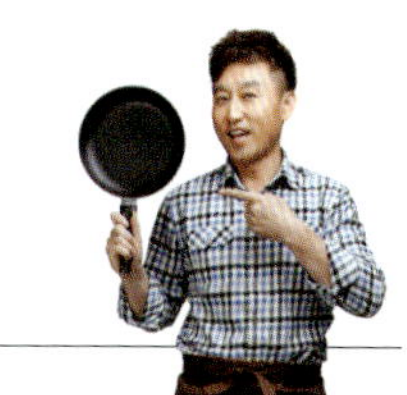

DIETER TIP

닭은 필수 아미노산이 풍부해서 기력이 떨어질 때 보양식으로 꼽힌다. 다이어트 중에는 닭 가슴살만 먹어야 할 것 같지만 닭 껍질과 지방을 꼼꼼히 제거하면 통으로 먹어도 좋다. 단 날개에는 콜레스테롤이 많기 때문에 과감히 버리는 것이 좋다.

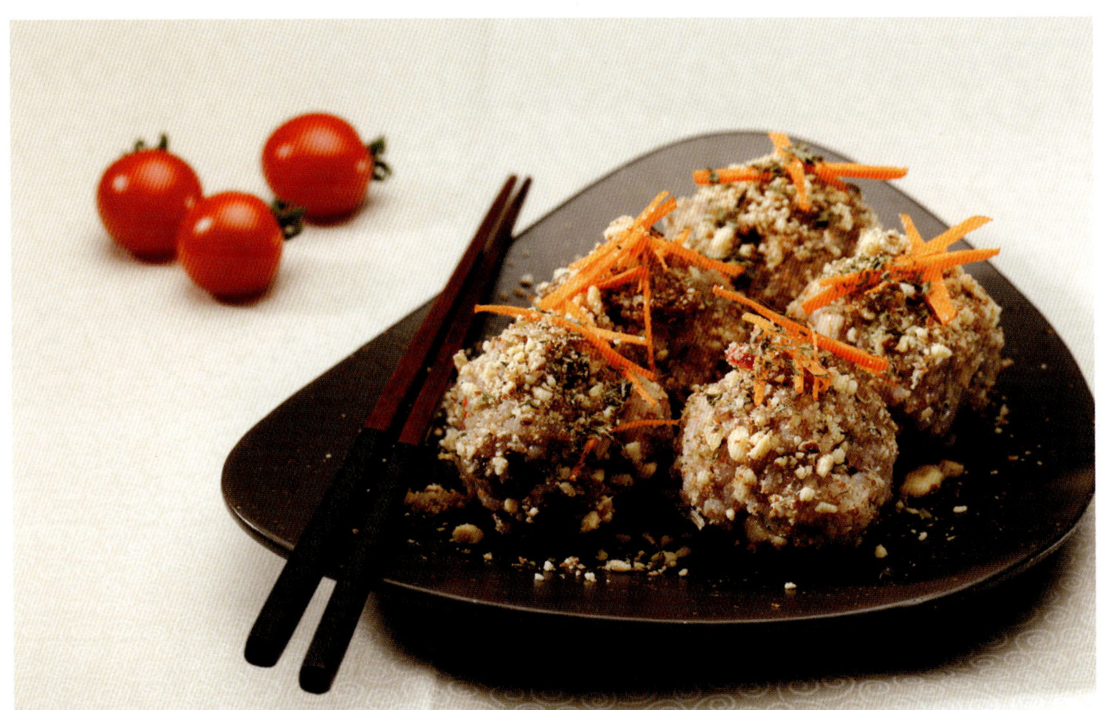

멸치 연근 견과류 주먹밥

Ready!
밥 1/2공기, 견과류 1줌, 멸치 1줌, 연근 7쪽, 간장 1/2큰술

Cooking
1 물 반 컵을 불에 올려 끓으면 연근을 넣고 10분 정도 삶는다.

2 익을 때 쯤 간장을 넣고 물에 헹구어 놓은 멸치를 넣어 함께 조린다.

3 조린 연근과 멸치를 식은 밥과 함께 한 입 크기로 동그랗게 만든다.

4 견과류는 알갱이가 씹히도록 갈아서 넓은 접시에 펼쳐 놓는다. 주먹밥을 올려 굴려가며 골고루 묻혀 완성한다.

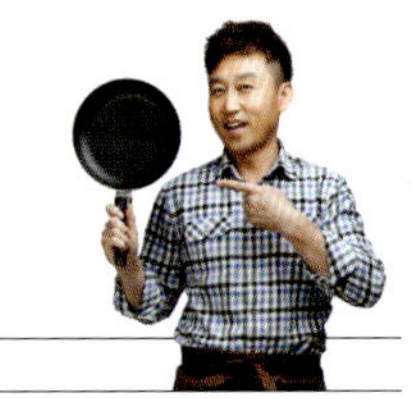

DIETER TIP

무리한 다이어트와 불규칙한 식습관으로 젊은 층까지 골다공증의 위협을 받는 상황에서 다이어터라면 칼슘 챙기기에 신경 써야 한다. 뼈째 섭취해 칼슘의 보고로 불리는 멸치는 효과적인 칼슘 섭취 수단이다. 심심하다면 와사비에 간장 1/2작은술을 섞어 찍어 먹어도 좋다.

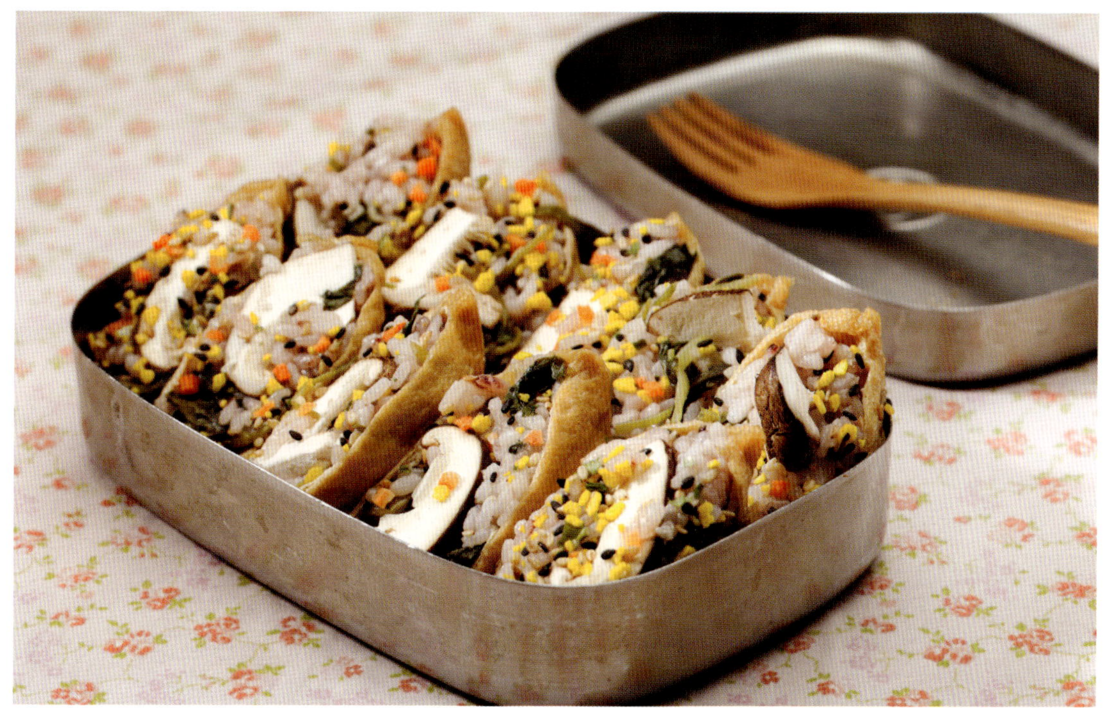

시금치 버섯 유부 초밥

Ready!
밥 1/2공기, 시금치 1/3단, 송이버섯 2개, 당근 1/3개, 유부 7장, 검은깨 약간

Cooking
1 유부는 끓는 물에 데쳐 체에 받쳐 물기를 빼주고 밥은 미리 식혀 놓는다.

2 시금치와 버섯을 끓는 물에 2분 정도 데친다. 시금치, 버섯, 당근을 잘게 썰어 준비한다.

3 밥을 채소와 함께 골고루 섞어 유부에 채워준 후 위에 검은깨를 뿌린다.

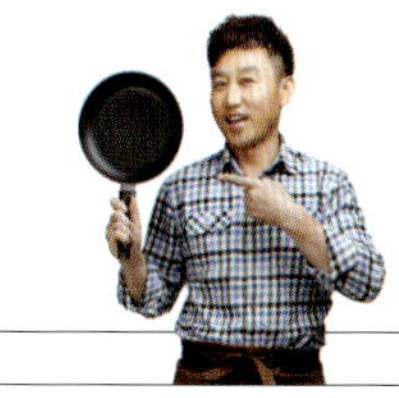

DIETER TIP

다이어트 성공의 키는 꾸준한 운동과 식이 조절이다. 가능하면 도시락을 싸가지고 다니며 식단 조절을 하라고 권하고 싶다. 회사에 가면 도시락을 싸서 다니는 그룹이 있기 마련인데 이들과 함께하거나 집주인이 마음씨 좋은 식당에 양해를 구하고 먹는 방법이 있다. 조금만 불편하면 목표 성취가 더욱 빨라진다는 것을 명심!

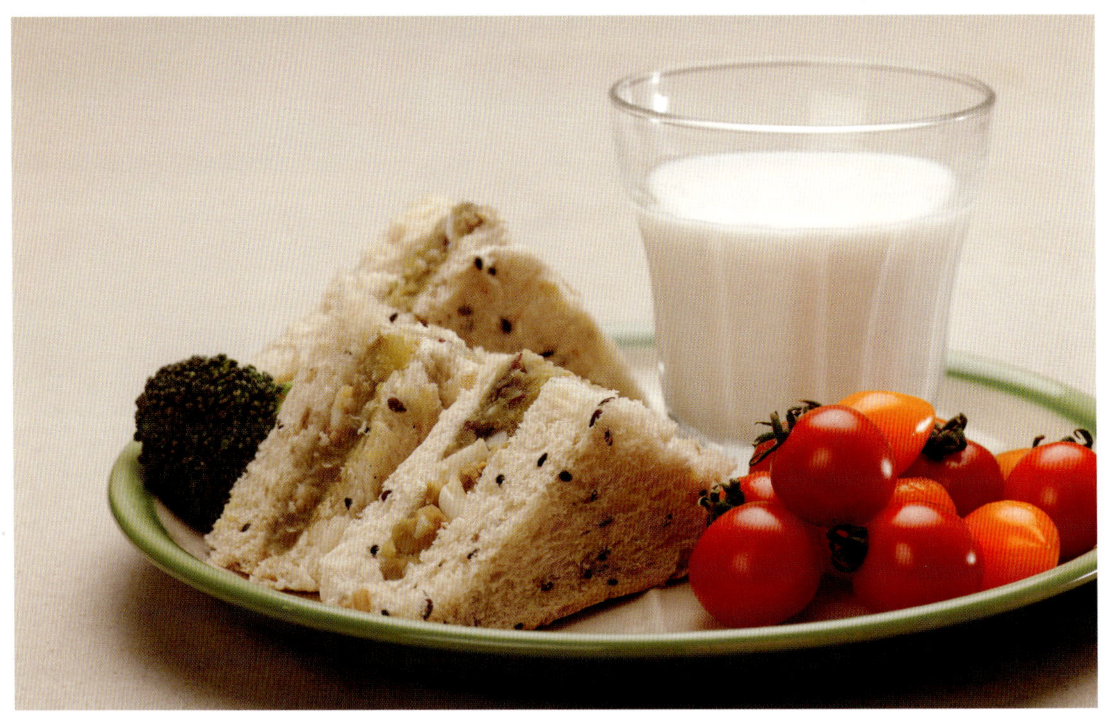

고구마 샌드위치

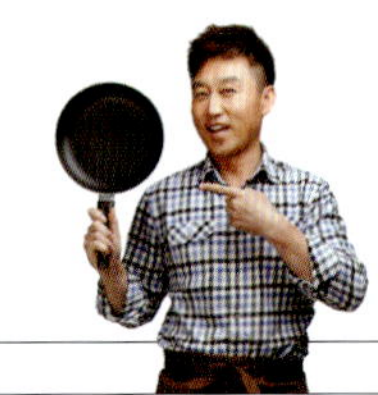

Ready!
고구마(주먹 크기) 1개, 달걀 1개, 떠먹는 요구르트 1/2개, 식빵 2쪽

Cooking
1 고구마는 껍질째 깨끗이 씻은 후 스팀으로 10분간 쪄서 으깬 다음 식빵 양면에 소량 발라둔다.
2 계란은 12분 정도 너무 완숙이 되지 않을 정도로만 삶는다. 뜨거울 때 찬물에 바로 헹구어 껍질이 잘 까지도록 한 다음 으깬다.
3 남은 고구마와 삶은 달걀 으깬 것, 요구르트를 골고루 섞어준다.
4 완성된 속을 식빵 사이에 채워 샌드위치를 만든다. 먹기 좋은 크기로 썰어준다.

DIETER TIP
고구마 껍질엔 섬유질이 풍부하므로 껍질째 쪄서 함께 먹으면 좋다. 빵이 눅눅해지는 것을 막기 위해 으깬 고구마를 식빵 양면에 미리 발라준다. 그런 다음 고구마, 달걀, 요쿠르트 섞은 것으로 빵 사이를 채우면 수분이 많이 생기지 않는다. 바로 먹을 것이 아니라면 식빵을 토스트기나 프라이팬에 살짝 구운 후 재료를 넣는 것도 바삭하게 즐길 수 있는 방법이다.

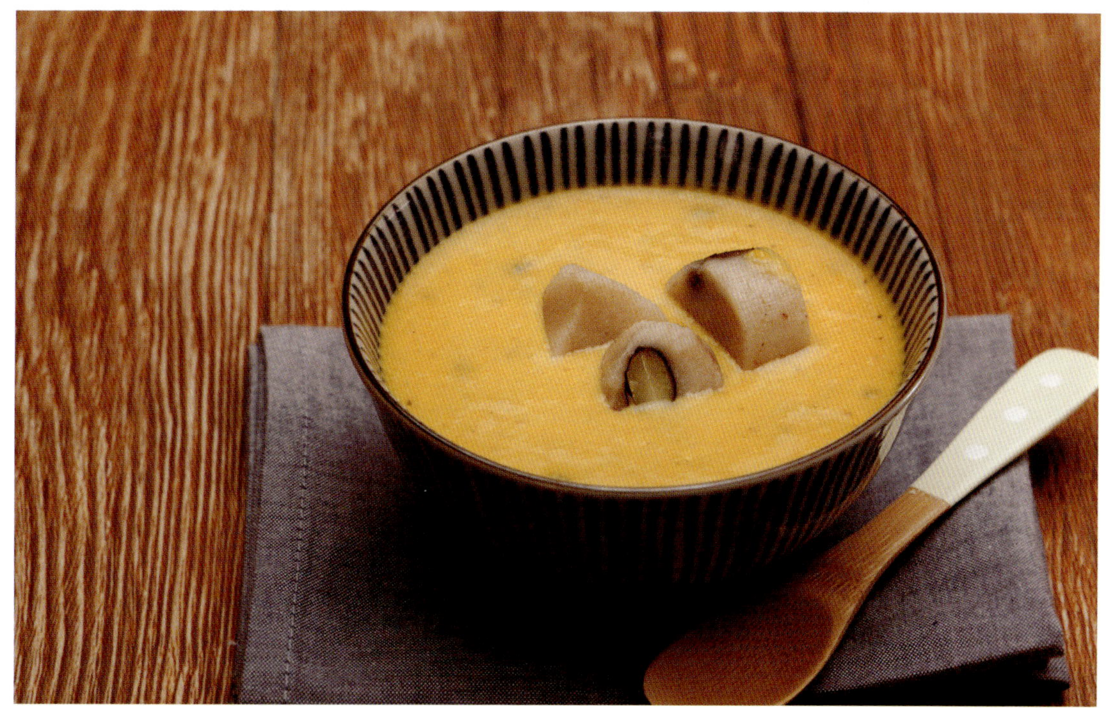

현미 검은콩떡 단호박죽

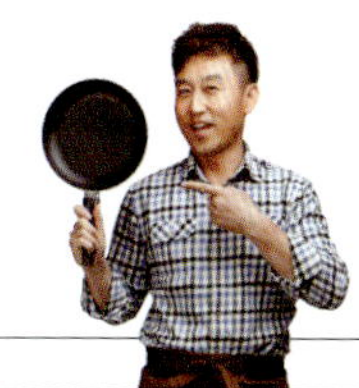

Ready!
검은콩 1줌, 현미가루 1줌, 단호박 1/2개, 양파 1개, 우유 1/2컵

Cooking
1 검은콩을 물에 2시간 담가둔 후 끓는 물에 10분 정도 삶는다.

2 현미가루를 미지근한 물에 풀어서 삶아 놓은 검은콩과 섞는다. 찜기 위에 면보를 깐 후 현미가루와 콩 섞은 것을 올려 20분 정도 찐다.

3 떡이 쪄지는 동안 단호박과 양파을 썰어서 냄비에 담고 물 반 컵을 넣고 끓인다. 익으면 조금 식힌 다음 우유를 넣고 믹서로 간다.

4 떡이 완성되면 식힌 후 먹기 좋게 잘라서 단호박죽과 함께 3분 정도 끓여준다.

DIETER TIP

검은콩은 식이섬유가 풍부하고 단백질 함량이 높은 대표적인 다이어트 식품이다. 해독 작용을 하고 몸의 열을 낮춰주는 역할을 해 열로 인한 여드름 개선, 탈모 예방 등에도 좋다. 또한 피부 미백과 보습에도 좋은 작용을 한다. 달콤한 맛을 원하면 꿀 또는 물엿 1큰술을 넣는다. 좋아하는 견과류를 1줌 정도 잘게 잘라서 넣어 먹으면 바삭바삭한 식감과 고소한 맛을 살릴 수 있고 단백질 섭취에도 좋다.

폭탄주 마시며
식스팩 만들기

폭식 다이어트

발행일 | 초판 1쇄 2013년 5월 20일

지은이 | 임종필 김현욱

발행인 | 김우석
제작총괄 | 손장환
편집장 | 이정아
책임편집 | 김은정
마케팅 | 김동현 신영병
제작 | 김훈일 임정호
저작권 | 안수진
홍보 | 이효정
교정교열 | 전경서

디자인 | 네거티브에이치 (02)3443-1434
사진 | CL Studio 정영주 김태환
요리 | 최지현 어시스트 | 장영미
모델 | 노재길 이라
출력 | 트리콤
인쇄 | 성전기획

펴낸 곳 | 중앙북스(주)
등록 | 2007년 2월 13일 제2-4561호
주소 | 서울시 마포구 상암동 1651번지 DMCC빌딩 20층

구입문의 | (02)2031-1303
내용문의 | (02)2000-1369
팩스 | (02)2031-1399
홈페이지 | www.joongangbooks.co.kr/ www.facebook.com/hellojbooks

ⓒ 임종필 김현욱, 2013

ISBN 978-89-278-0435-2 13510

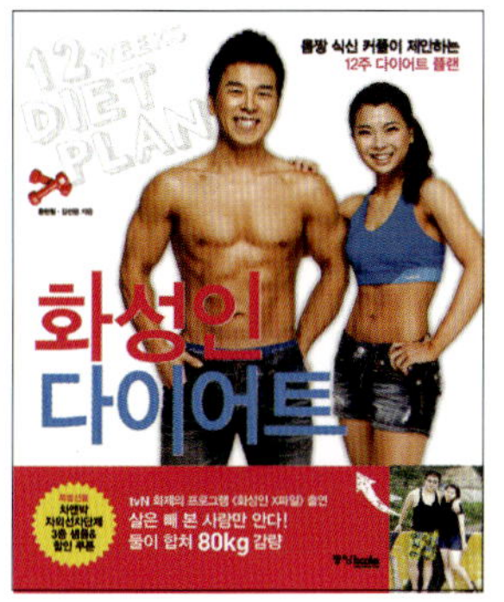

살은 빼 본 사람만 안다! 80kg을 감량한 몸짱 식신 커플의 진짜 살빼기!!

화성인 다이어트

지은이 | 황현철 김선경   값 | 14,800원(부록 포스터 포함)

105kg, 85kg의 거구였던 비만 돼지 커플이 6개월간 80kg 감량으로 몸짱 커플로 변신했다. 전문 트레이너도 아니었고 그저 고도비만자였던 두 사람이 처절한 도전 끝에 성공한 다이어트 스토리와 노하우가 이 책 한권에 모두 들어있다. 사회생활을 하면서 하루 종일 운동을 할 수도 없을뿐더러 처음부터 강도 높은 식단 조절을 할 수 있는 절대 의지의 소유자가 몇 명이나 될까? 규칙적인 생활과 균형 잡힌 영양섭취, 꾸준한 운동만한 살빼기 방법은 없다. 이 책은 그 정석 다이어트 방법에 저자들의 노하우를 더했다.

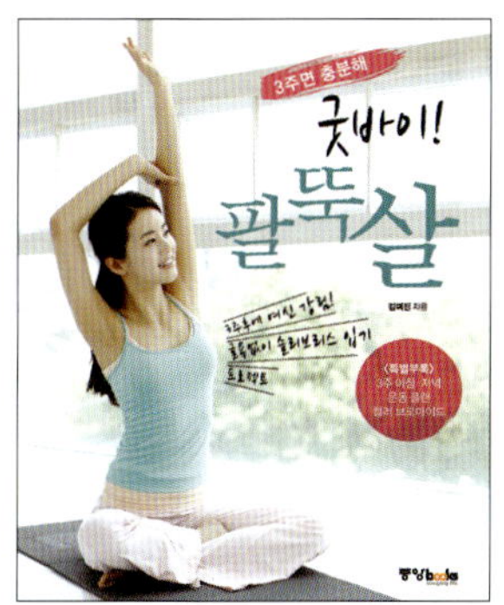

공포의 팔뚝살과 이별하고 굴욕 없이 슬리브리스 입자!

굿바이! 팔뚝살

지은이 | 김여진   값 | 11,000원(부록 포스터 포함)

날씨가 더워지고 옷 소매가 짧아질 때, 가장 신경 쓰이는 부위가 바로 팔뚝살이다. 비교적 날씬한 여성들도 두드러지는 팔뚝살을 몸매 최대의 콤플렉스로 꼽을 정도로 팔뚝살은 여성에게는 공공의 적이다. 이렇게 몸의 특정부위에 군살이 집중되는 것은 체내 독소가 빠져나가는 림프절 주변 근육이 뭉쳐 있어 몸의 순환이 원활하게 일어나지 않기 때문이다. 또한 잘못된 자세로 인해 골반과 척추가 변형되어 몸의 균형이 깨졌기 때문이다. 따라서 군살 없이 매끈한 상체 라인을 만들려면 무작정 운동하는 것보다 림프절의 기능을 회복하고 자세를 바로잡는 것이 우선이다.

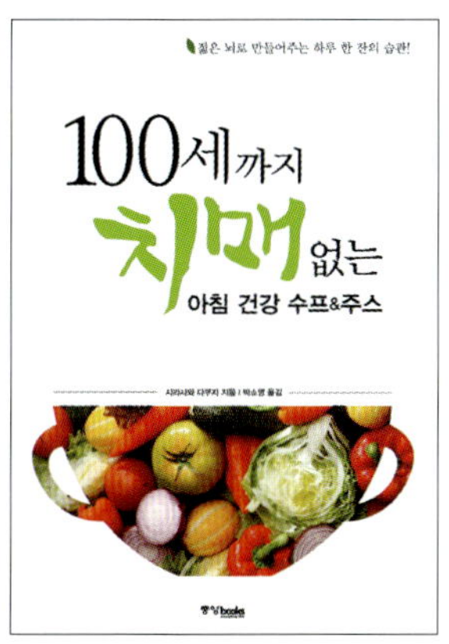

아침에 마시는 야채와 과일주스가 치매 없는 노후를 만든다!

100세까지 치매 없는 아침 건강 수프&주스

지은이 | 시라사와 다쿠지   값 | 10,000원

최근 우리나라는 급속한 고령화 사회의 길을 걷고 있다. 노령 인구가 증가하면서 치매의 사회문제화도 더욱 두드러지고 있다. 치매 환자를 둔 가족의 고통은 이루 말할 수 없다. 이처럼 가정 내 비극의 씨앗이 되는 치매를 예방할 수 있는 방법을 일본 장수 유전자의 전문가이자 치매 연구의 권위자인 시라사와 다쿠지 박사가 이 책을 통해 소개한다. 그것은 바로 '아침에 마시는 한 잔의 야채와 과일 주스와 수프'이다. 수프와 주스를 만드는 데 활용하면 좋은 식재료들과 이를 활용한 다양한 레시피를 함께 소개한다.

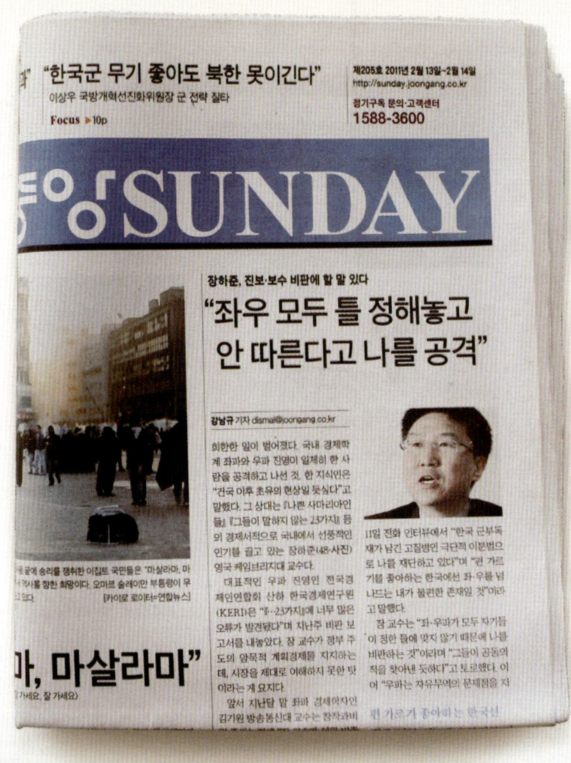

중앙SUNDAY, 이젠 당신 차례입니다.

서울과 수도권 오피니언 리더들에게 일요일 아침 배달되는 고품격 신문입니다.

저희 독자는
기업 CEO와 간부들, 대학교수와 초·중·고 교사, 작가와 예술인, 고위 공무원,
정치인, 언론인, 법조계 인사, 전문직 종사자 등 입니다.
또 사람과 미래를 생각하고 지식을 사랑하는 이들입니다.
구독층이 특화된 것도, 일요일 배달도 국내에서 유일합니다.

중앙SUNDAY는 '열린 보수'를 지향합니다.
보도 기준은 좌파냐 우파냐가 아니라 수준이 높으냐 낮으냐 일 뿐입니다.
현실을 직시하는 용기와 통찰력, 역사와 과학 중시, 종교와 예술 존중,
인문학에 대한 열정이 중앙SUNDAY의 편집 방침입니다.

수많은 오피니언 리더가 중앙SUNDAY의 열렬한 팬입니다.
이젠 당신 차례입니다.

	월 구독료	1년
선납(일시납)	–	50,000원
자동이체	5,000원	(60,000원)

중앙일보 중앙SUNDAY

• 구독문의 1588-3600 • 지방광역시는 월요일에 배달됩니다